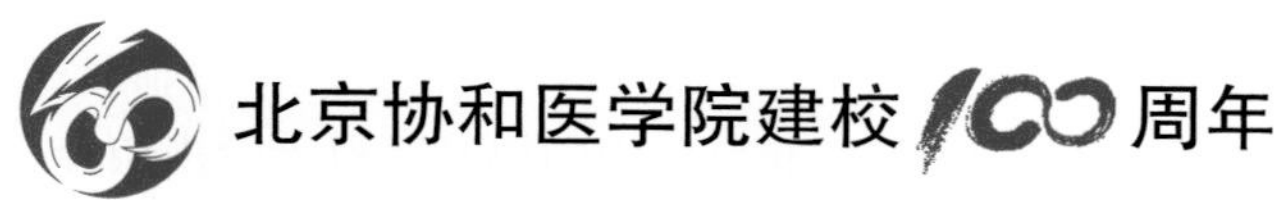

築夢協和

——百年协和，百名师生的世纪祝愿

李　飞　主编

中国协和医科大学出版社

图书在版编目（CIP）数据

筑梦协和：百年协和，百名师生的世纪祝愿 / 李飞主编. —北京：中国协和医科大学出版社，2017.7

ISBN 978-7-5679-0831-4

Ⅰ. ①筑…　Ⅱ. ①李…　Ⅲ. ①医学－文集　Ⅳ. ①R-53

中国版本图书馆CIP数据核字（2017）第129389号

筑梦协和——百年协和，百名师生的世纪祝愿

主　　编： 李　飞
责任编辑： 杨小杰

出版发行： **中国协和医科大学出版社**
（北京东单三条九号　邮编100730　电话65260431）
网　　址： www.pumcp.com
经　　销： 新华书店总店北京发行所
印　　刷： 北京朝阳印刷厂有限责任公司

开　　本： 787×1092　1/16开
印　　张： 17
字　　数： 330千字
版　　次： 2017年7月第1版
印　　次： 2017年7月第1次印刷
定　　价： 48.00元

ISBN 978-7-5679-0831-4

序言

李飞老师的专业是人类学，自博士后出站在北京协和医学院任教以来，她对教学工作的热爱和投入给大家留下了深刻的印象。她将生物文化整体观、文化多样性、疾病和疾痛的概念等医学人类学的理念和方法融入课堂教学，不断地在医学教育领域进行尝试和探索。她的努力赢得了学生的喜爱。

课堂教学之余，李飞老师对学生进行了多角度关注，反映医学研究生生态文化的著作：《好医生是怎样炼成的——一位医学院教师的调查笔记》，以及反映住院医生危机事件的著作《直面医事危机——住院医师的人生“大考”》均已出版。令人欣喜的是，她主编的这本《筑梦协和——百年协和，百名师生的世纪祝愿》即将面世！

从书中优秀文章的字里行间，透露着同学们初到协和的青涩，成长中的智慧与自信。我也再一次感受到“协和”二字的分量。当年我在协和毕业典礼上代表教师致辞，当我和同学们环顾灰墙绿瓦、古色古香的豫王府，想到那些从这扇门中走出的学术巨擘，我脑海中涌现而来的是协和百年传承的历史使命感——的确，协和的非凡成就了诸多学子，诸多学子的非凡成就了协和。我作为教师也同样是诚惶诚恐地与大师们一同工作，在向大师们学习的过程中，耳濡目染、口耳相传的不仅仅是悬壶济世的知识和技能，更是追求卓越、医者仁心的灵魂和风骨。在协和的这些光阴和故事融入了大家的血脉，成为他们骨子里永不磨灭的协和印记。这一经历远不止一纸证书可以写下，她必将成为同学们受用终身的一笔精神财富！记得我的话音未落，我自己和同学们同样已经泪流满面！

如今，协和迎来百年华诞，每位“协和人”都希望以自己的方式来表达对协和的感恩和祝福，每一位协和人都希望能奉上自己的答卷，赢得属于自己人生的毕业典礼。李飞老师借助协和百年校庆的时机，高效高质地完成了这份献礼。文稿生动感人，情深意切，富于医学人文情怀。篇章结构以潜心问道与关注社会两部分进行划分，又阐明两者密切不可分割的联系，将我校百名师生如何潜心问道，如何关注社会进行了精彩的诠释。从这本书里，我们读到了协和年轻学子孜孜不倦地问道，积极地探索，扎实地前行。作者与我们分享他们的故事，令人振奋，令人敬仰。

以文化人，以文育人。正是本书彰显出来的价值！祝贺李飞！祝协和生日快乐！

翟晓梅

北京协和医学院人文学院院长　教授

2017年5月

前　言

协和百年校庆即将来临，想必每一个协和人都会为之动容，为之自豪，为之感恩，在她百年华诞之际以自己的方式表达心中殷殷的祝福。作为北京协和医学院人文学院的一名教师，7年来无时不在受到协和精神的感召和鼓舞，可我拿什么来献给你——我的百年协和呢？为此，我曾困惑许久。

直到有一天，我发现在自己的教学过程中，已经积累了大量协和师生在工作、学习中默默传承协和精神的案例，不禁欣喜万分，这不正是最好的生日礼物吗！

于是，我决定将“筑梦协和——百年协和，百名师生的世纪祝愿”以作品汇编的方式，为协和人的过去、现在和未来，在这个神圣而庄严的时刻，记录下百名师生为百年协和共同筑梦的心声。

一、书稿构成

全书分为两部分：潜心问道与关注社会。

第一部分：潜心问道。共收录58篇师生的医学人文类读书心得，分为四个章节：有一种传承叫“协和精神”；疾痛与死亡的故事；重温经典以及医学与文学。书目包括《协和医事》《相约星期二》《生活之道》《鼠疫》等30余本古今中外著作（详见阅读书目）。

第二部分：关注社会。其收录医学相关领域的实践体会及学生社会实践作业42篇，分为四个章节：医路开始的地方；医乃仁术，必具仁心；生而为医，当珍惜你与病人共度的那段时光；绝知此事须躬行。

读者会发现，以上两部分内容是交替进行编排的。因为，我们获取知识与进行实践的过程是辩证统一，不可分割的。

书稿来源及构成比例是：中国医学科学院北京协和医学院在读研究生64篇（以2016级硕士研究生为主），北京协和医学院护理学院护理学专业在读本科生15篇（以2016级为主），在中国医学科学院北京协和医学院任教、从医或是规范化培训及协和的毕业生，如今在全国各地工作的协和人21篇。以“新鲜”的协和人为主体的众位年轻作者撰写的作品汇聚本书，年龄最小的18岁，最大的仍是青年。他们或是对未来的学业充满期待，或是在各自的领域继续建功立业。

除了在校学生的征稿，还收获了诸多良师益友的佳作。包括阅读书目中的常青老师

（《协和医事》作者）、陈罡医生（《因为是医生》作者），以及在各自领域有一定影响力和知名度的青年医生和学者：宁晓红（缓和医疗）、李乃适（内分泌科）、隋晨光（肿瘤内科）、汪磊（泌尿外科）、花苏榕（基本外科）、曲璇（老年医学科）、毛笑非（皮肤科）、王志胜（心内科）、杜英杰（麻醉科）、张学威（介入科）等。编辑整理过程中，我再次欣喜地发现，书中的每一位协和人，都是协和精神闪闪发光、掷地有声的最好诠释。

二、我的教学思考

阅读与实践，是我在7年的医学教育历程中，悟到的医学人文教育的两条途径。它们没有任何的高明之处，是在医学人文呼声渐强的背景之下，自己在教学上的一点思考与践行。

首先，倡导阅读。要求学生撰写读书心得，完成阅读与写作。

倡导阅读，是因为医学研究生群体阅读情况令人担忧。几年前，我曾在课堂上了解过两届医学研究生总数约1500人的阅读（非专业著作）情况：从阅读量来看，绝大多数学生在过去一年里只阅读过1～3本书，阅读量在6～8本的仅有5%的学生；有的学生仅仅阅读了专业书，课外阅读几乎为零。更让我惊讶的是，对于医学人文类的书籍，阅读的人寥寥无几。如果照此下去，提升医学研究生的医学人文素养，恐将成为一句空洞的口号。另外，时下以微信为代表的信息技术极大地改变了人们的生活方式，不仅让人们有了新的表达方式和人际交往模式，也累积了大量“垃圾信息”及“浅阅读”的不良习惯。这些因素成为我全力倡导阅读的动力。或许能够积极应对当下极端功利主义倾向，从而中和不良习惯所带来的不利影响。

倡导阅读，鼓励学生沉静下来去体会和思考，更好地关照现实，促进反思。比如，非常多的同学谈到目前从医环境的艰辛，辛苦劳作还要面对各种质疑，甚至是接连爆出的伤医事件给未来职业带来的影响。通过阅读之后，同学们表示找寻到了答案（详见潜心问道部分的读书心得）。

倡导阅读，帮助学生看到不同的通路。在“科学主义”的主流范式下，年轻学子追文献追数据，对于人的价值、意义和关怀甚至无暇顾及。阅读可以丰富人的内心世界，汲取前人的所得，提高人文素养。

回溯当初给学生推荐阅读书目时，很多关于衰老、疾痛，甚至死亡的主题，让20岁左右的年轻人来触碰，话题太过沉重了。例如，在《最好的告别》一书的读后感里，一位同学这样写道：“我是90后，父母都是40多岁且身体健康的中年人，家境不算富裕但也不为生活所困。刚刚考入大名鼎鼎的协和，在对协和先辈无限向往中欲不废时光地奋斗一把……翻开这本书之前，生活对于我是充满憧憬和激情的，我想象着自己的未来，想象着自己做一番事业，想象着和女朋友充满好奇地享受生活等等，就是没有想象过即将列入中老年行列的父母及终将会衰老且告别这个世界的我自己。读完这本书，我的第一个感受是害怕!”我需要调整书单，让整体色调暖和一些，温情一些。只是，想到他们当中很多人将来职业生涯是少不了面对这些，又减少了几分不安。同时，医学的特性也强烈需要医学生，医生有能感受痛苦——不仅是身体还有心灵的痛苦——的能力，而这些关注是必不可少的。

其次，分阶段分课程不同层次的实践。

在研究生《医学人类学》课上，指导学生进行初步的医学相关主题的田野调查；在研究生“中国特色社会主义理论与实践研究”（简称“中特”）课上，针对医学相关的社会热点难点问题，进行以小组为单位的完整的科研训练，要求包含预调查。旨在弥补社会科学、人文学科的理论与方法，建立合作意识提高合作能力。在护理本科生《人类发展与哲学》课上，进行的是主题宽泛的社会实践活动。这些努力，是希望在这个过程中，能够培养学生的社会责任感，提高社会敏感度，在做科研做学问的道路之初建立起社会相关性。

2016级硕士生同学们在科研训练即包含预调查的自主学习环节的收获和感悟里，用得最多的关键词是“受益匪浅”。例如，“没有死记硬背式的考试，却有需要独立思考的作业；没有标准的正确答案，却需要为自己的观点提供足够证据。”“参加此次科研训练，可谓别开生面、收益良多。”“科研训练的思维方式关键在于其提出很多没有标准答案的问题，迫使我们去思考。这是从寻找标准答案到寻求自己内心的答案的一种转变。它让我们对现实中的我和精神中的我有了更加明确地认识，使我们能够摆脱长期以来应试教育的束缚，开始做起有思想的人，这是一种对生活和工作的升华。”“以人类学的角度为我们讲解中国特色社会主义理论，单纯的理论学习枯燥乏味，如何建立正确的人生观、价值观、世界观才是重点。让我意识到，自己的思路竟如此的狭隘，原来很多问题还可以这样、那样想，感觉收获颇丰。面对面的交流永远是最好的对话方式。这种科研训练方式，增加了我们小组成员的友谊，留下了美好的记忆。”

人类学的训练让我无比感恩，她教会了我，要得到第一手资料之后，再去回答问题。这已内化于心的思维习惯在教学上开花了，期待能够结果。

三、以情感为基础的人文表达

如果将“阅读”与“实践”两者相结合来理解：我们所处的时代与社会，是在与弥漫全球的紧张、焦虑、茫然的触碰中，当去叙述自己的故事并尝试构建起独特的话语体系，这或许是一种可能的尝试，以及获得释然的途径。

本书的主体内容可以概括为反思性写作的叙事医学作品，即以“讲述自己的故事”作为读书的心得，抑或是来自实践的感悟。这些无疑都在表达和彰显叙事之于医学的功能。

我们探讨医学本质、医学历史、医学文学、医学人类学及医学专业精神等等不同的交叉学科和领域，它们都可以汇聚为一个方向——以叙事为依托的厚重情感。因为，这是完整的人性的需要，是人文精神的表达。

说到本书稿件的入选标准，非常简单：情感真挚，打动人心。

所以，本书的构建是以情感为基础！

这也就奠定了本书的书写风格是通俗的叙事，而非规范的学术论文程式。然而，这些来自读书与实践的收获，仍不失学人的思考与表达，承载着难以量化的丰富情感。我想，这大抵就是人文。希冀本书能反映出协和人的成长与思考！

作为主编，我须十二分地向读者坦诚，这本书有偏颇和不足。对此，我代表100位作者尤其是众多的青年学生，无比诚挚地请求读者给予宽容和理解，谨希望真挚情感能有所弥补。唯愿创造一些小小的火花，来点燃医学人文的希望。

李　飞

2017年5月

目 录

第一章
潜心问道（一）：有一种传承叫“协和”精神

1.《协和医事》的前与后

常　青

【作者简介】　常青，医学博士。1999年毕业于中国协和医科大学八年制医学系，毕业后在美国做博士后研究三年。后回国进行肿瘤新药的研发，并任职知名跨国制药公司多年。以笔名“讴歌”“丰玮”出版《医事：关于医的隐情和智慧》（获国家图书馆文津图书奖）、《协和医事》《如何老去：长寿的想象、隐情和智慧》及小说《九月里的三十年》《B.A.D.》。

美国中部的一家图书馆

2007年写《协和医事》的那年3月，出差去美国，顺便看一朋友。在去之前，我列出了一串书单，从亚马逊网站买下，先寄到她家。它们全与协和历史、西方医学教育史有关。在读过了中文书写的协和之后，我想看看西方记录里的协和。

下了飞机，我带着恍惚的表情，曾经熟悉的美国场景在车窗外一一掠过。朋友在中部某大学的医学院做科研，走进她的实验室，所有摆设和味道，与我当年在费城工作的地方形似神似。一位正在加试剂离心的眼镜同胞，自我介绍说他从湘雅来，来美国前是个三甲医院的医生，读过我的书《协和医事》，并问下一本写什么。我笑说正在攒素材。朋友需要赶实验，让我随便转转。我说去图书馆逛足矣。

这是一所综合大学医学院的图书馆。经过一段曲曲折折的连接实验楼与图书馆的走道，两边的墙上挂着这家医学院历史上数位有名的医学家画像，在其中，我看到一位亚裔医生。图书馆里一片肃静，书架之间不时可见宽大的沙发，一阵书香和久违的宁静飘过来。但其实，这不过是美国众多医学院图书馆中再平凡不过的一家。

想起好几本在亚马逊上没能买到的书，抱着侥幸，我在图书馆的计算机上搜索起来。居然，这家图书馆就有。图书馆里人并不多，我可能是其中最欣喜最贪婪的一个，在书架上发现了好几本与协和有关的书。最近的一本，是在20世纪80年代，一次亚洲医学教育的会议记录，黄家驷的发言是《中国的医学教育》，吴阶平的发言是《中国医学研究生的教育和训练的未来》。

即便当年在费城宾夕法尼亚大学医学院图书馆，我也没有如此认真和狂热地读书。我抱了一大堆书坐在图书馆的沙发上，其中有几本与哈佛医学院历史、改写美国医学教育的弗莱克斯纳（Abraham Flexner）报告①有关。等下了班的朋友来找我时，我已经有些怀念这家图书馆的气氛了。但就像我说过的，它其实是美国众多医学院图书馆中再平凡不过的一家。但它的藏书中，有好几本与协和历史有关。

美国内布拉斯加州（Nebraska，位于中西部）的牛排很美味，我和朋友去的是奥马哈市（Omaha）评价最高的牛排馆，那晚举起酒杯时，我已经喜欢上眼前这一片在朋友眼里乏善可陈的中原土地了。而我的这位朋友，16年前与我一起逛高考前的大学招生会议，是她在看见“中国协和医科大学”的招生广告后，用她看过的一部林巧稚的录像，成功地怂恿我改了志愿考协和。8年前我从协和快毕业时，在王府井新东安市场的麦当劳里，当我说出“不想做医生”的决定时，她甩下巨无霸汉堡，几乎不能接受。又8年过去了，她可能不知道，那部我一直没有亲眼看过的林巧稚录像，其实还一直在某种想象中感动着我。

也计划写协和的哈佛女学生

从Nebraska回来后1个多月，接到一个电话，接起来是“Hello”。接着，对方用有些蹩脚的中文自我介绍说，她是哈佛大学的学生，正在北京，想写一篇与协和医学院有关的毕业论文，她从一位协和老师那里得到我的电话，想与我面谈。

我们约在五道口见。那里离从前的北京语言学院不远，她就住在学校里。一个瘦小的女孩，20出头，白人的特征过分，连眉毛也有些泛白。有一个中文名字，叫白云。她是哈佛大学正念科学史的本科生，快做毕业论文了，自己挑了题目研究中国的协和医学院。我

① 1910年，弗莱克斯纳发表了对北美医学院的调查报告，成为改革的催化剂，是北美现代医学教育发展史上的里程碑。

有些惊讶，同时又隐隐感到骄傲。她解释说，自己和导师认为这段历史是20世纪上半叶科学史上不可略去的一段。我狠狠地点头，仿佛自己这些日子里对着一汪千头百绪的材料辛苦提取，又被给了一个可以继续劳作的理由。

她问我有哪些中文书可以看，我笑了：你为写协和到中国来找中文书，我为写协和到美国去找英文书，就1个月前。

她一脸认真，问我觉得哪本中文书不错。我推荐《话说老协和》，比较原生态。结果她已经买了。

那下一本呢？可能就是《协和医事》了，我开玩笑说。

她问我写哪一段比较适合毕业论文。我当时大约说了三点：一是协和的创建过程，在当时中西医学的大背景下，起先是医学的科学主义的复制，其后是结合、突破和称雄；二是在建校起一直到40年代止所培养的医学生，在随后的几十年中对中国西医领域的巨大影响；三是解放后协和的一次次改造和点滴存留，比如中西医结合、慢病快治、研究超声波的群众运动……。结果，白云对第三点提到的中西医结合特别感兴趣。20出头的她，可能对中医、西医这两个彼此独立体系的融合，带着一些诗意和浪漫的想象。

但其实，那段时间是我写《协和医事》比较痛苦的阶段。一大堆书和材料堆在家里的书桌上，我从白天的急管繁弦到摸黑回家，然后埋首其中，常常到深夜。面对历史，不可有任何轻佻的动笔。打开任何一个问题，都不免掀出沉重的思考。不止一次问自己，究竟要不要写完它，要不就算了。其实我没有承诺任何人要写，其实我也早与“协和”这两个字没有了物理上的联系，除了它是我曾经的大学、我填志愿时的信仰之地。最后，《协和医事》其实是在与“协和”这两个字的精神联系的支撑下，写成的。在那里，总散发着一种令人敬畏的精神劳作的气息。

与《协和医事》有关的三次讲座

《协和医事》面市时，虽然是中国协和医科大学的九十周年庆典，但知道这本书出版消息的，当时只有协和的几位老师。算是以民间的方式，向曾经的协和致敬。而在气质上，三联出版社与协和颇有相似处。

面市后的第一个讲座是在清华，学生会邀请，那里有协和两个年级的医预科学生。两位医预科小孩，一男一女，在五道口的光合作用书店等我。女孩对我说，她妈妈曾经在协和妇产科进修过，对林巧稚无比崇拜。小时候，妈妈常带她一起去协和医院看进修时认识的老朋友，至今她还记得协和老楼的高大走廊，夏天里面凉飕飕的，感觉很好，考协和是她从小就有的志向。我问男孩为什么考协和？他则说，高三时成绩好得一塌糊涂，考别的学校没劲，所以考一难度高的。

走进清华校园里，就像我在3月份走进Nebraska的那家医学图书馆，一股扑面而来的

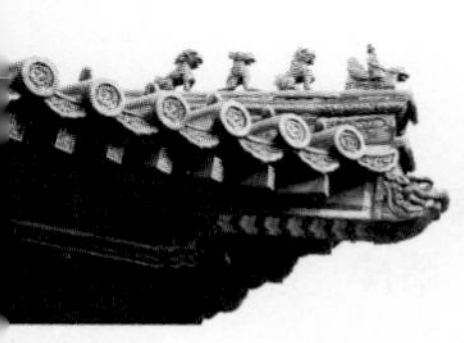

书香和单纯，似曾相识，不经意间触动着我。女孩借了一辆单车给我，我骑车前往讲座的阶梯教室，深秋的风轻轻拂面。

教室里已经坐满了我的医预科师弟师妹们。屏幕上正放着一帧又一帧协和老专家和老建筑的照片，他们在认真地看。对着那些因长年读书而有些刻板的面孔，我开头便怂恿大家，在一个综合大学里，不要只埋头读书，要站起来，四面瞭望。一个世纪前，英国思想家怀特海就说过。今日重回清华，好比又回到我们当年念预科的北大，而我最大的遗憾就是当年没有四面瞭望。

我接着问了几个与学习无关的问题：谁知道Pink Floyd（一支伟大的英国摇滚乐队，几十年辉煌）？大家摇头。谁听过《晚安，北京》？大家还是摇头。谁能背出余光中的诗《乡愁》？真有一个男孩背出来了。谁知道协和除了林巧稚、张孝骞、吴阶平、吴英恺之外的其他老专家，中西均可？一短发女生站起来，说她知道林可胜。她用两分钟时间连绵不绝地介绍了林可胜的生平，如背诵课文一样认真。她说自己一直想考协和，分数没够，上了清华化学系，又从化学系转到协和医预科。她在中学时就读了许多与协和有关的书。但很惭愧，在写《协和医事》之前，我并不知道林可胜。

我问这些问题，只不过想告诉年轻人：分数没有那么重要，重要的是去了解这个广阔的、丰富的世界，重要的是心怀敬畏，敬重传承。日后面对医学时，才会更加自省和慈悲。比如，在汪峰唱《晚安，北京》时，他的嗓音就注满了一腔的自省和慈悲。不管大家因为什么原因考入协和，起码选择协和而不选择其他专业，就说明这群人身上有与别人不一样的地方。这种不一样，可能并不自知。就像曾经的协和，是眼前这个急躁、功利、物质的世界所稀缺、所需要追忆的。

一位协和的医预科学生听了讲座后，在博客里写《协和：九十年深情医事》。“当我慢慢接触到医事，接触到一些令人心碎的现实，并知道这些现实仅仅是我们今后要面对的复杂情况的冰山一角时，额头便不禁因为心寒和恐惧而渗出点点汗珠。医患关系，医疗纠纷……身边充斥着对医生的口诛笔伐，甚至医学生本人对职业产生的困惑与疑问，对自己辛勤付出的汗水泪水发出的叩问。然而，我们仍在坚持。就算已经浸泡在令人窒息的洪流中，我们仍在驻守着，寻找着作为医学生的精神依托，拼命追逐当代社会中渐渐流逝的那份单纯。这个时候，我突然对‘协和’两个字产生了前所未有的巨大依赖感。仿佛，只有这两个字才有力量压住心头的隐痛和躁动，才能承担起所有这一群人的期望。”在年轻时，我也曾对“协和”这两个字产生过巨大的依赖感，只不过当时没有人、没有力量帮我分担这种依赖。

第二次讲座，是在复旦大学上海医学院（曾经的上海第一医学院、上海医科大学，以下简称上医），在一间更简陋更小的教室里。黑板上用最朴素的白粉笔写着“讴歌讲座”，字是那种没练过书法的松散结构，出自熟用键盘、疏于写字的新一代。我在拥挤热闹的上海黄昏中，背着包走进有些泛旧的上医校园。这是我第一次走进上医，心里并不知道那些来听讲座的学生是否会对“协和”这两个字感兴趣。但医学，自有共通之处。协和，不仅仅是协和，是中国西医医学院教育，是独特的医学气质，是一代民国知识分子的风貌，是面对眼前的一腔乡愁恣意流淌。

像在清华一样，我再次怂恿学生们去“四面瞭望”，去体会思维方法而非刻板记忆知识，去触摸广阔、丰富、艰深的世界而非挤上一条职业技能流水线。但上医的学生，似乎有更多的烦恼，他们需要决定本科毕业后继续考研还是直接改行？考研后是当医生还是改行还是出国？他们听说过协和80多年前的大查房，也听说过林巧稚，甚至还有人知道陈志潜。在上海医学与北京医学之间，总有几缕联系的通道。老协和的校长胡恒德，就曾在上海办过上海哈佛医学院。40年代之前的协和毕业生，不少在上海的医院、卫生局工作。而60年代，一大批上海医学院的毕业生被挑选去了北京协和，弥补其间招生不够的空白，到了80年代之后，他们成了协和的主力。在电梯里、楼道里、走廊里，常有上海籍的协和大夫相遇，操起二三十年前的上海话聊天，有些词今天的上海人已经不怎么常用。

在听众里，有一位来自新疆从事公共卫生的中年女性，正在中山医院进修，她深感公共卫生不如临床受重视，看过协和毕业的陈志潜经历后，无限感慨公共卫生需要理想主义。抛开医学领域的限制，那些面向民生的事业，有哪一个不需要理想主义呢？《协和医事》，想说的不只是医学圈里的事。

第三次，是在协和发起的全国医学八年制研讨会上，被校方邀请，以一位医学八年制毕业生的身份发言。那天进会场，一眼看见了许多曾经给我上过课的老师，有一霎那，眼圈湿润。他们不少已年过八旬，他们大多并不记得我。

我忆起自己的八年协和生涯，心情起起伏伏。在崇高和渺小之间，思想时有波动。这在一篇题为《他的问题我无法作答》的文章里，我已经写过。我说起协和的放羊式教育和85分生死线，在当时身在其中时是苦难的折磨，事后回忆，也带给了自己独立的思维、贯通的能力和整体观。如果要以我自己的经历为八年制医学教育提建议，那就是“科学脑，人文心，世界观”。

这是自毕业离开协和后，我第一次面对这么多的协和老大夫，那感觉像走进一家博物馆。他们听我一个中途退场的医学生的絮叨。他们和之前的他们，是不可复制的一群，一步步走向历史。我和他们走向了截然不同的人生道路，只是对“协和”这两个字，却有着一样深的敬意和爱惜。它就像我最初决定用笔记下那个让人震撼的协和一样，情绪绵绵不绝，终生难忘。

我讲完后，一位协和研究生院的老师，要我给她正在学医的女儿开一书单。我想起龙应台在台湾成功大学医学院的毕业演讲。她这么说，文学应该是医学院的大一必修课程。龙应台问医学生们，有没有读过加谬的小说《瘟疫》、卡夫卡的《蜕变》？

“你的医学课本会告诉你如何对一个重度忧郁症患者开药，但是，卡夫卡给你看的，是这个忧郁病患比海还要深、比夜还要黑的内心深沉之处——医学的任何仪器都测不到的地方，他用文学的X光照给你看，心灵的创伤纤毫毕露。”

书中一节，不足写尽协和女大夫

2008年开始不久，我给《健康报》写完林巧稚的一篇人物介绍，去了鼓浪屿。这是我第二次上鼓浪屿。第一次，与一位协和师兄碰巧同行，俩人很想在林巧稚的雕像下合影，可惜没有找到。

胡德夫在《太平洋的风》里这么唱："最早的一件衣裳/最早的一片呼唤/最早的一个故乡/最早的一件往事/是太平洋的风"。这一次在鼓浪屿，我手捏一张手绘地图，曲曲折折地逛巷子。有一天傍晚，光线纤细，走到毓园，眼前有树，四周极静。我在大块的、有坡度的石头上躺下，面朝蓝天，鸟声和树叶摇晃交错在一起。又一天，走到晃岩路，想找林巧稚故居。碰巧先看见47号，一栋建于19世纪后期的别墅，古旧失修，外表片片剥落，但从大概的轮廓里却能感觉到一股苍凉的气势。细看门牌的英文，才发现这就是林巧稚故居，中文说明里只字未提。有一位导游不经意地指着别墅，对3位同样不经意的游客介绍："这是北京协和医院林巧稚教授的故居。林巧稚终身未婚，接生了5万多婴儿，人称万婴之母。"关于这座故居，导游背诵的就这四句解说词。

待我回头再走到毓园，发现原来这就是林巧稚的纪念园。在纪念馆里，我看到了一只出诊皮箱，那是战乱时她在北京东堂子胡同开私人诊所时出诊用的。她用过的一只大行李箱，上面自尊地用英文写着"林巧稚，医学博士，北平，中国"。一位小男孩在大人的陪伴下，手指着一幅图片说明，一个一个认字，念道：学习她无私奉献的精神。在纪念园中林巧稚的雕像旁，有一块石碑写着她的三个遗愿。十几年前和十几年后，林巧稚触动我的，始终是一种独特的气质，一种自己选择的特别的生活方式。

在《协和医事》第二次印刷时，我曾想过要不要加上一段，关于协和的"奶奶"和"姑姑"。在我看来，这代表了从协和这个系统里产生的独特民间文化。"奶奶"是现在的协和年轻人对几位女老教授的称呼，带着又爱又恨、又敬又怕的复杂感情。协和医院的"四大美女"老教授，全被年轻大夫私下里叫做王奶奶、罗奶奶……这些"奶奶"在协和干着不同的专业，但有一些共同的特征：都曾在本领域领尽风骚，都不畏权贵、学问至上，都一身正气、敢管闲事、敢直诉自己的意见，都对后辈要求严厉、近乎苛刻，时常问得年轻大夫们哑口无言、大汗淋漓，都一大把年纪了还活跃在医院一线。还有一点要加上，都有几分姿色依旧。

比"奶奶"晚辈的、但具有相同其他特点的女大夫，则被协和的年轻大夫和医学生们叫做"姑姑"，前面加上姓。有一届协和医学生分配导师，有一位同学被分到"方姑姑"名下，发榜时其他同学们无比同情，连食堂打饭时都先让着这位可怜的同学，"谁让他分到方姑姑那儿呢"。

除了带有浓重协和特色的"奶奶"和"姑姑"称呼之外，协和的上下级之间，几乎共通的称呼是"大夫"，而不是"X教授"或者"X主任"。比如林巧稚，虽任协和妇产科主任多年，但无论上下级，叫她“林大夫”的称呼几乎一直未改，很少像其他医院一样被别人叫“林主任”“林教授”。在称呼“大夫”的言语间，医疗行业最古朴的一致性，不经意地体现。医学中的权力和行政色彩，在协和的“大夫”称呼中让位，位居第一位的首先是治病救人的职业本质。

从“大夫”说回来，协和的女大夫，是《协和医事》里仅仅一节无法写尽的。一位在协和医院工作多年的女大夫读完《协和医事》后，对我说：这里关于女大夫的故事实在太多了，一节内容根本不够，有的不会给孩子做饭菜，唯一会做的就是“八宝饭”，请人去家里做客也是只有“八宝饭”；有的家里孩子、老人根本没人管，连夫妻俩在一起的时间也不多，都在医院忙，搞得孩子长大后不想认妈妈……是的，有一点残缺的是，协和的气质“自省、专注、慈悲”，其实并不能和今日人们艳羡的“成功、快乐、健全的人生”划上等号。有不少“以做学问是唯一的命根子”的老协和人，其实他们的生活未必如常人理解的圆满和幸福，在协和至今还有不少情商不足、左右逢源缺乏、牺牲天伦之乐的故事。不过，因为执着而残缺，因为真实而不完美，因为热爱精神劳作而忽略其他，因为热爱A而失去了B，反而更动人，更有力。这是一种类似“恋爱的犀牛”的偏执气质。

在《协和医事》里写过杨大夫。杨大夫是我一位作家朋友的恩人。在朋友想放弃化疗时，是杨大夫扯着大嗓门，将准备逃走的她在楼道里厉声喝住，将她赶回病床，站在病床边演讲了两个小时，“我搞这个专业30多年了，请给我一个机会证明我也许可以挽救你的命”，病房里，其他病人也全听哭了。

杨大夫的爱人最近去世了，她很痛苦。除了和病人一起面对生死之外，医生自己的生活里一样要面对生死。逝去的空白，也一样会牵动他们作为凡人的所有情绪。我的朋友去参加了追悼会，眼见70多岁的杨大夫，坐在椅子上，一直像个无助的孩子一样大哭“不要……不要……”。杨大夫的爱人几年前摔过一次，那时杨大夫正在西部参加一个名医下乡诊治的活动。本来，她可以不去。到了西部，当地总想给这些六七十的北京专家们安排点旅游，她却严肃地说：“我是来看病的，不是来玩的，让我们多看些病人。”那段时间里，她救了三条命。等回到北京，却发现自己的爱人已摔倒，卧床。她本可以不去西部，如果不去，陪在老伴身边，也许这就不会发生，她想起来总难免自责。“是三条陌生的命重要？还是对自己最亲的一条命重要？”子女质问杨大夫的这个问题，她一直无法做答。

在脱下白大褂、卸下听诊器后，在帮助病人与疾病斗争并一步步获胜后，沉入黑夜，像每个人一样，医生也要走向自己的凡人世界，走向琐碎生活。像每个人一样，他们也需要面对死亡和空寂，并自己咽下痛苦。

期待重逢

前不久，与一位协和的老师重逢。算起来，我们已8年未见，够一位医学生再读一个协和八年制的时间。我犹记得，当年他给我们上课的情形，他前额宽敞，白大褂敞开，气宇轩昂。如今，仍不失当年气势。我与另一位当年的同学与老师一起相约晚餐。老师的话语间和眼神里的那股劲，是那晚我所有印象中最深的。

也许潜意识里，写《协和医事》，也是为了期待与一些人的第二次相逢吧。

2. 协远致知，和承百年
——《协和医事》读后感

范泸韵

【作者简介】　范泸韵，中国医学科学院阜外医院2016级硕士研究生，心血管病内科学专业。本科期间连续四次获得校一等奖学金，获得天津市人民政府奖学金及国家公派交换名额（未实际派出），北京协和医学院研究生会成员、IAP“健康促进”大会志愿者、Lancet中国医学科学院医学科学峰会志愿者队长、中国医学科学院建院60周年纪念大会志愿者等。

2016年8月，东单三条，琉璃碧瓦，豫王府旧址的端宏大殿，近晨的阳光透过苍翠的叶洒下。嬉闹的新生们还在犹豫要不要在烈日下撑伞等待肃穆的开学典礼。西装领带的师长们正气浩然走出，令人惊讶地将典礼提前，严肃而短暂地致辞，仪式简洁端正。不经意的仓促没赶过结束典礼拆红毯和背景板的帮工。“这儿要赶紧着拆了，你们赶紧着照嘞！”他们如是说。这是我对协和的第一印象，一个古朴的“名号”带着一点不同于世俗的乃至自由的色彩。

而后，有一点憧憬和仿若宿世姻缘的意味，我打开了这本书——《协和医事》。著者从协和前身开始着墨，喻协和为医学教育乃至发展史上看似波澜不惊却凝著中国现代医学体系的时间折点。1910年，弗莱克斯纳（Abraham Flexner）走访了北美200多家医院及医学院并著述了轰动一时的医学教育报告，北美洲医疗体系及医学教育制度因此发生了翻天覆地的变化。老洛克菲勒，一位筑念将最大的资本投注于掀起历史转折洪流的时代造就者，跨越太平洋，将目光聚焦于遥远而神秘的东方大陆，协和应运而生。

协和，union，取义联合、和谐，建筑于雕梁画栋的豫王府旧址。美国设计师柯立芝（Charles A Coolidge）在1916年来华考察，惊叹于东方沃土所孕育的浓厚历史气息，将协和的创建融汇于东方传统文明之中，并引进技术革命所推动的西方科技文化，协和建成。时至今日，豫王府内肃穆依旧，庄严依旧，属于中国特有的传承依旧，而北京协和医学院的建制在时代更迭之中愈发现代与宏大。中西交汇，新旧相融，协和以其不可替代的历史意义及医学地位将中华的文化传承与医学进展呈现于世界的舞台之上。

老协和，仿佛是协和曾经辉煌的代名词，它象征着协和求真、严谨、博精、奉献的人文底蕴和精神追求。从一开始小而精的建成理念，到精英制度教育的实施，以及配有的优渥物质条件设施。协和师生在不拘泥于外在条件之时全心投入科学与医疗，培养了一代又一代诸如吴阶平、林巧稚等大家。

《协和医事》运用大量笔墨对老协和人的医、教、研，以及老协和“熏”的文化进行刻画，把协和人本身，协和医院、协和护校的建设经历与其所秉持的观念，协和经世所传的理念和“宝藏”栩栩呈现。而新协和，风雨后重新出现的协和，虽依旧辉煌，却饱受争议：新的协和如何定义？而在老协和人口授中的协和精神又如何在当今窘迫的医疗环境下，逐渐凋零的医学人文观念及被外物所迫的医疗从业者之中遗世而存？现今的协和人，师长们，学子们，每一个身上烙下协和印迹的人们，又如何在当下之时发现自我，突破自我，创造自我，将协和重生，将协和改写呢？

笔者有如下几点思考：

协和精神的本质是将我所喜的、所从事之事作为自己终生的事业。支撑我们坚持终生理由的本源，责任之外，应是热情向予，从而奋斗不息。过去协和的长学制和严苛的医疗淘汰体系，在每一个关卡面前，学生面对的不仅仅是学习与应用能力的测试，也是自身的发掘与审问：我是否真的热爱这门学科？是否能够将毕生的精力致力于我所从事的功业？这份事业是否可以让我的内心富足而孜孜求进？只有在反复诘问，不断审视，不断突破自我的理念之下，贵“精”的协和大家方可成就。

另外，笔者认为在从医之路上，在发现自己真正兴趣之时都有自主选择是否继续的权利。每一门领域都会有为名誉和外物而入的优秀者，也有在很多方面都能做得很好并取得成就但进入了医学殿堂的人们，真正属于这个殿堂并能接近于真知（有一点天分，领悟医学的含义并坚持）的人不多，进而每一个拐点的选择都是值得尊重与理解的，也是有助于真正医学大家的萌生。

近百年来，虽然协和的制度、建设不断更迭，其对医学及科学的崇高追求和热情不变。故而新的协和，与其说是远不同于老协和，不如说是秉持老协和精神的新时代产物。即便外在变迁，协和在医学教育、医疗建设、科研创新上的奉献与传承依旧存在。而协和面临的挑战，不在于协和精神尚存与否，在于如何将过去的精神传统在现下的快捷、便利、相互连接的时代用新的方式呈现与传递。

以近期医科院六十周年院庆为例，学校不止在于铭记历史，也举办了多项国际前沿会议，譬如国际前沿发展论坛、世界生命科学大会等。以这些活动为契机，学校为在校学子们筑建最高的平台，以期我们能潜移默化的感知“大师”及其身边的故事，从中得到一点

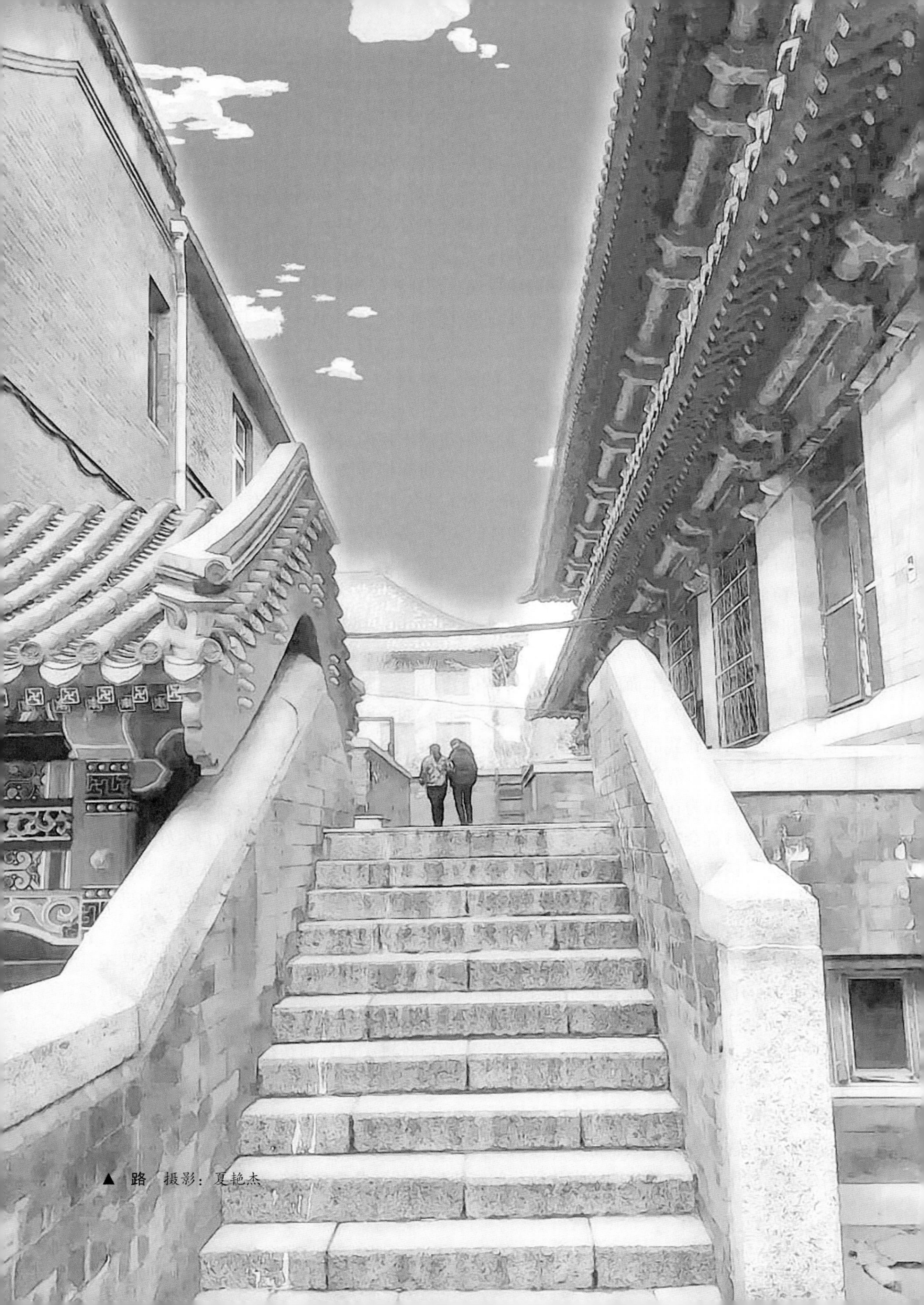

▲ 路　摄影：夏艳杰

点启示，铸就我们走到学科的高度的潜在可能性，希望我们在历史的洪潮中，推动哪怕微渺的发展。

此外，个人及群体成长的培养，不仅在于专业，正如哈佛医学生的回答“For learning medicine，the things out of medicine make a difference”。我们的个人成长，应不局限于专业之精，专业之精为基础，周身有人文，有历史，有未来的眼光，有艺术的气质与陶冶。而今的学校课程诸如协和讲堂，以及本来以为会无趣的“政治结晶”、结果是意外之喜的“中特”课，从另一个方面塑造着协和学子们，实为协和所独有的魅力。然而，在固有的课程之外，回归到医学之中，对于现今的医疗制度改革与公共卫生决策，尤其在现今条件下金字塔底层的医生和医学生们，究竟如何自处才能无愧于患者、无愧于家人、无愧于入学时的希波克拉底誓言也无愧于多年的辛苦，依旧没有得到解决。

笔者思考，今后医学教育的方向，人才培养和选拔的方向，在优秀的医技和人文关怀之外，还应有立足于学科发展乃至医疗发展，公共卫生决策的领袖思维。《协和医事》是架构于协和历史的九十年献礼。那么是不是在协和百年之际，或者协和一百二十年华诞之时，会有有志之士续写现今的协和和未来的协和。也望于那时，我们之中会有人握起笔，满怀珍惜之情，将眼见心想，一一描绘。

3. 山河万里，从头跃
——《协和医事》读后感

胡少岚

【作者简介】 胡少岚，北京协和医学院护理学院，2016级护理学专业本科生。

性格外向，爱好广泛，有趣的事物总能引起我的注意，尤其是各类小说。擅长国画，喜爱与国风有关的东西。人虽平凡，却一直以来坚信“腹有诗书气自华”。

所谓“协和”

在今天的北京东单三条，有一片建筑群，东方的雕梁画栋、俄式的雄壮大楼与巍巍现代大厦交杂在一起。一块标着“北京市文物保护单位”的门牌，提醒着时间的力量。历史的沉淀，让这片建筑熠熠生光，它的名字叫“协和”。

“协和”在时间的打磨中积累了无限的内涵，是中国医学的最高境界，更是在百姓心目中的医疗安全感，是病人重获健康与温情的可能。而这些，已经远远超越了医学学科和医生职业。

《协和医事》这本书用生动的笔触讲述了北京协和医学院九十年的传奇故事，用思辨的深度观照当下，揭示着新时代的医学之道。这是一部关于北京协和医学院如何培养专家、医生和学生，如何对待病人、造福社会的书。通过协和的建立、协和的教育、协和怎样服务社会、协和人九十年的传奇故事，展示协和文化、协和精神和协和传统。这本书谈协和，不只是为了在曾经的功绩传奇中获得一种因怀旧而生的安慰，也希望通过解读九十年的协和医事，为医疗的一些困境找到一些标准和答案。

协和风云

美国医学教育家奥斯勒曾描述过医疗这个行业，“在这个世界上，唯一具有普世一致性的行业就是医疗，无论走到哪里，医疗所遵循的规矩相同，所怀抱的志向相同，所追求的目标也相同，这种普世一致的同构性正是医疗最大的特色，它是律法所没有的，也是教会所没有的，即使有，其程度也有所差别。”而这些话，我想正是解释了为什么在协和建立的初期，可以招聘一群雄心壮志的知识人才来到中国，专心投入，不拘于一时一地，在医学的领域里，竭尽所能，探索钻研。

协和，在近百年的历史中，尽管中途遭受了炮火的轰击，承受过战争的苦难，经历过经济的拮据，校址迁了又迁。但最终，它还是回到了这里，回到了豫王府，并将她出高素质人才的教学成果与解决各类疑难杂症的高水平成果生生不息地延续下去。它的传承，她的优秀，其中的原因，不止是她这么多年来贯彻的对学生高规格的要求，聘请的国际上优秀人才，标准化的医院管理，一流的设备配置，更是无数协和人为之执着的坚守，是无数领导人带领的团队对于医学的不懈追求。

荣耀殿堂

《协和医事》中有一节，是“把护士变成天使的学校”，这一节对于我们护理学院的学生来说感到尤为亲切。在西方，南丁格尔把“护士”变成了“天使”，她首先开展了护理训练，并把这个训练有素的专业护士的形象呈现在大众面前。而在中国，第一个把“护士”变成“天使”的学校，是协和。女人不再是男人的附属，女人照顾男病人，也不再是一件伤风败俗的事情。协和所宣扬的是把护士当作一种光荣职业，同时，协和给了女性一个发展自己，救助病患的机会。无数护士从这里走出，在祖国的各处为医疗事业做出贡献。1931年毕业于此的王秀瑛，是我国首位获得南丁格尔奖章的护士，也是第一个获得英国皇家护理学院荣誉校友称号的护士。她的名字，被代代协和医学院护理学院的老师同学们提起，被我们所敬仰。

协和的名声和耀眼光芒，不仅是因为这里走出了一连串技艺精湛的、行走在救死扶伤的道路上的医学大家，更因为他们为医做人的精神，以病人为中心，在病人床边工作，向病人学习，以诊治病人为幸福的心态感动无数来此求医的老百姓。病人们常说的“我们千里迢迢来到北京协和看病，是到了头。无论如何我们心甘了”，正是协和影响力的体现。

而今迈步从头越

然而，辉煌属于历史，当今的社会多元复杂，医疗也在面临着巨大的挑战：病人与医生间变形扭曲的不信任，护患及家属之间的沟通障碍，伤医事件的频频发生，都是对当代不仅是协和，更是对整个医疗界的挑战。而现在我们正处在作为医学生的大学生活中，我们所想的，不应该是从应试角度出发，去判断那些知识值不值得学习，只图考试过关，沦为“一条满足社会学位需求的生产线”中的一员。我们所做的，应是在我们的学习生活中，增强解决问题的能力，增强自己的人文修养，从百科全书一般渊博的医学知识中，感受到作为医学生精神劳作的气息，从多角度更好有效地为解决如今医学在社会上面临的危机做出自己的贡献。我们，应是“大”学生，应是“一些精神上有所追求”“冒险想成为自己的个体”。的确，该将头从课本中抬起，从课堂中走出，走向医院，走进社区，走近那些需要我们帮助的人的身边，与他们接触交流，珍视、提升医院对医学院、医学生的作用，在责任中找到担当，得到精益求精的培养。

雄关漫道真如铁，纵然前路茫茫，纵然求医艰辛，吾仍愿上下而求索；

而今迈步从头越，纵然岁月峥嵘，纵然荣耀光辉，吾仍需任重而道远。

4. 医路 · 情怀
——读《协和医事》随感

阮洁云

【作者简介】 阮洁云，中国医学科学院阜外医院2016级硕士研究生（学术型），心血管内科专业。

爱好特长包括书法、中国画、古琴、茶道、诗词及散文创作、声乐、主持等。座右铭：怀故人当知不足，生斯世岂能无为？余者，诗言志，词咏怀，丹青治性，翰墨陶情，茶在若琛琴在御，云在青天书在手，即为所愿。

“琉璃泛着光，东单三条很沧桑；美丽的雕梁，豫王府里你模样。白色的衣裳，那是纯粹的向往，你接过阿斯克勒庇俄斯神杖……”

七里香，协和缘；一个萦绕在心头耳畔，是我青春的记忆；一个印刻在字里行间，是我如今的梦想。

当书单中出现《协和医事》，我便匆匆为自己的小组选下了这本书，生怕错过。再去征求组员的意见，果然大家报上的名字也大多是《协和医事》。在医学生心中，“协和”两个字总是闪耀着特殊的光辉，就像那红墙上的琉璃瓦，炫目而沉静。而“医事”二字往往五味杂陈，一时难免“嗟尔身微孤翼弱，犹疑志远满襟寒”，一时又觉“我辈襟怀关性命，风雨苍茫铁肩挑”。

翻开此书，就如同聆听一位前辈絮絮讲着陈年的故事，一壶清茶氤氲着清气，不时把文字晕开，成为一段段不灭的情怀。大约花了三五个下午，堪堪浏览过整本书，感觉自己的双手，偶尔轻轻触碰到继续协和的精神和灵魂。遥远的东方有个协和，故事从那个灰黄色的时代开始；从“贵族医学”到“民众医学”，协和是中国医学的殿堂，更是人民医学的星火；每一章每一节，书中的文字带着我从从前走到现在，从星星之火到春意满山，从协和情怀想到医学未来……没有华丽的堆砌和渲染，也没有刻板的训诫和宣誓，更无关自然科学的专业和冰冷，只有一种情怀，静默无声，却足以动人。

而我最深的感怀，似乎可以总结为几个词：“大学、大师、大写的人”。

现代医学因为生物医学模式的指导，而显得有些冰冷。因为这些越来越冰冷的“手段”，使我们的目的从悬壶济世，救死扶伤，治病救人，到如今似乎变成了治愈疾病。医学沦陷入科学“无情”的陷阱，这样的“沦陷”直接导致医务人员的尴尬地位。

不得不感慨，协和的老校训“科学济人道”，是那样简洁而动人。协和也是大学，和任何知名的综合性学府一样有着厚重的文化积淀，并不因为其医学专业性而有任何逊色。

然而，现实却非理想。现如今每一个学子踏入协和、踏入医学学府的时候，也许我们心中仍有一份单纯而清高的“仁心”，可我们身边和身后爱我们的人们，往往想的都是今后我们有了稳定的工作，他们身边多了个“健康顾问”，多了个“医院关系户”，诸如此类现实的问题。甚至明明协和应当带给学子的自豪，都逊色于给自己冠以北大清华时的骄傲。这样的现象追根究底，就是医务人员、患者、整个社会意识中，医学这个领域人文情怀的缺失。

协和可谓中国医学的殿堂。那么自然需得肩负“矫枉”的责任。

协和当有“大学”气象，从管理到思想都应有宏大的气象。

协和当有“大师”云集，我们会被大师震撼，绝对不仅是折服于其学识，而是其作为一个“大写的人”的魅力。

写到此处，似乎我的感怀都变成了一句一句简单而缺少逻辑的话语。但是我想，这就是一种最真实的思考，一种最简单的情怀。

纵然只是协和学子的平凡一员，也理所应当有自己的精神追求，甘受风霜、敢冒艰险去成为自己。至于如何在医学中去实践自己的追求，答案自在每个人心中。

以自己本科时期与同窗共勉的诗句作结，愿医路漫漫，吾侪不忘初心。

风霜疾苦两相关，遭际辛酸共泪残。
嗟叹身微孤翼弱，犹疑志远满襟寒。
笔端抒愤催长夜，浪迹劈波渡险滩。
长路沧桑需星火，唤得春意遍山峦。

5. 文明之殇——疾病的进化

王艳梅

【作者简介】　王艳梅，中国医学科学院肿瘤医院2016级硕士研究生，基础免疫专业。

爱好：读书，跑步，听音乐。

在上“中特”课的时候，老师曾经留过任务，要求读与医学有关的人文书籍。于是，我便用了1周的时间读了《医事：关于医的隐情与智慧》这本书。虽然说是任务性的，是老师要求读的。但是，我不得不说，读完这本书之后，自己受益颇多，甚至于有一些观点也发生了改变。

什么是医事呢？医事就是医学的医，事情的事。医事可大可小，它大到：这个国家特有的医患关系、药品医疗管理、每个公民看病是否报销。它小到：我们中年后，究竟每顿应该吃什么，每天至少该走多少步，要不要上山拜道长，如何辨别那些以养生饰面的骗术。医事抽象又具体，它抽象到：现代医学与人性之间的剥离，现代医学与传统中医的争鸣。又具体到：如有亲人好友被判患疾，我们如何安慰和帮助，如我们自己生病，又如何稍微不失体面地闯好这一关——大多时候，其实是一个人。

作者通过《医事：关于医的隐情与智慧》这本书，希望能够在长时间误解久乏沟通的医学与病人，医生与病人之间，开凿一条隧道，让两端可以看见彼此的光亮。以解决困扰我们多年的医患之间的问题。《医事：关于医的隐情与智慧》还想告诉非学医非学药的人们：如何稍有智慧地管理自己的健康。通俗一点说，就是如果没有医学背景，我们如何还能比较聪明地看病，如何看待疾病和身体，如何相对聪明地管理自己的健康。另外，《医事：关于医的隐情与智慧》还讲述一些对普通人实际的、可实践的事，冷静地指出：有哪些医疗误区需要重新认识，有哪些对医学、身体、健康的一厢情愿，貌似美好但其实背离真相。

其实，在阅读过程中，印象最深的也是我注重阅读的部分是“大写的医事”这一章。这一章中曾说到：每个时代都有自己的疾病谱。对疾病的看法因时代与文化的差异而不同。在现代文明社会医学与疾病几乎在以相同的速度齐头并进。随着时间的推移，伴随着新的生活方式，新的疾病也会出现。正如困扰原始人的感染创伤，现在看来小菜一碟，但在原始社会几乎见不到踪影的乳腺癌，却威胁着现代女性的健康。那些伴随着新的生活方式而日趋明显的病，有人把他们叫做文明病。文明提供给我们的，其实就是这么一锅不知是酸还是甜的杂烩。我们以为文明是自己主导的发展方向，以为凭借自己的本领改造世界，但疾病首先就和文明开了个玩笑。甚至于本来那些我们以为已对付得了的病，也会以新的方式卷土重来。比如结核，如今的结核杆菌改头换面以求耐药。人与微生物之间，存在着一场不断升级的军备竞赛。除此之外，慢性病开始成为健康的最大威胁。

未来的疾病谱是怎样的，我们不得而知，但是我们有必要树立健康观和疾病观。我们每个人或多或少都会有点病，想消灭或根除所有疾病，这不仅做不到，而且会浪费很多卫生资源，也偏离了医学的根本目的。

其实，读到这部分的时候，我脑海中不断地浮现出我所能构建出来的人类进化过程中所出现的毁灭性的疾病。想起了曾经读过的《人类历史上的十大瘟疫》这本书。从肆虐欧洲的黑死病到鼠疫的数次大流行；从20世纪宣布已经被消灭的霍乱、天花到新近出现但却威力无比的获得性免疫缺陷综合征（艾滋病）、严重急性呼吸综合征（SASR），人类与疾病之间不断地斗争。在我们自认为战胜的时候，不知何时，大自然又会给我们当头一击。新的细菌、病毒，新的疾病又会与人类开战，甚至有一些卷土重来，完全是人类为其提供的机会，如结核、超级细菌及其他的耐药菌、多重耐药菌。我们可能知道，患者所感染的细菌是什么但是我们却无法提供有效的药物。因为，所感染的细菌对目前的有效抗生素均耐药。想一想这个场景是不是十分的可悲。我们自以为打倒了对方，认为研制出一代又一代新型药物，但是有一个时刻你却发现，你自认为的“手下败将”对你所谓的“新型武器”根本毫不畏惧。

写到这里，我有些不知该如何写下去。人类的发展，文明的进步是必然的。随着我们的进步，疾病却变得越来越棘手。我们不可能停下前进的脚步。但是，疾病就会放缓自己的步伐吗？真的是我们改造的吗？这些难道不是大自然对我们的报复吗？人类真的可以领先于其他生物，一路走下去吗？曾经读过一本网络小书《全球进化》。在这本书里，所有的生物都在进化，但是，由于人类站在了进化的顶端，所以在这次全球进化的历程中，人类是进化程度最小的。而植物、动物都疯狂地进化，不仅仅是体积的变大，还有智慧的增长，面临这一情况，人类变得脆弱不堪。虽然这只是作者的想象。但是细细思索，在现在这种人类与其他生物之间高度不平衡，大自然会不会有一天为了平衡这个世界真的来一次全球进化。到那时，人类该何去何从？

话题说到这里好像有点偏。但是《医事：关于医的隐情与智慧》这本书给我印象最深的就是“大写的医事”这一章中对人类、疾病及文明发展的思考与讨论。我们是不是应该做些什么来缓解与自然的关系，来平衡与其他生物包括微生物——细菌、病毒之间的关系。疾病是正常的自然现象，想消灭或根除疾病是不可能的。因此，我们应该树立正确的疾病观和健康观，以期提高自己的生活质量。相信，只要我们不断地努力，终有一天人与自然会真正的和谐相处。

6. 医的世界：明天会更好
——读《医事：关于医的隐情与智慧》有感

童　玲

【作者简介】　童玲，中国医学科学院医学实验动物研究所2016级硕士研究生，比较医学专业。研究领域：艾滋病致病机制及感染免疫。

读完《医事：关于医的隐情与智慧》这本书，我想将她比作打开横亘在患者与医生之间大门的一把钥匙，因为这本书可以让患者更加了解医生的处境，让医生产生强烈的共鸣。它仿佛掀开了医院神秘的面纱，用有趣客观的语言直击现代社会中影响普通人和医生的诸多敏感话题，并从不同角度阐述问题，让人有了多层面深入思索的可能。本书的作者是讴歌，她并不是众多读者想象中知人阅世在医院中工作多年的老医者，而是一位相当年轻的医学博士。但是她最终并没有从医，现任职某跨国制药公司。正是曾作为“业内人”目睹了医学的世界方方面面，才能如此精确细致地描述现在医院与医生所面临的生存困境，写出这样一本同时贴近普通人和医生的作品。

本书分为五章，通过多角度叠加展现了当代与“医”有关的问题：一是为何随着医学的发展，医生和病人的关系也在一步步发生着演变，医生从人们敬佩爱戴的白衣天使，逐渐被比喻成“白狼”。二是作为去看病的病人，如何面对眼前的医疗状况，自己争取主动，争取到最好的照顾。三是看病的医生，他们的职业生活中也有那些不为人知的隐痛，了解了这些，医生这个职业才能重获尊重，也才会有更优秀的人才愿意投身其中，最终得益的还是病人。四是我们如何客观地去认识自己身处的和“医”有关的大环境。通过对这些问题的分析，促使读者带着自己的经历去客观思考“医事”。

我本科就读于医学院，尽管学习的是较少有临床实践的药学，但身处其中，耳濡目染了许多“医事”。曾听老师说起，在学校的附属医院，有一儿童因感冒就医，护士因为患儿血管太细没能一次扎针成功，患儿父亲就拿起椅子砸向医生和护士。类似的事情，近些年不断出现在媒体报道中。听闻这些事件，我第一反应都是认为家属野蛮，不理解医生难处，为医生鸣不平。直到有一次陪妈妈去医院看眼睛，她因为泪道堵塞一直有迎风流泪的情况，需要通泪道。在医生给妈妈操作的过程中，妈妈因为疼痛不适就叫出了声，当时在门口等待的我，就很没有理性地去用力敲诊疗室的门，想去阻止医生，那时突然理解患者家属不理智的行为……大概是因为医生的职业与生命健康相关，人们对医生有着神性的期待，以至于忘记医生他们也是普通人，遇到不符合期望的现实，怀疑和失望变得愈演愈烈。这些不理解导致医患矛盾不断加深。此外，当今时代出现了“糟糕的新闻业”断章取义、不正确、不公平，将大家带入一时的危险境地，这也加深了医患的矛盾。

医患矛盾的加深，医生就从人们敬佩爱戴的白衣天使，逐渐被比喻成“白狼”，人们对于医生看法发生了翻天覆地的变化。讴歌在《医事：关于医的隐情与智慧》中分析了其深层原因：一是我们复杂的医疗系统，使得医生的价值核心不再是“病人”，而是“成本控制”。二是不完善医疗教育体系和不统一医疗职业准入标准，使医生缺乏任务教育，整支医疗队伍良莠不齐。医生作为病人直接接触的人，便成了医疗系统与教育体系的“替罪羊”。

我的表哥是一名医学生，从本科算起他已经学习了10年，他的同龄人早已工作甚至事业有成，他仍在规划培养。本科的一位老师，是心外科的医生，1年前刚从手术台上下来，就突发心肌梗死过世了。他才40出头，正值壮年。医生为了能成为医生需要付出大量的努力，但是他们的回报却很少，甚至还要背负不该由他们承受的“罪名”。讴歌作为曾在医院战斗过的人，在书中也展现了医生窘迫的生存环境。在大医院里，做一个小医生其实不是那么容易，医生每天的主题是面对科室同事间科研压力。除此之外，面对目前医疗法律体系、医闹，医生可谓是“一只脚在病房，一只脚在牢房”。试问，人非圣贤，孰能无过？一个医生存在他的局限，这是一定的事。这种局限来自他作为凡人而非神的特性，也来自医学本身的局限和某种不确定性。但错误发生在医生身上，因为与生命相关，因为与健康相关，职业的特殊性把他置身于道德的聚光灯下，他的错误变得不可饶恕。医疗安全需兼顾技术升级和人性弱点，但目前基本只是医生一个人的战争。种种原因造成了不断有人从医生队伍中退出的局面。

这本书最出彩的地方是在展示了医的隐情之后，能启发我们如何智慧地去面对医事。讴歌在书中写道：医学的世界没我们想象得那么好，但也绝非我们想象得那么差，有一些问题自古就有，有一些责任需要我们自己承担，有一些事情我们可以自己去做。情绪的发泄无济于事，不如行动起来，看自己哪些能动手去做，智慧地经营自己的医事。鼓励病人能树立正确的人生观、生死观和疾病观——生老病死是自然界的常态，我们要正面疾病、死亡，不因为生病就成了一切的借口。学做一个聪明、自尊、智慧的患者，自己不断积累、主动学习，会质疑，掌握更为全面的信息，把握自己的判断力。与医生共享信息，共同决策，一起探寻最适宜的治疗方案。

通过阅读《医事：关于医的隐情与智慧》，让我更加了解了医的世界。作为医学相关专业的学生，也更加知道：医学生在学习阶段不仅要掌握科学知识，也需要重视人文修养。要学会换位思考，加强交流沟通，才能缓和紧张的医患关系。对于普通人，这本书更是能消除存在已久的对医生的误解，让更多人意识到医疗管理与教育体制问题，智慧地应对当前的医疗环境。总之，面对一个缺点多多但终归在不断改善的医疗世界，无论是医生还是病人，都需要拿出智慧，更聪明有效地去使用这个体系，有效地沟通交流，赢得最大的关怀和照顾，更从容更有尊严地面对病痛，共同战胜疾病。

医的世界同我们身处的大千世界一样，虽不完美，但可以比眼前更好！

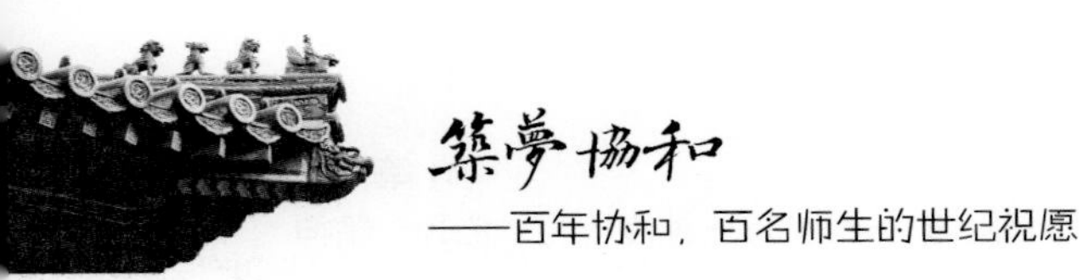

7.“情”之所系，一往而深
——《因为是医生》读书报告

彭文绣

【作者简介】　彭文绣，北京协和医院药剂科2016级硕士研究生，药学专业。研究领域：临床药学与药代动力学。曾获专科临床药师药学服务技能国际论坛优秀论文三等奖。

灯影常伴书卷，化点点安宁，心胸阔，天地宽。我是一名来自“刺桐城”的福建姑娘，爱读书，爱生活，乐观奋进，愿在先贤前辈的指引下砥砺前行，不虚化，不浮躁，热情诚挚，以先锋之姿去奋斗拼搏。

我是一名混迹在医学院校的药学专业学生，没有系统、完整地接受过医学专业训练，也无法准确理解在面对疑难急症时，医生们是如何从千头万绪中理清思路，一步一步做出判断并最终诊断的，但这都不影响我对医生这一救死扶伤的神圣职业的尊敬与认可。我钦佩他们十几年几十年磨一剑的坚持努力，赞叹他们在专业领域中笑傲纵横的自信洒脱，体会他们在突发情况前的淡定从容，颂扬他们在误会责难前的坚强隐忍，更感谢他们在不公与利益前依然不忘初心，努力地救治每一位患者。

毕竟，在医患关系日益复杂的今天，面对媒体舆论一边倒的指控，医生除了承受工作的繁重压力，还有着无处诉说的委屈与不公。事实被歪曲，饱受恶语中伤，遭受着专业技能、素养与道德的质疑，甚至还有层出不穷的人身伤害事件，各类暴力争端寒了每一位医生的心。我曾想，对于每一位还在坚持的医生或热情似火就要踏进这个行业的医学生，抛开这个职业能带来的名利收益，还有什么在支撑着他们？而《因为是医生》这本书给我了很好的答案。

这本书的作者——陈罡，是北京协和医院一名内科临床医生，也因此与小说家们所写的医院医生题材类小说不同，他用鲜活的文字，最真实还原、最深刻、最具感染力地讲述医患沟通、医患纠纷、医生情感、医生工作状态的实际情况。全书以13个故事串联起为期1年的总住院生涯。四名内科总值班医生在这一年中失败过、胜利过、受伤过、关爱过、摸爬滚打过、昂首挺胸过，过得无比精彩。即使不是临床专业的学生，看不懂大段的医学术语，但读完整本书以后，我也在每一个病房故事里感受了世间百态：欢喜、期待、感激、希望、失望、对生的渴望、对死的畏惧、对生命的感悟及一切的一切。

我想，支撑他们的，是这份工作永远充满着新奇与挑战，在遇到的各类病症中，需要你关注每一个细节，不断学习，不断探讨，不断进步。在“未选择的路”故事中，一位等待确认是否为肺部占位性病变的女士在住院期间突然咯血，检查了肺部和心脏，并没有什么特殊体征。内科总值班联想到患者之前那略显别扭的走路姿势，检查了患者的双腿后，怀疑患者长了深静脉血栓，联系起患者胸痛、咯血、呼吸困难的症状，高度怀疑患者为肺栓塞。这需要采用与肺部肿块出血截然相反的治疗方案。本着对患者负责的态度，内科总值班还是在深夜劳师动众，为患者安排确诊检查。所幸，检查证实了医生的判断，患者也得到了很好的救治。如果不是医生关注每一个细节的态度，如果不是医生认真负责的执着，如果不是医生在突发状况前的镇定沉着，如果不是医生自身积累的扎实功力，我想又将是一例“冤假错案”，又会是一场“医疗闹剧”在上演着。

我想，支撑他们的，是这份工作的神圣与伟大。医生能够利用自己的知识治病救人，看到自己的努力把一位位患者，从鬼门关前拉回，我想他们的内心是骄傲自豪的。“夺取死神手中的镰刀”故事中，紧张的情节描述，细腻的心理刻画，再现了一场紧张的、从死神手中夺取镰刀的战役。没有预演，没有安排，每一位医生心照不宣地站在属于自己的阵地上，身上每个细胞都浸透着紧张，但手脚没有丝毫慌乱，全力抢救着一位急性心肌梗死患者。当看到患者最后脱离危险时，作者没有花费过多的笔墨描写患者的感激与医生内心的波澜，但看到“我望着眼前的马先生：表情自然，肢体自如，语言流利。谢天谢地！看来那天晚上的心搏骤停没有给他的脑子带来任何影响”时，我却不自觉热泪盈眶。对于医生来说，治病救人或许已经成了他们深入骨髓的责任使命感，尽管看尽了人世间的生死分离，但他们从不因为病情的凶险就放松懈怠，哪怕只有微乎其微的可能，他们也尽着百分之百的努力。对于病人，医生永远只在乎他们是否活着，是否脱离危险，是否没有后遗症，这是医者仁心的大爱，而这份大爱也成为他们孜孜不倦地努力着的强劲动力。

我想，支撑他们的，是这份工作所种下的每一个善举，不期然却得到馈报时的意外惊喜，是这份工作所遭遇的人世间人情冷暖的真实性，是这份工作对平凡单调生活多姿多彩的装点。哪怕过程艰辛，就算遇到国庆黄金周，他们也依然奔波劳累（“各自的黄金周”）；哪怕有伤害指责，被自己全力救回的一对危重夫妻，以未签署抢救同意书就进行气管插管为由遭到投诉（“达摩克利斯之剑”）；哪怕有危险过劳，被艾滋病患者的血液溅到眼睛（“达摩克利斯之剑”），女医生过劳先兆流产（“春天的脚步”），但成为医生的那一刻起，他们就是一个守望者，和病人一起守望，不忘初心，不负使命，用心帮助、救治每一位患者。

我特别喜欢文中的一段话：当你做出善举的同时就像是播下了一颗种子，说不定什么时候就会结出果实，用善良来回报你。哪怕在医患关系越来越复杂的今天，大多数医生在第一时间还是愿意相信善良和选择善良（“守望，守住了才有希望”）。社会发展的潮流中总有曲折和摩擦，但我也坚信人性本善。或像爷爷带着大病初愈的小沈，举家扛着大米来感谢医生（“守望，守住了才有希望”）；或像癌症母亲放弃治疗，却把生的希望留给肚子里的孩子（“雕刻时光”）；或像把自己孩子的遗体捐赠出来，供医生解剖分析病因的父母；或像死后捐赠角膜的老战士（“灵魂的重量”）……总有这样或那样的患者用他们的善良打动着你，让每一位医生继续守望，守住了，最终就能看到希望。

归根究底，我想，支撑他们的，是这份工作始终绕不开的一个“情”字，或悲，或喜，或感动，或愤怒，每天总有故事在上演，而“情”之所系，才能一往而深！

8. 因为医生，所以感动

周小鹤

【作者简介】 周小鹤，毕业于重庆医科大学临床医学系，现为首都儿科研究所儿科学系2016级硕士。研究方向为儿科病毒学。

热爱生活，多才多艺，在大学期间获得“优秀共青团员”等多项荣誉称号。人生格言：“我不知道怎样的生活更美好，我能做的努力让每一个当下完好无损。”

11月20日晚，窝在床上4小时，读完了协和医院陈罡医生所著的《因为是医生》。因为早上才刚刚读完手里的另外一本小说《挪威的森林》，心情还沉浸在日本小说独有的孤寂冷的气氛中。同样也是描述了生与死，但我的精神似乎还游荡在那对于生死都无关痛痒，对于身旁的人都无所谓在乎与不在乎的怪圈中。硬生生被《因为是医生》简洁明快的节奏拉回到了现实，对呵，我也是一名未来的医生啊。迎接我的生活将会是忙碌到不知疲倦，而不会像《挪威的森林》中主人公对什么都无关紧要，偶尔才会有些怅然若失。

近年来，随着网络媒体和舆论的各种导向作用，医生这一群体也逐渐进入大众视野，随之而来的电视剧、真人秀、电影、书籍都呈井喷之势。然而，毕竟专业特殊，非专业角度演绎的医务工作者日常生活，总让我们这些“专业人士”嗤之以鼻。白大褂从来不系扣，豪华气派有着鲜花和百叶窗的医生办公室，干净整洁井然有序的住院病房，医生和患者从来都是慢条斯理笑脸盈盈……无疑，这种理想的工作环境和状态也只有在各种影视作品中才能看到。也正是因此，《因为是医生》才显得那么真实。

毋庸置疑，作为一名刚刚读研究生一年级的学生来说，书中许多疾病的诊断和处理我们也是一片茫然不知所以，对于四名住院总的钦佩仍然如当初实习时一样丝毫不减。我们深深知道书中几个典型病例的成功救治，来源于年轻医师们数年来工作之余不间断看书学习，随时相互讨论并交流病情扎实的基本功，有赖于他们平时“泡在病房”的积累。书中对于几种危急重症的及时诊断，让我敬佩之至，也由此深深地意识到在医学这条道路上我还相差太远。在临床工作如此繁重的情况下，各位老师仍然不间断地查阅文献和书籍，我们作为在校学生，新一代年轻的医生，又怎能惶惶度日，不思进取？“路漫漫其修远兮，吾将上下而求索”。

初读此书，便被内科住院总医生的三大守则深深吸引。第一，只有在别人值班的时候发生的事情，才是小事情；不管发生什么事情，只要是你当班，就是大事情。第二，内科总住院医师一天到晚都能接到来自各个科室的求助电话，从各式各样的鸡毛蒜皮到真正意义上的抢救。当你电话里辨识不清究竟会是小事还是大事时，亲自过去看一眼病人远比别人打一百次电话描述病人的情况有用得多。第三，你不是一个人在战斗，别忘了可以求助于ICU或者急诊科的总住院医。“记住：病人的事永远要摆在第一位”。我如获至宝！仿佛对面就有一个年长的总住院医师对我谆谆教导。我深切地知道临床工作的复杂性和教科书的局限性，病人不会按照教科书来生病，一个人的疾病如果与教科书的描述如出一辙，那才是真正的“少见病”。也正因为如此，实习的时候面对每一位患者，我都毕恭毕敬，他们都是我从医生涯里的老师。我理解每一位医护人员的艰辛，小心翼翼，我们共同雕琢的作品是生命。

至今犹记在儿科实习期间，来了一位6岁的小男孩，症状很简单，两天前扁桃体发炎，今日突然不能说话，谁问都不答应。年轻的上级医生、我、还有患者家属的猜测一样，都是孩子喉部太痛而不愿意说话。然而将孩子带到德高望重的老教授面前，认真查体完毕，教授便说：“这个病不简单，我怀疑是脑炎，否则再严重的扁桃体炎都不至于孩子不会喊‘妈妈’，立即做头颅磁共振，加急！”果然，下午MRI结果出来，患儿额叶、颞叶显示双病灶，老师立即开始查病原体并对症治疗。这个事情之后，我对那位教授便感到由衷的敬佩，对疾病的第一洞察力是极为重要的，教授在多年的临床经验和大量文献记载的疑难病例的积累下，在第一时间做出正确的决定，不仅保证了患者的病情得到正确诊断和及时处理，也为患者的家庭节约了许多不必要的经济支出。也正是这件事，让我深受感动，立志成为一名儿科医生，努力成为一个像教授一样专业知识扎实、医德高尚的好医生。

对于医务工作者来说，没有什么能比患者的疾病得到救治更能让其感到欣慰。送每一位患者健康出院，使我们每个人都有了莫大的成就感，也会对这份工作多一分热爱。然而，医学的发展远远不能满足现代人类的需要，小于30%的疾病才能得到确切的诊断和救治。医学的意义仍然仅限于“有时是治愈；常常是帮助；总是去安慰”。也正是因此，医学从未老去，也永远不会老去。她将在人类历史的长河中永远熠熠生辉，一代一代的医务工作人员前赴后继，推动着医药卫生事业的不断发展、进步。

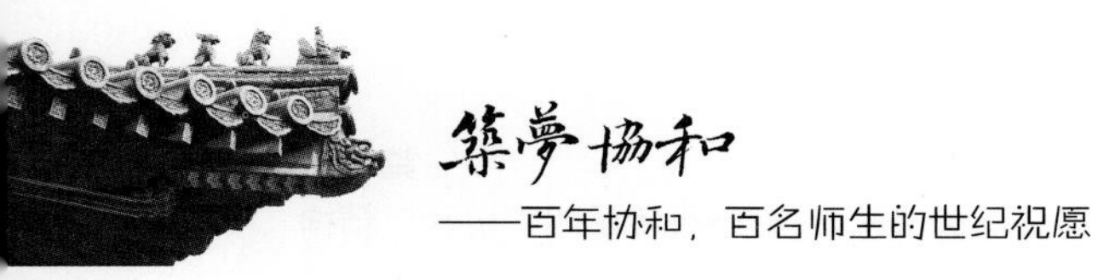

9. 光荣与使命

潘梦佳

【作者简介】　潘梦佳，一枚在医学梦想路上跋涉的90后妹子，因仰慕协和的大医而来到协和，现就读于北京协和医学院护理学院，2015级护理学专业本科生。亲身接触了协和的大医后，感受到医学工作者的大爱，更加坚定了从事医学工作的决心。不断自勉，在梦想道路上龟行中。

九号院盛开洁白的玉兰花，花下是医学界的骄子匆匆的步伐。协和呵协和，你是多少医学生的梦想，你的怀抱里又捧出了多少光荣与成就呀。

成为协和人是幸运

来到协和第一天，院长告诉我们协和的命运是与国家的命运紧密相连的，一直单纯地以为只是协和会根据国家的政策及时做出改革，读了《协和硕果》才知道协和对于祖国医疗发展起到了推波助澜的作用。

因为曾经读过的外国小说《岛》，以及诸多恐怖片麻风村的设定，而对麻风病抱有极大好奇心，忍不住先翻阅了《中国基本消灭了麻风病》的介绍，才知道我生活在中国这片土地上将近20年，却从未在新闻里听过麻风病的流行，也从未见过被麻风折磨的身体变形的人，得益于协和老一辈科学家的不懈努力。

麻风杆菌，这个恐怖的微生物，一旦侵袭了皮肤和周围神经，不仅会引起皮肤麻木，溃疡，肢体畸残，麻风病人也会受到社会的歧视，造成心灵受害。麻风也是困扰世界的一个流行病学难题，中国探索消灭麻风这条道路曲折而漫长，经过了许多医生和基础医学工作者几十年的努力。

1956年9月，中国医学科学院皮肤病研究所戴正启所长和叶干运医生从北京出发了，他们将前往深受麻风病困扰的广东、陕西、辽宁偏僻山区了解麻风病流行和防治情况，而当时的中国，不发达的交通让这些医生常常是跋山涉水，风餐露宿，但是一点也没有消减他们的工作热情。经过他们的努力，《中国麻风防治规划》初稿完成，并且在1957年通过，确认麻风“积极防治，控制传染”的原则。

1972年，吕燮余药师和郑家润医师参照国外文献合成了抗麻风反应特效药物沙利度胺，经临床验证后无偿送给药厂。

……

1990年起，在李文忠、杨忠民和陈祥生带领下，在全国建立了以县为单位的麻风疫情系统登记报告数据库，通过数据库的资料，基本弄清了全国麻风病流行状况，为中国基本消灭麻风病提供了准确的数据。

2008年底，麻风的患病率已下降到0.5/10万。

而这些成就是许多科学家用汗水浇灌出来的。在云南的新药研究现场，沈建平医生和麻风病人吃住在一起，关心病人疾苦，将自己的衣物送给有困难的病人，鼓励病人战胜疾病，而病人也愿意将皮损的细微变化告诉沈医师，在出院后的随访中，病人得知沈医师要来，老远就在村头迎接。而在麻风病的科研中，李文忠医师和其他科研人员顾不得家庭、孩子，经常出差，出差时也常常背着一个书包，内装几个馒头和榨菜，步行或者“违章”乘坐自行车奔波在各个麻风病医院观察麻风病人。

▼ **甲子华章** 摄影：孙彤阳

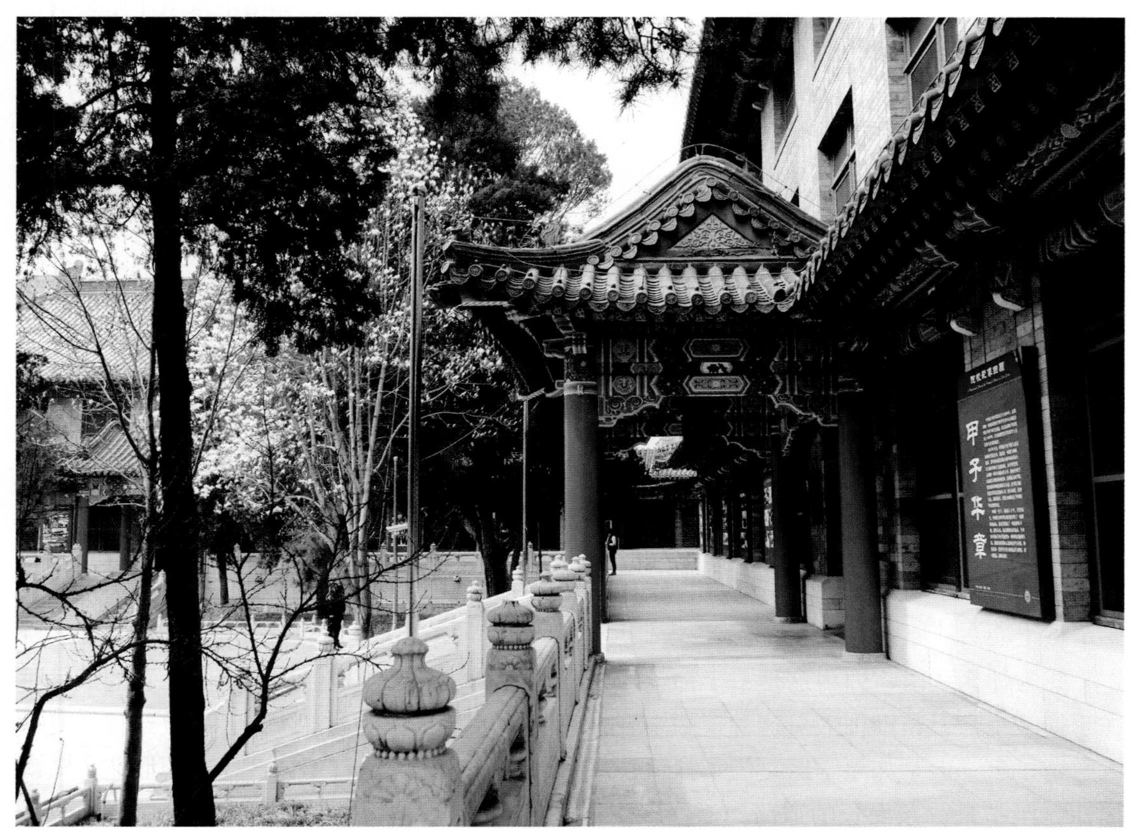

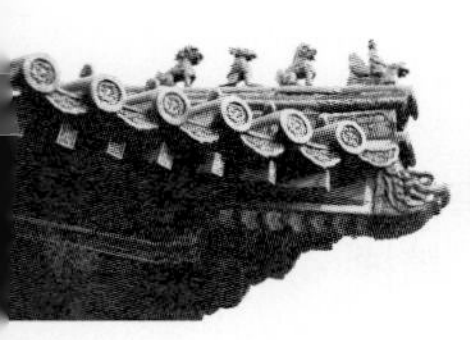

每每看到在那个艰苦的年代，那么多的“大禹”为中国传染病事业三过家门而不入的真人真事，不禁热泪盈眶。

不仅仅是麻风，在那个经济不发达的年代，还没有解决温饱问题的中国，消灭了性病（虽然后来因为改革开放性病死灰复燃）、头黄癣等，这些成功与许多医学工作者在一线废寝忘食、专心致志不可分离。很多人怀疑为什么中国发展如此之快，但是一个有5000年的文化精神传承的大国，在经历一次衰退后，全国人民埋在心中的赤子之心，爱国之情，艰苦奋斗的优秀品质忽被燃起，在这片土地上，涌现了许多“黄帝”“大禹”“李时珍”等，是他们合力铸就中国发展。

而身在协和，耳濡目染协和的校风，更深感自己应当做些什么，因为是协和人，就应继承前辈们为医学发展贡献的精神，更应该做出些什么，这样在告诉别人自己是协和人时不会底气不足。

使命担负于肩

2016年的4月与5月，我相信对每一个医务工作者来说，都是沉重的。

4月的末尾，一个大学生的死亡点燃了国人对医疗行业的愤怒，那堵本来就不坚韧的信任之墙，再一次遭到了严重的打击。魏则西之死，微博、微信上人人转发，愤慨的，无奈的，种种言论霸屏，国人对医疗行业的信心被磨得似乎只剩下薄薄的一层纱。然而5月8日，许多人将微信头像换成了黑丝带，因为有一个医生不幸遭遇意外，抢救无效去世。而这个意外是病人30多刀无情地砍杀。

这是一个恶性循环，有人说这样对待医护工作者，只会造成更多的魏则西出现，有人说魏则西的死亡只是反映今日许多医生道德沦丧的悲惨现状。

但是为什么学医呢？

因为医学工作者有更高的收入？更好的社会地位？

“我愿尽余之能力与判断力所及，遵守为病家谋利益之信条，并检束一切堕落和害人行为……我之唯一目的，为病家谋幸福，并检点吾身，不做各种害人及恶劣行为，尤不做诱奸之事。”希波克拉底的誓词或许还在许多医生耳边回响。

“终身纯洁，忠贞职守，勿为有损之事，勿取服或故用有害之药，尽力提高护理之标准，慎守病人家务及秘密。竭诚协助医生之诊治，勿谋病者之福利。”南丁格尔的誓词是每一个护士心头的原则。

我为什么从医，因为这是一个神圣的职业，这是一个拯救人生命的职业。它的成就感在于挽救生命，帮助他人。这种荣耀千金难买。有人责备医生道德缺失，乱收红包，对病人敷衍了事。但是如果学医是为了挣钱，那么许多人从一开始就不该选择这个职业。众所周知，医学是一条漫长的道路，而许多走在这条道路的人往往从小就带着尖子生的光环。

我们不能否认部分医院乱收费的现况，以及悲叹“莆田系”的存在，他们为了钱道德沦丧，使许多病人蒙受痛苦，也致使今日畸形的医患关系。

虽然愤慨，我却什么也改变不了。身在协和，今日我是协和的医学生，我能做什么？我要做的是好好学习，好好对待医学，因为今日如何对待医学，明日就是怎样对待病人，这不再是为了应试，而是为了将来有一天能够穿着制服站在岗位上对得起患者。不忘初心，金钱的诱惑固然可怕，但是比金钱诱惑更可怕的是将来有一天因为你的不学无术而一条生命就这样在你手中消失。

身在协和，我们是背负着使命的，协和今日的辉煌是一代代前辈躬行医德换来的，许多人说死在协和就没有遗憾了，今天在协和岗位上的医学工作者兢兢业业，奉献自己，救助他人。然而明日，协和的这张招牌是要靠我们来维护的，不忘初心，像我们的前辈一样对待医学，不要愧对自己沐浴的协和光芒，这就是我认为的使命。

医学殿堂——协和，闪耀着光辉，成为协和人是我的骄傲，我亦不忘肩负的使命。责任重大，更当竭尽全力。

10.《一个医生的故事》读书心得

刘俊香

【作者简介】 刘俊香，北京协和医学院人文学院副教授。

虽然在北京协和医学院工作了很长时间，除了媒体报道、自己和周围亲朋好友的看病体验外，我对临床医生的工作知之甚少。最近读了郎景和大夫《一个医生的故事》这本书，大开眼界，对医学的性质、临床工作的特点、好医生应具备的素养和能力等有了更深入更全面的了解，其中有许多风趣幽默、发人深省的小故事，让我回味无穷，掩卷沉思。

敬畏生命与仁爱之心

这是医学的本源使然。生命对每个人只有一次，最为宝贵。当病人把自己的生命托付给医生时，这是多大的信任啊！ 作为受托者，应当对生命有敬畏之心，不可对病人冷漠、轻慢和敷衍。“医生给病人开出的第一张处方是关爱”，而仁爱之心就具体而微地体现在平

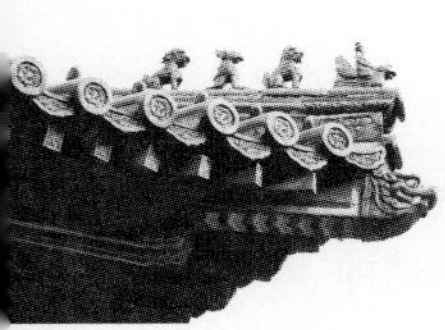

等、耐心地聆听病人的诉说和要求，了解病人的思想、感情、意愿、家庭及社会背景等，坦诚、友善地与病人沟通交流，设身处地地站在患者的立场为病家谋福利，摒弃家长式的颐指气使或权威般的生硬说教。“缺乏共鸣或同情，与技术不够一样，是无能力的表现”（世界医学教育高峰会宣言）。为病人擦擦汗、拉拉手、掖掖被角，看似极其平常简单的动作却能让焦虑不安的病人安静下来。林巧稚大夫对病人的关爱就体现在一言一行、举手投足之间，却让病人充满了信心、勇气和力量去战胜疾病。德行与仁爱是在实践生活中培养和历练的人生智慧。作为我们普通人，虽然不会像临床大夫那样每天面对疾患和苦痛，但尊敬和关爱老人、师长、同事、学生，尊敬和关爱认识的与陌生的人，是每个人一生的必修课程。只有具备良好的道德修养才能更好地发挥自己的技术、能力、经验和特长。

广博的阅读和广泛的兴趣

从这些趣闻轶事中，可以深切体会到作者对历史、文学、艺术、哲学、医学等具有浓厚的兴趣，集腋成裘，聚沙成塔，视野开阔，唯如此才能将各种优秀思想融会贯通到医学实践中，“也会给医生疲惫的头脑及枯燥的生活带来清醒和灵性，享受科学、哲学与艺术的激越美妙”，也才能极具人文情怀地运用精湛高超的技艺为病家谋福祉。

慎思明辨与勤奋笔耕

书中的许多故事看似信手拈来如叙家常，其实都是作者平时工作生活的点滴思考和积累，启发我们平时要悉心留意、记录整理身边的事情。作者有个学生在做住院医生时，将平时上级医师查房、讨论的内容，每日均悉心记录整理，又查阅相关文献，居然汇集成册，命名为《妇产科临床备忘录》，逾30多万字。内容丰富、理念先进，又提纲挈领、言简意赅，竟成为畅销书，成为广大医师、特别是青年医师的手册、备忘和指导。

正如作者所言，“也许，我们学习得很不少，只是实践得不够；也许，我们实践得也不少，只是思索得不够……”，而平时的写作便是积极思考的一种方式，是“多学、多想、多做”的具体体现。只要有心、用心，哪怕几句话，几百字，日久天长自然会滴水成河，积累的功效不可小觑啊……

个人修养与宽容大度

书中提到两则小故事让我深为作者的胸怀和气度所折服。一则是病人之子在其母亲手术后千恩万谢要酬谢他，被郎大夫婉拒。无巧不成书，当天大夫在下班回家的路上，竟然与病人之子的豪车在大街上相撞，病人之子首先察看豪车上是否有划痕，随后揪着大夫的衣领出言不逊，秽言污语。四目相对后，尴尬至极。但第2天郎大夫像什么事都没发生一样，依然关心着他的病人。另一则是一位大学同学“官”至厅长，多年未见，让其秘书打电话，给郎院士“布置作业”——要来协和医院做检查。“虽有屈辱、不平等之感”，还是忍了，给打了招呼；几天后居然变得谦恭可亲，原来是要郎院士的文章给自己搭便车评职称。这次作者忍无可忍，挥手送客……

这两则故事虽富有戏剧性，但生活中种种摩擦和纠纷随处可见，多宽容一点，平和一点，可能许多事情就能化小，变无，人与人就能和谐一点……

团队合作非常重要

从作者回忆林巧稚、宋鸿钊等许多大夫可以体会到妇产科团队之所以形成森林效应，与前辈对后辈的关心提携、与后辈对前辈的尊重息息相关。作者在谈到他做科主任时提到“三手论”，即对老者要尊重，要搀扶着手；对后生要爱护，要提携着手；对同龄要团结，要牵挽着手。唯如此，在一个团队中才能使不同年龄、不同层级的人“心气一致，彼此相助，和谐愉快”。在这样的团队中许多人会感觉到集体工作的愉快，一天天成长进步……

时下，许多人强调个人能力的提升和自我价值的实现，名利心太重，甚至不惜排挤、压制后辈的发展，过度强调竞争忽略了与团队成员的合作与协助，追求一枝独秀而不愿满园春色，这样的团队自然形不成合力和整体效应，往往会变成内耗而止步不前。

因此，一个团体和单位应当有个信念、梦想和保证实现这个信念与理想的“规则”，形成彼此尊重、相互支持的气场和氛围，及时化解矛盾和消除负面影响，才能凝心聚力，提高员工的幸福感和积极性。

以上只是本人对这些精彩故事的粗浅体会，对于这位博大精深、对病人深切关怀的好医生，真是高山仰止，景行行止。这些感想自然是挂一漏万，他的人生历练、他的品格操守、他的情怀智慧，是这些苍白的语言无法充分表达和展现的。但这些“丰碑”似的人物会昭示我、激励我不敢懈怠，不断前行，不断完善。

11. 所谓君子
——读《一个医生的故事》有感

曾建锦

【作者简介】 曾建锦，中国医学科学院医学生物学研究所（昆明）2016级硕士研究生，遗传学专业。

真正的吃货，绝不只局限于对菜品本身的挑剔，而是从原材料开始，对道道工序极为讲究。只有这样的“好吃鬼”，才能站在土地里就望见众生丰收的喜悦。

我偶然寻得一本书名极为普通的一本书——《一个医生的故事》。书的作者来头不小，是一位人人敬仰的协和泰斗，也是我的新晋“男神”。这本书完美地诠释了老先生对于自述故事的定义——讲故事就要讲要有思想的，而想表达的思想是要基于故事的。

与其说是读书读故事，还不如说是故事里读人。才看了几篇故事，我眼前就自动浮现了一位有血性、医术高超、仪表堂堂的君子模样。这里摘录一些让我极为感动的“男神”的秘密，也算得上是我心中的君子“行为准则规范”。

君子无畏

1976年，唐山大地震，强烈震感传到了北京。当时，他正在妇产科值班，摇晃的无影灯、耳边婴儿高亢的啼哭声、医院的嘈杂声，成了他脑中挥之不去的记忆。但是他毫无畏惧，顺利助产，化险为夷，如同守护者一般迎接着新生儿。这个片段让我看到了一个“受命于危难之间”，拿起手术刀“指点江山”的恢弘气概。

是以，君子泰然自若，则气定山河。

君子所为

书中，他提到时任科室主任的自己，一次周末晚上，在家里吃晚饭，突然接到报告称手术结束后发现器械的螺丝不在了，当下，二话不说就撂下碗筷。家人说：你能找到吗？他回答称：找到找不到也得去。于是信念支撑，他终于在几经尝试后，找到了1枚比大头针帽还小的螺丝帽。这场战役不同于以往的危险，也许在其他手术中也会有遗漏，但这场战役打得不是技术，叩问的是一个医生的良心和信念。回忆起这段故事，这名大夫称“我希望能带来镇定、信心、方法和好结果，好在都做到了”，“也许是幸运，大概不全是”。我想，这样的胜利，用“越努力越幸运”的信条才能诠释吧。

是以，君子有所为，有所幸。

君子慎独

“男神”除了技术娴熟、医术了得、妙手回春这一点让我敬畏以外，其内心的伟岸也是让我尤其印象深刻。这一点从他对自身严苛要求就可以看出。单说学习，老先生自中学起，就习惯用一个小本子随时摘记，并打趣地将这种小本子称为“知识的篮子”。“记雪记星星记月亮，从诗词歌赋摘到人生哲学”，哪怕是星罗棋布的知识也都被老先生“捡拾”，收入囊中。用先生的原话说“只要是我感兴趣的，不一定有用，也不知道是否会有用——可能会有用，均属于‘捡拾’之列”。工作以后，老先生也将所阅览的专业文献摘要分类整理成卡片，中英皆有，手写或是打字，方便检索和查阅。尽管如今计算机的应用已经较为方便，老先生还是不忘摘抄记录一些医学专业之外的知识，自我耕耘开垦一块“自留地”。读书“必躬亲”，方能体会书中“润物细无声”的概况。

是以，君子慎独，必将心纳天地。

君子不器

老先生说，当大夫的要看的专业书、文献太多，但睡前和周末还是读一些闲书、杂书和非专业或“没有用”的书。我们看一般的文哲史的书籍，看过思考过也就过了。但先生本着敏锐的洞察力和发散性的思维，认为希腊的哲学和中国的《易经》中，也暗藏着现代数字医学的影子。我觉得先生从各类书籍中所汲取到的营养，绝非只为了当一名医生，还有的是对自我人格的塑造。

老先生很注重人文情怀的培养。他在书中指出：对哲学的思考不仅局限于人生的定位，还将其与科学技术的发展结合起来，给发展本身敲响了警钟——“兴盛，医学发展。科学技术是否可以解决医学所有的问题？生老病死均可掌握？医学向何处去？”“回答恐怕不能仅仅是科学技术，还有更重要的哲学问题”：①医生和公众，应该正确认识生与死、苦与痛，这是终极关怀，也是以人为本的根源。②要辩证地认识医学和医疗，它的相对性、局限性，即真理论。③机体的整体及同意考虑，避免机械唯物论。④医学的人文性和对病人的人文关怀。⑤医生的哲学理念的修养。我从“男神”的思考中了解到：任何医者、科研工作者甚至是时代的新青年，都应该对自己生活的环境和自己本身有所思，而思考的源泉来自于书籍和实践经验中。

是以，君子不器，上下求索，非常道，气自华。

翻看一个个有血性的故事，我的内心久久不能平息，仿佛每一个故事都可以是一个哲学的命题，似乎每一个片段背后的故事都应该被思考。除了这些被历史所记住的故事以外，老先生还在书中回忆了很多临床所遇到的和患者产生矛盾的情形。但是最终靠着自己的情怀和诉诸能力，这位神奇的大夫也化解了很多纠纷，还和患者做了朋友。

这让我不得不思考当下被炒得火热的医患纠纷的问题。而在这个人人都可以发表自己感悟的时代，我们少了半个世纪以前的从容和淡定，也少了对医生的尊敬。有些心智成熟的人来到医院，仍然改不了身上的痞性，总觉得医护人员就是得无条件为其治病的机器，一旦有些不如意的，往往会失去了身上这层皮囊所包裹的理智。伤医事件屡屡发生，这些痛是青年医生的痛，也是终生奋斗医坛工作者的痛。个中委屈，媒体和公众也无法切身体会。

我们当然希望有更多的医生如同“男神”般让人安心，但是大众应该还给医生以信任和宽容。何况，未来的“男神”们也是人，也是从“修身”开始，从“心系天下”为己任，从“有所为有所不为”的信条开始的。我们要想得到理想的结果，就要有能力承担最坏的消息，也有信心去接受最值得庆幸的未来，还要有故事去讲述自己的思维，更要有自己的思维去听完别人的故事。

这位讲得一口好故事的大夫，也是我的“男神”，名叫郎景和。所谓君子如斯，真乃神人也。

12. 有一种传承叫“协和精神”
——读《好医生是怎样炼成的——
一位医学院教师的调查笔记》

李京儒

【作者简介】　李京儒，北京协和医学院人文学院2012级硕士研究生，科技哲学专业。研究方向：生命伦理学、医学哲学、卫生法与卫生政策。曾发表《关于预先医疗指令书的相关问题探讨》《关于我国脐血库建设及其问题的相关探讨》等多篇论文或学术性文章。

我时常问自己，一所一流的大学与一所普通大学的区别到底在哪里？我认为很大的程度在于有无一种传承的精神。这种精神看不见、摸不到，但却实实在在地影响着每一个学生，对塑造学生人格起到至关重要的作用。北京协和医学院作为全国一流的医学院校，她为学生提供的宝贵财富不是体面的操场，不是修建一新的图书馆，不是宽敞奢华的阶梯教室，而恰恰是这看不见、摸不到的“协和精神”。这种精神通过老师的言传身教带给学生，又通过一代代的学生传承下去，不断发扬光大，以至于当人们听到协和的名字，想到的便是严谨、钻研、奉献、专业等等。

2014年10月，我从李飞老师处收到她的新书《好医生是怎样炼成的——一位医学院教师的调查笔记》。这是一本以调查访问为主要形式的著作，用朴素而风趣的语言记录下协和医学生的生活状态，同时对一些相关的社会及人性问题给予了深层次的思考。这本书的序言部分有这样一段令人印象深刻的话语：“协和的非凡成就了诸多学子，诸多学子的非凡成就了协和。我和你们一样，在与大师们一同工作、学习的过程中，耳濡目染、口耳相传的不仅仅是悬壶济世的知识和技能，更是追求卓越、医者仁心的灵魂和风骨。”这是北京协和医学院人文学院院长翟晓梅教授在一次毕业典礼上的发言。这些老专家、老学者教给我们的不只是专业知识，更是一种精神的传承。

经常听人们讲起协和三宝——病历、图书馆和老教授。其实仔细想一想，这三宝无一不体现出协和人的传承精神。几年前在一次协和校史展览上，我看到了传说中的老“病历”——全英文书写，字体隽秀，内容详尽，让观者震撼。时至今日，这些点滴的传承仍然在一代代协和人之间延续。书中的一位临床医学生提到，在病历书写要求上，协和的导师比其他学校要严格得多。就是这些在很多人看来根本不值得一提的小事，铸就了协和人严谨踏实的工作作风，让协和成为医学领域的佼佼者。

能够走入协和的校园，我们是幸运的。每当看到北京协和医学院里那些白发苍苍的老专家们为了广大的患者，为了医学的进步，为了自己热爱的事业而放弃舒适的退休生活，仍然忙碌在工作岗位上，我总是不由得肃然起敬。我想我的这种感受，应该也是很多协和同学的感受。即使这些学术巨擘不去刻意地用语言教导我们，仅仅是一言一行一点细微的举动就已经深深地感动我们，这种感动将会成为激励我们一生的力量。

在协和氛围的熏陶下，“勤奋”和“忙碌”成为大多数学生的生活写照。临床医学生不仅忙于上课和完成作业，还要承担很大一部分的临床工作，每个人都恨不得能把24个小时拆成48个小时来用。考试周熬夜是家常便饭，下班回到宿舍还要准备各种会议报告、补充新知识、写论文、发文章。在《好医生是怎样炼成的》这本中，一位临床医学生这样讲述她忙碌的生活：雅思要考试了，目前还在看书，还要为导师一个项目做PPT；之前写好的综述投出去被退回，需要继续修改；还要准备下周的开题报告；接下来准备考执业医师……这些看似不可能同时完成的任务，就是协和医学生的日常。这种情况不仅限于临床医学生，对基础医学类专业的学生来说也是如此。工作和学习是生活的全部，即使毗邻热闹的王府井步行街，休闲娱乐也只是每年以个位数计算的难得机会。因为忙于做实验和写论文，一些学生主动放弃寒暑假或者压缩假期时间，有时甚至选择不回家过年，只是为了得到一个满意的实验结果或者一篇出色的论文。然而，就是在这巨大压力的推动之下，每个协和学生都练就了一身本领，轻松应对deadline的压力，始终保持高效的工作状态。

多年来，北京协和医学院在我国医药类大学排名中始终保持第一位。根据2014年Nature期刊的评估，北京协和医学院的科研能力在所有中国高校及研究机构中排名第五，在医学类院校中排名第一。我想，这些成就和荣誉的取得都离不开协和精神的代代传承。

如今的我已经毕业离开协和将近两年，与老师、同学朝夕相处的场景仍然历历在目。和每一位已经毕业离校的协和人一样，协和的精神已经在我身上深深扎根。不管我们走到何处，母校的恩情永远难忘。不管未来的我们散落何处，协和的精神将会伴随我们终生。我们会用协和精神时时鞭策自己，严格要求自己，把这种精神传递给我们周围人、传递给我们的后辈，让协和精神不断传承下去。

愿协和精神永不熄灭！

13. 因何为医，如何为患

姜　勉

【作者简介】　姜勉，中国医学科学院放射医学研究所2016级硕士研究生，放射医学专业，研究领域：分子生物学。

开学之初我就选修了李飞老师任教的《医学人类学》，课上同学们分享了诸多感人至深的故事，至今我都记忆犹新。而在“中特”课上，读书汇报这一环节我们小组选的书刚好是李飞老师写的《好医生是怎样炼成的——一位医学院教师的调查笔记》，这对于加深我对医学人类学的了解大有裨益。

带着一位医学生发自内心本能的思考，我读完了整本书。全书内容朴实无华，多以对学生的访谈为主，虽然缺乏对患者的思考，也没有兼顾医疗的相关行业，但是作者用自己专业的价值彰显，来作为困顿时代维系文明进程的力量，平凡笔墨之下，勾勒出的是一位医师救世济危之仁心，戡乱针砭之雄心，内在切入之匠心。如此大情怀，发人深省，又何须阐述其他。读完之后我不停地在思考——医者何为医，患者何为患。

每个医学生的心里，都怀揣着成为临床医师，做一名“台上能手”，可妙手回春，得万众赞赏这样的梦想。但是不巧的是，从本科时起，我从事的就是基础研究，因而与临床病人接触的机会为零。所以有时候很遗憾，自己不能成为一名临床医生，切身地参与到与病魔抗争，与患者共奋斗的历程中。但是当各种医闹事件沸沸扬扬出现之时，我又开始庆幸自己不是一名临床医生，可以远离那么多纷纷扰扰，安静地从事自己的研究，做一名无怨无悔而又伟大的“幕后英雄”。

曾经读到的一则书评写得很好：“如今，各大院校都融入了科学人文的浪潮之中，可是在高唱人文重要的时候是否真的触及到了我们学生的真正内心，给予了应有的抚慰和关怀呢？而对学校来说，怎样能更接地气地去实现对学生的人文关怀，解决我们学习和生活的困惑，消除我们的焦虑不安，我想就是真正人文的最好诠释。所以非常感谢李飞老师能真切地关注到我们医学生的想法和内心，给予了我们很大的慰藉。”

是啊，现在高校建设总是高举人文旗帜，但是真正落到实处的却少之又少。人文培养之路任重道远，非一朝一夕可成，亦非喊几声嘹亮的口号，写几个漂亮的标语便可成功，是需要实实在在的努力，一步一个脚印来走出的，是需要切实深入内心之中，知学生所想，明学生所思，给学生所助，是需要真切地反思剖析我们所处的这个社会种种问题，鼓励真知灼见的出现，欢迎更多的人文关怀来实现的。

自医学人类学课之后，我反思良多，深刻认识到自己见识的浅薄，同时对于医患也有了更深刻的认识。医患本为共同体，理应同仇敌忾，共同抵抗病魔，可如今不利的医患关系过度渲染，导致医患矛盾日益激化。重压之下，医生有时候为了保护自身，可能很多时候可说之话不说，可做之事不做，抱着多一事不如少一事的心态工作。同时如今检验技术不断提高，医生很多时候诊断都是依据各种检验报告，而各式各样繁琐冗杂的检验，无疑加重了患者的负担，所以，这就引出一个焦点：医生是不是可以多为患者考虑，诊断疾病时多些耐心，多些换位思考；而患者，如果可以在生活中对自己的身体多加关注，在治疗时尽可能多地向医生汇报自己的身体情况，这对于疾病的诊断无疑是有用的，当然，患者也应该理解医生这一精细职业的艰辛和不易，积极配合治疗。

读罢此书，突然间我想起了一件有趣的事情。我有一位表姐，为人淳朴善良，是天津市一家医院的高级护理。平时对待工作认真负责，对每一位患者都悉心照料。而表姐和表姐夫的相识，也是在这家医院。当时表姐夫的父亲重病，住进了表姐所在的医院，表姐作为护理，在自己的岗位上尽职尽责，悉心照顾着表姐夫的父亲饮食起居，而这一切也被表姐夫看在眼里。表姐的出现像是一道耀眼的光芒，照射在如处黑暗深渊的表姐夫身上。表姐夫完全被眼前这个散发着耀眼光芒的白衣天使所吸引，旋即开始了对表姐的追求。最终，他们收获了幸福。也许在外人眼里这只是平平淡淡的相识相知相爱，但是作为一个医学生，我却看到了一个品德高尚、兢兢业业的医务工作者所散发出的人性光辉。无论身处何时，身在何地，我们医学生都应该铭记自己的使命，我们不能否认，现在我们所处的环境，充斥着“焦”“郁”“碌”，也不能否认整个社会的大环境会让我们迷失自己，但是，这并不意味着我们可以以此为由麻木不仁、见利忘义。在波涛汹涌的利益海洋中，如何扬帆起航，坚守自我，是对每一位医学生的巨大考验。成为一名医生也许不是每个医学生最后的归宿，但是对于大部分临床医学专业的医学生来说，成为一名医生却是他们心中一直难以割舍的一个梦想。而在纷纷扰扰的尘世当中，始终坚守一名医生救世济民之本心，无疑是这个梦想里最闪亮的地方。

虽然不是临床医学生，但是这并不影响我对于医学的热爱。在基础医学研究过程中，最多的就是重复实验。漫漫长夜里，陪伴你的也许只有冰冷的仪器和一只只小白鼠渴求的眼神，但是基础研究就是这样，几丝寂寞，几许无奈，几多失败。我们需要沉淀下来，在浮浮沉沉的世界里，找到自己人生的风向标，“德不近佛者不可为医，才不近仙者不可为医”。医者何为医，医者为何医，希望每一位医学生都能找到未来的方向，为自己开一张良方。

14. 医学究竟是什么？——读《阿图医生》有感

苗　卉

【作者简介】　苗卉，北京协和医院2016级硕士研究生，内科学（学术型）专业。研究领域：内分泌。

宜动宜静，爱诗词歌赋，也爱吐槽耍贫，爱游山玩水，也爱挑灯夜读。

事实上，这不是我第一次读《阿图医生》。这一系列我读完了前两季。第一季写自新手医生的视角，上半部记录了阿图医生第一次进行深静脉穿刺、第一次参加年会、手忙脚乱的急诊抢救等一系列亲身经历，下半部则多是疑难杂症、堪称“未解之谜”的复杂病例。这部书可以说是一本新手医生见闻集锦，真实案例配以作者对同行和整个医疗行业的观察、疑惑、体会。难得的是，阿图医生身为“内行人”，不是一味赞颂，而能以客观、坦然的态度谈论医疗行业的内幕和存在的问题，引起“内行”的共鸣，“外行”的兴趣。第二季更多的是高年资医生对医疗环境（包括美国和印度的对比）及罕见疾病（如囊性纤维病）的个人体会。但是这套书，尤其是第一部对我的意义绝不止于此。3年前，我第一次读了这本书，当时的感受是醍醐灌顶。除去作者一大串令人眼花缭乱的头衔（白宫最年轻的健康政策顾问，哈佛医学院临床外科副教授，影响奥巴马医改政策的关键人物，《纽约客》医学专栏撰稿人，美国文化界最高奖亚瑟奖获得者，2010年入选全球最有影响100位人物），这本书是我第一次阅读真正由医生叙述的医院故事。在那些以书为伴，不断背书不断沮丧自我怀疑的日子里，《阿图医生》像黑暗里的一道光，告诉我：那些技艺精湛令人钦佩的高年资医生们，在新手阶段一样会手忙脚乱。医学需要的不是天赋，而是勤奋。这就是第一章“历练从刀开始”的故事，也是一切的起始。

“我发觉自己既不是天才，也不是傻瓜。但是通过不断地练习，我就可以做到。”至今我还记得，当年的我是如何鼻头发酸、眼含热泪地用红笔标注，甚至想把这段话写在笔记本的首页时时鼓舞自己。学医是一件漫长而耗费精力的事，如果不能一直饱含对这一职业深切的热爱，很容易放弃。当时的我处在严重的自我质疑期，背书总是记不住，诸如解剖、生理实验等操作也总是搞砸，想到前路漫漫，越是没信心。此刻的语言很难描述我当时的心境，只能说，我很庆幸在迷茫的时候读到这本书。有人告诉我：“嘿，大家都一样！”

现在当我再看这一章时，回想自己一整年的实习“菜鸟”经历，我就像书中描写的一样。实习开始后1周，我被通知准备给病人做骨髓穿刺。带教老师通常会选择较瘦、骨骼标志明显的病人让实习生操作。准备物品的时候我忐忑不安，反复回忆流程。即使已经在模型上练过很多遍，操作的时候依然很紧张。反复确认位置后，我把骨穿针扎下去，针一下子陷进去了，病人喊痛。我调整了角度，针全进去了，但还是没扎进骨头。师姐帮我补了一针麻药，重新定位。这次终于体会到扎骨头的“固定感”，注射器回抽，看到暗红色的液体了！涂片、拔针、贴敷料，第一次操作总算有惊无险地结束了，我也长长地松了口气。以后的事实证明，我的第一次操作总是不完美，腹穿没抽出液体，妇检打开窥器没看见宫颈，腹腔镜手术举镜找不准视野……，医术的提高需要经验的堆砌，虽然每一次还是会胆战心惊，但是慢慢地我也能以平常心对待了。“技巧和信心是从经验中累积而来的，我们都需要不断练习，才能熟练掌握职业技能。”毕竟，万事开头难。

很多事情我是先从《阿图医生》中听说的。比如对13号、星期五、月圆夜的迷信，就和实习后大家说“千万不能说‘今晚没什么事’，会触怒‘夜班之神’的”“值班前一定要拜‘夜班之神’”“某某（值班）超级黑的，和他搭班一定是黑班”有异曲同工之妙。

我从书中体会到的另一点是医学的不完美。例如疼痛和孕吐，以现阶段的医疗水平，我们还不能解释它们的发病机制，也没有很好的治疗方法。而有些疾病要靠尸体解剖才能诊断明确。病人是痛苦的，医生是无奈的。医生也是不完美的，没有医生会故意犯错，但是根据概率，每个医生在职业生涯中，至少会有一次犯错，有的病人被救回来了，有的没有，正如《切烂的喉咙》中描述的那样。医生不是机器，医生只是人。失误的原因很多，医疗过失的惩罚是严厉的，但是对于医生来说，更难的是过自己这一关。我实习的心内科带教老师年轻有为，学识广博，28岁已经是主治医生了。但是他坦白，至今仍然难以忘记自己的错误：一个安装起搏器的病人因为他的失误没能救回来。自责和愧疚感淹没了他，他用了很长时间说服自己重新回到病房。这件事过去五六年了，但是他不会忘记也不敢忘记，就像达摩克利斯之剑一样，时时刻刻高悬于头顶警醒着他。这些深刻的代价帮助医生成长，为了将来他们不再犯错。

医学是奇妙而矛盾的。病人将性命交付于医生，医生凭借自己的经验和能力尝试为病人做出更好的选择。然而在这样一个充满未知、难以琢磨的体系中，总会有某些时刻，医生难以做出准确的判断，无法评判哪种方式对病人更好，需要经验、技术，有时还要一点运气。这是一个和死神病魔搏斗的职业，需要很多忍耐、付出和牺牲才能不断完善。《阿图医生》把这些真实的故事写出来，告诉大众，更是告诉许多身处这个行业、刚刚踏进这个行业和向往这个行业的人，医疗究竟是什么样子。我们有哪些差距，要做哪些努力。在这个意义上说，这本书已经功德无量。

15. 白色巨塔里我们想象不到的事
——《阿图医生·第一季》读后感

王 婷

【作者简介】 王婷，中国医学科学院肿瘤医院2016级硕士研究生，细胞生物学专业。大学期间获得过两次国家奖学金，四次专业奖学金一等奖学金；获得过“三好学生”“优秀学生干部”等多项荣誉称号；运动会跳高第三名、院系间篮球赛女子组第六名的成绩，积极参加在校期间的各项志愿服务活动。

热爱生活，热爱运动，做事认真，喜欢旅行，唱歌也不赖，相信人要活在当下，珍惜每一天！

从医的人心中都有一座白色的巨塔，在那里他们有一腔热血，他们心怀梦想，不论经历多少死亡与失败，他们依然会不懈地努力实践，依然是一名以救死扶伤为己任的医生。

《阿图医生》像是一位医生的笔记，讲述了阿图·葛文德医生从医生涯中经历的那些或温暖、或惊悚、或惊险的病例故事背后生与死的较量。他满怀抱负进入梦想中的白色巨塔，硬着头皮第一次拿起手术刀，经历了错误切开病人气管，见证了曾经满怀热血的前辈医生的沉沦，经过了种种历练。其对医生心理、医学伦理描述得非常真实、客观。作为医生，生死责任无从逃避；作为患者，也能从本书中体会到这些救死扶伤的“白衣天使”背后的辛酸与血泪。本书以一个个鲜活的案例为主体，穿插着作者对医学知识、医患关系、治疗手段等的探讨与思考，让我们深刻地看到医生在救死扶伤重任下的巨大压力及医务工作者不断自我挑战、为医疗事业奉献的那颗炽热的心。

我是医科院肿瘤医院一名科研方向的研究生，初进实验室时，实验室的公共书架上摆立着这本文学类书籍——《阿图医生》。在机缘巧合下，我阅读了此书。阅读完整本书后（历练从刀开始、外科机器、切烂的喉咙、医学嘉年华、堕落医生等），作为"菜鸟医生"，作者首次操刀时我也感到了一丝紧张不安。除了情节描述，作者更多地探讨了给病人提供更好的医疗照顾与锻炼新人之间实现平衡，也进行了有关作为医生出现医疗过失的自责及对医患关系的探讨。

在从贯穿全书的案例中不难发现，医生专业素养的养成不是一蹴而就的，医生要通过严酷的医学训练，要比其他职业更加坚强，更加从容，也更抗压。阿图医生反复强调医学的不确定性，并且在书中勇敢地展示自己从医生涯中不完美的表现。"医学普遍存在于现实生活中，但它却保持神秘，常常令人难以琢磨。有时，我们将医学看得过于完美，其实，它并没有那么神奇"。读了本书，我发现医患之间矛盾更多的是不理解及选择的困难，患者应该用更理性的观点看待医疗，并慎重地做出自己的选择。

在"切烂的喉咙"和"堕落医生"这两个章节中，我看到了诸多原因导致医生与患者的敌对关系，而一些患者将医学看得太过完美是一个主要诱因。虽然科学技术水平不断提高，但是医学仍然不完美。近年来，国内医患关系颇为紧张，患方敲诈、辱骂、殴打医务人员，围攻医院，有甚者故意将医务人员致残、致死……一幕幕暴力恶性事件在全国频频"上演"，性质极其恶劣，是什么导致了医患双方对立的局面？冰冻三尺非一日之寒，我国如今严峻的医患关系，说到底是医疗制度长期扭曲的结果。

由于医疗服务本身有很大的不确定性，正如葛文德在书中一再强调的医学不确定性，"医学并不是一门完美的科学，而是一个时刻变幻、难以琢磨的知识系统。不断进步的科学技术指引着我们，当然也有习惯和本能，还靠一些经验，有时还有运气，当然医生知道的和医生追求的目标之间总会存在一段差距，不过正是这个差距驱使医生更努力地做每一件事。"拿医疗事故来说，既有可能是由于医生的过失，也有可能是由于疾病本身的风险，还有可能是由于当前医疗水平的限制，据国际经验，正常的误诊率在30%左右。加上医患双方信息严重不对称，患者无法辨别医疗服务质量，一旦患者对医生产生了不信任，这种不信任就会不断地强化。不管出了什么问题，患者都会首先怀疑医生玩忽职守，医患矛盾就会进一步激化。多年来，这一矛盾不断积累、强化，最终荒谬到医生被打、医院被砸愈演愈烈。和谐的医患关系不仅需要改善医生的激励机制，为医护人员的事业发展创造良好氛围，还需要患者、媒体、公众和政府部门一起，营造良好的社会舆论。

此外，从《阿图医生》中我能学到的一个更可贵的品质就是坦率。作为一名医生，不仅应该有专业知识，也应该诚实、正直，勇于承担责任，并且在强大的压力下能够自我调节。医生也像运动员、钢琴家和修理工一样，一个出色的医生往往也是通过不断的练习才能从经验中累积更多的技巧和信心，才能更熟练地掌握医生的职业技能，只不过医生用来练习的道具是人体，对一个人的专业素养有更严苛的要求。学医的过程艰苦而漫长，远超人们的想象。

作为一名医生，应该时刻铭记医学生誓言："健康所系、性命相托!当我步入神圣医学学府的时刻，谨庄严宣誓：我志愿献身医学，热爱祖国，忠于人民，恪守医德，尊师守纪，刻苦钻研，孜孜不倦，精益求精，全面发展。我决心竭尽全力除人类之病痛，助健康之完美，维护医术的圣洁和荣誉。救死扶伤，不辞艰辛，执着追求，为祖国医药卫生事业的发展和人类身心健康奋斗终生!"作为一个患者，我们应该给予医生更多的信任与尊重。只有医患双方彼此信任，加强沟通，怀揣一颗感恩的心，才能真正实现医患和谐，才能更好地战胜疾病，造福人类。

16. 从"阿图医生"到"伯纳德"的历练①
——《直面医事危机——住院医师的人生"大考"》新书访谈录

李　飞　李阳和

【作者简介】

李飞，本书主编。北京协和医学院人文学院，副教授，人类学博士。研究方向：医学人类学、叙事医学。

李阳和，《健康报》记者、编辑。中国人民大学新闻系硕士毕业，主要致力于医学人文领域的报道。循着新闻理想的微光，在行业媒体的专业报道之路上且行且求索。

成为医生的洗礼

李阳和：在《直面医事危机——住院医师的人生"大考"》这本书中，您呈现的中国"阿图医生"们的故事不但吸引人，而且带给我们很多启发和思考。作为医学院校的老师，您是怎么想到要写这么一本书的？

李　飞：在写作这本书之前，我恰逢阅读了《阿图医生》。这本书是医生视角的叙事，又是美国医学生人文课程的教材。作者葛文德将自己作为一名新手外科医生的感受描写得淋漓尽致。读罢此书，当时即发愿要写一本这样的书。无奈的是，与葛文德不同，我不是

① 本文部分节选自：李阳和. 住院医师，如何直面人生大考，健康报[N]，2017-02-17.

医生，而是医学院一名人类学专业的教师。在几年的执教生涯里，从课堂讨论、学生作业、读书报告等我得到的反馈是：住院医生存在身份和心理的认同危机。

两年前，我开始对住院医生群体展开一项调查，主题是“第一次教训及印象深刻的临床工作经历”。来自国内不同地区多家医院的近百名住院医生参与了我的调查，提供了自己独立行医以来的160个故事。这些故事记录了住院医生成长过程中遇到的各种窘事、困惑、不安、失败与进步，是结束医学院训练进入真正的临床工作——成为医生的洗礼。我从中选择了40余个故事，与读者分享。

李阳和：这40个故事是按照怎样的结构进行编排的呢？

李　飞：全书主要由三大部分组成。

上篇：中国的阿图医生，主要表现的是初为医生的住院医师的困惑、稚嫩与勤勉。中篇：重寻福尔摩斯。医学太需要一种本领，那就是洞悉细节。下篇：医学的领地。医学是一门充满不确定性的科学，还有很多待解的谜团，教科书无法涵盖。

这些故事曾经触动灵魂

李阳和：您这本书是关于年轻医生的医学叙事，而且侧重于他们初为医生的教训和感

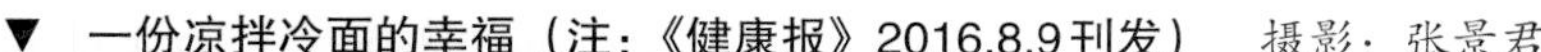

▼ 一份凉拌冷面的幸福（注：《健康报》2016.8.9刊发）　摄影：张景君

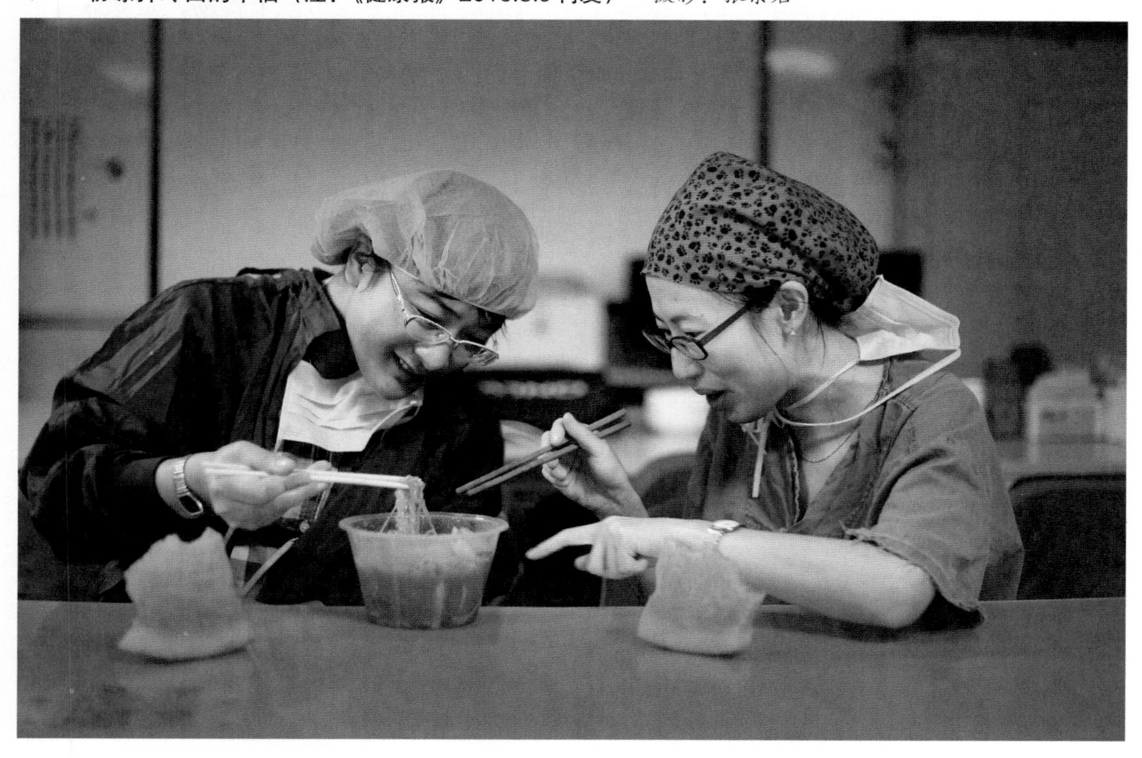

悟，为什么会选择这样一个独特的视角来呈现呢？

李　飞："当代美国医生书写有三种叙事类型，其中一种即为成长叙事。这个叙事过程也就是找回自我，并得以成长、不断尝试的过程"。这就涉及叙事的视角问题：叙事包括医生视角的叙事及病患视角的叙事。而本书属于典型的医生视角的叙事。

叙事医学有一个使命，即去发现医生与患者的差异和分歧。

我最近几年关注叙事医学，也做了一些初步的研究，比如，《直面医事危机——住院医师的人生"大考"》就是这样的尝试。与葛文德相类似，首倡叙事医学的是一位内科医生丽塔·卡伦（Rita Charon）。她认为，叙事医学将成为理想的医疗实践蓝图。叙事是指"具有讲述者、聆听者、时间过程、情节和观点的故事。"美国当代著名人类学拜伦·古德（Byron Good）认为，"叙事是这样一种形式：通过它，经验得到表达和陈述；通过它，事件被呈现作具有某种富有意义而连贯一致的秩序；通过它，活动和事件沿着与它们相伴的经验及赋予对相关之人而言的意义的重要性而得到描述"。

为什么，医学需要叙事？

医生天生就是讲故事的高手。他们成天都是在听故事，然后讲故事。

我认为，刚刚成为医生时的教训及印象深刻的经历，值得去叙述。因为他们曾经触动灵魂。这种经验和感悟，对于成为一名医生的影响是独特的。我深信，经过自己的"编织"而叙述的这些故事，会在年轻医生中引发情感共鸣和职业认同。而且，对于这些故事的主角而言，完成了这种叙事，也就意味着与前期的"菜鸟"经历做个告别，是职业生涯的一次自我提升。

李阳和：对于住院医师而言，能够直面医事危机是需要勇气的，尤其是把自己的这段经历和感受与您分享，更是难能可贵。您是怎么说服他们配合您来出书的？

李　飞：是的，对此我非常非常感动。以至于为了这份信任，我必须去书写，因为这是对这份信任和情感的回应和尊重。在调查之前，我做了知情同意，让受访者清楚我的意图，说明材料管理及使用的规范等。绝大多数受访者是配合的，同时，他们对这样的关注是认可的。

李阳和：您所描写的"菜鸟"医生的"囧"令人印象深刻，您如何看待年轻医生在成长过程中所犯的错误？

李　飞：书中讲述的住院医生的"囧"，更倾向于是因人类认知的阶段性和局限性（也就是人很难克服的弱点），以及医学发展（包括医学科学与技术）局限性导致的医疗（诊断、治疗）方面的问题，或者发生"过错"的可能性。这些故事之所以发生，是因为"菜鸟"、因为害怕、因为好奇、因为探索、因为多情。归纳起来，主要有这几大方面的问题：

第一类：对医学与人性的片面认知。从医初始，受过多年医学科学训练的年轻医生会认为生物医学是战无不胜的，这种强烈的信念促使着他们前行。在临床实践中，他们常常把病人仅仅当作给予生物医学治疗的病人，而忽视了病人作为一个完整的"人"的社会、文化、心理等其他方面的需求。

第二类：医学“操作”中的问题。现代医学越发依赖于技术和设备，诊疗过程不可避免地要发生人与机器之间的关联。在这个关联中，包含着人性与技术的博弈。人在使用技术，还是技术控制了人，这成为年轻医生困惑的一个来源。

第三类：人类体能的局限性。由于工作量超负荷、夜间值班等因素导致医生判断失误、遗漏或疏忽而造成过错。有很多的教训是发生在夜间，这与人的生物节律不无关系。在特定的医疗环境中，这是作为具有生物属性的“人”较难克服的因素。

当然，还有一些错误，它们在当下是能够有效避免的，很难找到理由获取原谅的，并不是本书讨论的重点。

书中所展现的医生个体层面的教训、错误、过错，不应成为住院医师成长道路上的羁绊。因为这些过失和错误具有人性的普遍性，是由于人类自身的认知、能力的不足而产生的局限性。另外，也杂糅着社会的、文化的、环境的因素在其中。所以，不应该以个体的成长为代价。

李阳和：一个新手医生要成长为成熟的医生，关键在于什么？在书中，您讲到心外科先行者伯纳德的故事，让人很受触动。您认为，年轻医生需要跨过哪些坎，才可能成为“伯纳德”？

李　飞：我想，年轻医生要克服这些问题，成长为一名成熟的医生，有赖于时间和经验。

伯纳德的故事的确很励志。还是年轻医生的他曾在一次手术中误伤了心脏壁导致心脏大出血，惊慌失措，处理失误，手术的患儿因此不幸去世。上级医生和院方并没有就此终止他的行医生涯，而他正是通过这次教训学会了如何处理这种意外，后来还成了赫赫有名的心外科大师。伯纳德并未因为过错受到惩罚，因为这并非是由于他缺少责任心和职业精神，而是因为缺少经验，改善的办法只有一个：经久的历练。

破解危机之道

李阳和：在如今医患关系有些紧张的大背景下，您选择把年轻医生一些引以为戒的经历和故事讲述出来，您不担心会使得公众对医学产生误解，甚至加剧人们对医生的不信任吗？

李　飞：其实，在这本书出版以前，的确有多位朋友在阅读草稿时表示过这种担忧。我自己也不止一次地怀疑是否要把这个“棘手”的问题继续下去。可是，人不是孤立存在的，这些住院医师的故事，其实是和每一个人都有关的故事。他们的那些被视作教训的经历、失败，对某个个体而言，是偶然性事件，但就医生的成长经历而言，这又是必然事件，是普遍性问题。我们只需点亮一盏心灯，以人性的光辉去照耀就够了。所谓不忘初

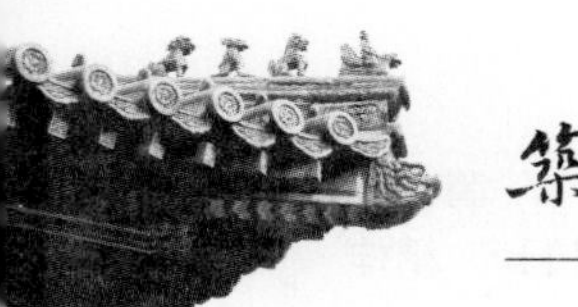

心，目的不外乎就这三点：第一，让公众有更多的视角去了解医生；第二，让年轻医生成长的环境更加有利；第三，对医学教育有些具体的帮助。

对于公众而言，完全没必要把年轻医生的这些疏忽、过失放大，我希望大家还是要相信医生，相信医疗系统整体的安全性。比如，小大夫上面还有大大夫，再上面还有专家，甚至专家组。另外，因为有了前人的经验，后来者才可以受惠受益。这也更加凸显了本书主题的价值。

李阳和：您谈过，倡导阅读，或许是医学人文教育的一个重要途径。这对年轻学子理性认识自己所处的社会环境，建立职业认同会有所帮助。最近有什么好书推荐给大家？

李　飞：葛文德的《最好的告别》。这本书是关注衰老、死亡及其与医学的交集领域。葛文德在帮助人们开诚布公、主动地面对它们。在当下中国，更是恰逢其时：老龄化社会步伐的加快，疾病谱的改变，医患之间的张力等。我确信，这些方面的问题都可以从这本书中找到些许答案或参考。这本书里处处是叙事，处处有共情。这是作者带给我这样一个远在异国他乡普通读者的共鸣。同时，对于我所从事的医学人文教育帮助很大。例如，他写到："我从来没有想到，我作为医生，事实上，作为人类，最有意义的体验会来自于帮助他人处理医学无能为力的问题，而不仅仅是医学能够解决的问题。"这样的信念，对我这样的教师所能起到的作用，是深刻的、坚定的。

李阳和：在您看来，医事危机的破解之道是什么？你希望通过这种医学叙事，达到怎样的目的？

李　飞：这些医事危机的缘由是医学认知的阶段性和局限性所致，解决的办法需要科学，也需要以人文加以理解。讲故事的目的，还要对故事重新理解、反思即崭新的生成，是希望站在科技的对面，将被科技拉远的人性拽得离人本身更近一些。

临床医学必须有医院领域和教学领域的紧密结合。我写这本书，就是希望能在寻求两者之间的契合之处有所发现。临床知识和实践的接合，除了医院的努力外，在医学教育层面，尚需要社会科学、人文学科的理论和方法来补充，进而优化医学生、住院医师的知识结构和思维结构，提高其专业能力和人文素养。总之，我们期待着医学的"明天会更好"，要实现这个目标，不可或缺的是改善人性的途径——教育。

李阳和：最后，能分享一下新的创作构想？

李　飞：我正在进行着这样一个尝试，以医学人类学理论与方法为基础，对舒缓医学（缓和医疗）实践进行叙事医学的研究，这或许是去理解疾病、诠释疾痛、重构慢病时代医学价值可能的方法。目前在收集素材，可以说，这是一种期待，即在中国特有的社会文化框架下，如何诠释"疾痛的故事"及"最好的告别"。

17. 属于我们的了不起的挑战
——读《直面医事危机——住院医师的人生“大考”》有感

郑　萍

【作者简介】　郑萍，北京市心肺血管疾病研究所2016级内科学硕士研究生，研究方向为心血管疾病发病机制及心血管疾病精准医学。本科毕业于中南大学湘雅医学院。本科期间曾获得国家励志奖学金、中南大学优秀团员、中南大学优秀学生干部、中南大学优秀学生、湘雅红十字会“爱心病房”优秀志愿者。参与国家级大学生创新创业训练计划项目(201210533048)，并参与撰写课题相关学术论文。

在上课期间，我们小组选择了加缪的《鼠疫》去进行读书汇报，但由于时间原因，我只是粗略地大致看了一遍，并没有很仔细地去阅读，其中的很多细节可能由于时间问题而没有去仔细地体会感受。而在最后一节课时，老师发给了组长一本书，我正好与组长挨着坐，于是，这本新书就这样被我“抢劫”来——《直面医事危机——住院医师的人生“大考”》，这是李老师自己的新书。

从翻开书的那一刻，我就深深地被吸引了，于是在课上就开始了阅读，随后跟组长借了1周，每天睡前重新拾起了阅读的习惯。与长篇小说不同之处在于，我更喜欢这样的小故事化的结构，每一个故事都来自一个真实的案例，而这些故事都实实在在发生在我们的身边。每一位医生都曾经历过实习，从懵懂、偶尔犯错中去积累经验，不断成长，而我们与病人的情谊也会一点一滴不断加深。突然间会有一种莫名的感动，像是在看着曾经的自己，又看到了未来的自己，我们所经历的生活，大概也不过如此吧。

书中对于医院的评价有这样一段，说医院每天都上演着人间的悲喜剧，爱恨情仇，一波接着一波，各种情绪在这里变得浓烈而又压缩。是啊，要说哪里最能体现情感，非医院莫属。医院里面，有生的喜悦，也有离去的悲伤。作为临床医生，每天都在感受着那些平常不能感受到的真挚情感！除了车站的送别，唯有医院的离别是那么痛彻心扉。在医院，人间的冷暖尽情展现在人们的眼皮底下，有欢笑有痛苦有辛酸有悲哀，人间百态，人性最可贵抑或最丑陋的一面都表露无遗！因而，医生们会更加懂得生命的可贵；因此，会对生命给予更多的敬重！

我感受最深的，还是书中那几个跟检验相关的故事。本科医学检验出身的我，仿佛在

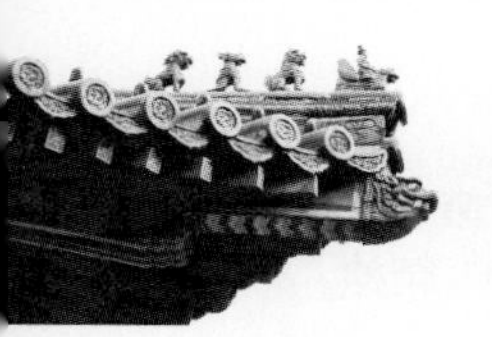

那几个故事之中，又重新回到了自己成长的地方，想起了在检验系学习基础知识的那些岁月，在检验科实习的那些日子。检验科作为一个辅助医技科室，很多人都会存在误解，其实我们承担的并不比临床医生的责任少，正是我们的一些检测结果才能指导临床医生做出正确的诊治方案。微生物检验是我认为与临床用药最最相关的检验科室。前些天，我们协和医院的一名微生物检验的老师突发疾病离世，看到我的同学们在悼念她，她确实是一名在微生物检验方面很优秀的老师，从同学的悼念语中得知，老师最开心的就是每天跟各种真菌打交道，她能够认出各种疑难杂症培养出来的真菌，而且她还希望将来出一本书，能够让更多的人去了解这些真菌。她将所有的热情都投入到她的检验工作之中，最爱的是白色念珠菌。其实，每行每业都有对自己工作热爱到极致的人，但正因为医学与生命息息相关，才显得更加弥足珍贵，更加让人觉得敬畏。

还有就是下篇中第七章第一个故事，是一位医护人员亲身经历的一次半麻手术，也让我想到自己曾经的经历。当初考研压力很大，因为选择跨专业，于是西医综合对我来说，绝对是大难点，最后两个月时，我终于因为长久的应激状态，而出现了胃食管反流症状，在严重影响我休息病情加重之后，我自己一个人，前往我们学校的第三附属医院去看病。然后，选择了胃镜观察，普通胃镜的痛苦真不是一般的难受，那种干呕的感觉，最终让我浑身发麻。然而，给我最大打击的是胃镜慢慢拉出到贲门之上，进入食管底部时，老师凝重地说，你这块黏膜有问题哎，不典型的突起，很可能是食管早癌。一瞬间，我自己一个人躺在冰冷的胃镜室，胃镜还插在食管里，我却被这一句话吓傻了。老师说，你年纪这么轻，还是赶快检查去治疗吧。五雷轰顶，我还这么小，怎么可能会这样？我平静地给家里打了电话，要了一些检查费用，第2天在NBI放大术下取了活检，幸好，病理诊断认为我这是属于先天发育不良的鳞状食管上皮，并不是异常的化生，否定了肿瘤的诊断。

或许，我该感谢那位老师，是她让我在那一瞬间感受到了生命的珍贵，让我突然有了一种要过好每一天的感觉，我会跟别人开玩笑说，我是被下过死亡诊断书的人，我可要好好活着。但与此同时，也让我有了更加深刻的体会，作为一名大夫，要对自己的言行负责，在没有任何金标准诊断符合条件下，不要随意向病人透露预后不好的信息，因为打击真的特别大，心理承受能力不强的病人，很可能就此一蹶不振。我们是为了治病救人、解除痛苦，而不是给病人增加痛苦。

一个一个实实在在发生在我们身边、我们身上的故事，就这样构成了我们这个行业特殊的选择与挑战，这是属于我们了不起的挑战。作为一名准医生，在接下来的研究生学习中，我会更加努力，让自己成为一名主动思考、认真负责的好医生，勇敢面对一切挑战！

18. 行于白夜
——读《直面医事危机——住院医师的人生“大考”》有感

袁　圆

【作者简介】　袁圆，中国医学科学院医学生物学研究（昆明）所，2016级硕士研究生，动物学专业。研究领域：实验动物学。本科参与东北林业大学实习，获论文二等奖；获云南大学2016年生物科学菁英班奖学金。

是一个即将走向科研道路的生物新人，对两样东西有着无比澎湃的好奇心——肖伯纳这样描述它们：“生命力同人性一样普通；但是，生命力也和人性一样有时是相当于天才的……”。

作为一名生物专业毕业、且幸运地尚未历经亲密的人离世打击的学生，我对死亡唯一具象的概念，莫过于实验台上被麻醉的大鼠心搏慢慢停止。比起需要以“直面死亡”来起始他们人生行程的一群人来说，我只能再给自己加一个“幸运”作为定语，尽管我并不乐意直视这些大鼠的命运——所幸，实验台上经过麻醉的它们，没有弥留之际或不舍或解脱的执念，没有环绕周边眼圈通红的家属，我也不必含着败给死神的不甘送完它们最后一程。在听闻了一群刚披上白大褂的“新兵”对死神的描述后，我便愈发庆幸自己的人生不需要在黑夜里燃起火把，小心提防死神的偷袭了。

《直面医事危机——住院医师的人生“大考”》就是对多位新手医师初与死神“交锋”的描述。作者李飞，北京协和医学院人文学院的教师，同时也是我公共课的老师。本书包括李飞老师从对多位住院医师的访谈记录中挑选出的40余个故事，叙述了住院医师在成长过程中所经历的由困惑、不安、愧疚等多种情绪组成的“洗礼”，故事末还写有李老师对此的思考或展开部分。全书包含上、中、下三篇，分别以“中国的阿图医生”“重寻福尔摩斯”“医学的领地”为题，从不同的侧重点将这些经历娓娓道来。

几乎每一个故事都是一股强劲的拉力，将人直接拉上前线，经由故事提供者的视角来体会临床上的“死神来了”。我个人喜欢推理小说，故将侦探之名放在题目里的中篇，从一开始就对我有着强大的引力。侦探与医生的共同点，大概就是他们都需要为了真相而拼尽全力寻找线索。然而，侦探很多时候是有机会犯错的，医生却不然……

若以冷静与理性作为评判标准，对各类职业做一个排名，相信把这个“最”字冠给医生，是不会遭到大多数人的反驳的。同样，医学这个领域本身，仿佛也被大家的共识裹上了疏离的白大褂，安上了冷冰冰的眼镜，从头到尾都在代言两个词：冷静，理性。显然，在这本书里，这个标签需要在两个层面松一松。第一，在医生这个层面，那些成为大众视线中冷静得过了头的刻板形象之前的医生，也就是给这本书提供素材的住院医师们。整本书都在用客观的语言展现这一点，万幸我不必亲自去感受这种冷静被震出体外的时刻。这种触动，相信读过本书的人都有强烈的体会，我就不多言及这种做不到“身受”的“感同”了。其二，医学这个层面，则有临床医学里那些不被“套路”收编的谜，正如第四章的标题所说的“莫名其妙的事情”。这一层面更让我这样旁观者惊异：在被条理和逻辑搭建成的医学世界里，让医生始料不及的意外不免就有点格格不入，好像黑白条纹组成的静态几何里突然多了一个彩色的、扭动的图形那样违和，这种莫名其妙来得猝不及防，防不胜防。

第四章涉及的六个故事，正是这种突如其来不被预料的窘迫。这些住院医师们已经有了相当程度的知识，好比第一个故事里的欣然医生，在我看来，能把心电图的波段同发出心音的部位完美地对应起来，并从中判断心脏功能是否正常已经是令人羡慕的功力了，哪料到，学已经不容易，学会更不容易。教科书里“正常”的判断标准并非时时适用，若不拿这位特殊病人入院时的心电图做对比，谁能知道普遍适用的“正常”于这位病患反而不正常了？错误就在不经意间到来，成为死神的路标。所幸，还有上级医生。

不过，这些不被教科书编入的内容，难道就不能被实践经验避免了？

无疑，不能。死神可能把他不常有的假日都拿来研读兵法了——喔，不，在兵法出世以前，死神就笑里藏刀地赢了许多次了。

第二个故事里，经验充足的安晨医生，不也在熟悉的操作里犯了错？想凭知识和经验来完全避免这些意外显然不易。书里有一句话对这种意外做出了深刻的描述：“在医院里久了，总会与死神相遇。”

而在生物学实验上，有类似的概念，将不能由实验方法、设计或是实验者操作改变所避免的差错称为实验误差，只能由统计学方法弥补；然而，在临床医学上，住院医师们却没有这样弥补的条件。意外不仅难以避免，更难以弥补——这种在概率上总会发生的事件尤其考验人的心理素质了。同样是从蛛丝马迹里拨云见日，侦探们不见得每一个无心之失都会伴随危及生命的风险，医生则不然。他们能做的只有小心翼翼，时刻提防，用知识和经验尽量避免死亡趁虚而入。同时，不断地锻炼自己，学会接受死亡而已……这种锻炼不仅只针对死亡，还要包括应对那些被死亡夺去所爱的家属的悲痛。在整个过程中，他们不得不时刻警惕，与死亡对敌，容不下一刻松懈，需要有将黑夜当做白昼来清醒的觉悟。医生与侦探有许多相似之处，可穿好一件白大褂所需的勇气却更令我钦佩。

《白夜行》原本是日本推理作家东野圭吾的一部作品，得名于女主角的独白：“我的人生没有太阳，但并不暗，因为有能代替太阳的光亮。凭借这份光，我便能把黑夜当成白天。”以此作为题目，并不是想把原作里那种绝望的压抑生硬地往医生身上套，而是两者就

“在固执的信念笼罩下于黑夜里前行”这一点上，有着不容忽视的相似性。而不同之处在于，医生并非没有白天，但他们需要把夜晚也当成白天。我们大多数人不会“没有太阳”，更不会面临时刻警惕及坚持前行的处境，但这种一丝不苟的认真和百炼成钢的韧性，却是我们生活中所必需的；在选定自己人生引路灯的时候，不妨悲观地设想一下周围黑暗弥漫的场景，让这盏灯的光亮更为突出一些吧。

19. 医生是怎么炼成的？——读（观）《周一清晨》有感

卢　军

【作者简介】　卢军，北京协和医院2016级硕士研究生。专业：外科学（学术型）。研究领域：基本外科。

周日下午，读书追剧，一缕阳光，一位伙伴，一椅一茶，足矣！

《周一清晨》（《Monday Morning》）是Sanjay Gupta所著，TNT将其拍摄为电视剧。文（剧）中通过复现切尔西综合医院神经外科、急诊创伤科、器官移植科等多个科室多位医生的临床故事来构建和呈现医学世界里的伦理与道德困境，继而在每周一清晨的311会议（M&M，“发病率、治愈率、死亡率与错误率”研讨会）上对话主任，引发犀利而深刻的思考。文（剧）中的多个案例（场景、画面）都深深触动着我的内心：Ty手术台上痛失血友病男孩后的煎熬、Sung出色完成第2例DBS时医患的激动、Ridgeway直面主任对住院医师主刀的质问、Buck在器官移植领域的成就与捐献者家属的“唾弃”之间形成的鲜明对比、Cooper术前术后社会回归的探讨等等，电视剧里的虎爷和光头主任的形象历历在目。剧中除了各个领域的尖儿，也有没能识别肺栓塞的内科大夫、延误病情被解雇的骨科医生，也有在第1例手术中切断厨师嗅神经的“菜鸟”医生Robidaux，还有进错手术间的传奇医生Wayne，有成长，也有挫败……这些故事串联起来，恰恰是一部医生的成长史，向读者讲述着医生是怎么炼成的。

“不忘初心”，一个耳熟能详的声音，这是习总书记的谆谆告诫，也是广大医者内心的呼喊。大多数医学生步入神圣的医学殿堂时都有一个自己的“医学梦”，抑或是从小耳濡目染，抑或是立志悬壶济世。《周一清晨》中Ty手术失败后脑海中映射的儿时医院记忆，也许是他从医的初衷：父亲治疗失败后的失落与绝望，激发着他做个好医生，除人类之病

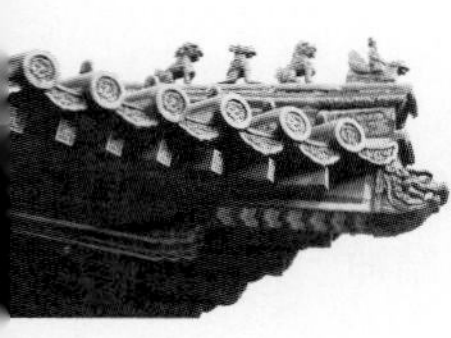

痛，救死扶伤。而这个“医学梦”正是孕育医生的最好的土壤。

多年的学习与训练后走进临床，漫长的过程让人“窒息”。Sung在韩国和美国都参加了住院医师培训，比常人的时间更长。理论学习之后的第1例手术，对于每个外科医生都意义非凡，开启了神奇的外科之旅。Robidaux医生的第1例脑膜瘤手术，阿富汗士兵Jacob的第1例颅骨切开减压手术，Robidaux医生的第1例急救下的气管切开术，这些第1次中有成功的喜悦，也有不足的反思。医务主任在剧中对这3例第1次手术做了深刻的剖析：脑膜瘤患者曾经是厨师，而手术后失去了嗅觉，对于良性的脑膜瘤，暂时不处理也许是更好的结局；而另一个事实是，如果是有经验的医生主刀，也许就可以避免嗅神经的损伤。凭什么让Robidaux医生主刀？主任的另一番话也恰到好处：气管切开的患者正在幸福地庆祝自己活着，但她并不知道她奉为天使的医生差点杀死了她，因为医生的不熟练，她的缺氧时间延长，也许智力已经轻微受损。

此情此景，何尝不是在鞭笞着我？

我也有很多的第1次，第1次抢救病人、第1次开腹、第1次大隐静脉高位结扎剥脱术、第1次腹腔镜小儿腹股沟斜疝修补术，很感激允许我做第1次手术的各位恩师。我熟悉手术的每一个步骤，熟悉每一个步骤的关键点，然而第1次站在主刀位置时却不知所措，第1例腹腔镜小儿腹股沟斜疝修补术后患儿腹膜外水肿明显。但是很多例手术之后我能够熟练地完成腹腔镜小儿腹股沟斜疝修补术，手术时间逐渐缩短。试想如果每例患者都由经验丰富的医生主刀，患者的麻醉时间、手术时间都会缩短，但像我这样的住院医师依然不会做手术！而这个矛盾每天都在医院反复出现，“折磨”着每一位患者，也考量着每一位医

▼ **千丝万缕，瓣膜修补实验** 摄影：杜俊喆

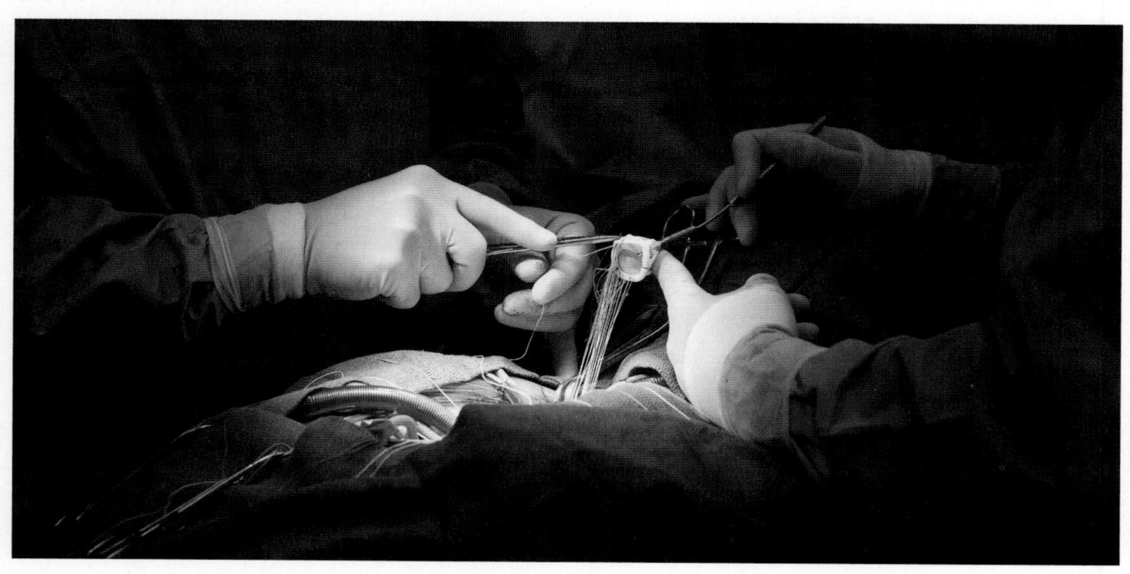

生。医生的成长离不开恩师的谆谆教诲与指导，更离不开患者们的默默奉献与支持。

“对医术精进的着迷”，每一位外科医生都深有体会。剧中Ty、Sung、Buck都以自己的方式演绎着不一样的傲娇，而主任总能及时冷静地警醒诸位：是否其他的医疗手段都已经尝试并且起不到作用？是否为了达成心脏移植而有损于捐赠者的利益？是否术前已经完整评估患者情况？剧中Ty急于手术，没能采集到小男孩父亲的重要疾病史（血友病），术中患儿因凝血功能障碍死于手术台上。很不幸，患者因为医生准备不充分提前去世。同时，医术精湛的Ty也因此失去了自我，反复做噩梦、不断自责，甚至影响自己的工作。如何直面脆弱的自我，如何直面信赖的家属，如何直面挑剔的律师，是每一个外科医生的必修课。当然，医疗中常常是不容许错误的，因为很多错误将带给病人致命性的伤害：剧中的骨科医生延误患者病情致死而被开除、整形科医护团队错误将肾上腺素用作利多卡因导致患者死亡。医生的工作对象是生命，生命没有第2次，每一次医疗行为都必须有理有据、谨慎小心、追真求实。

85岁高龄的Wayne，曾经的传奇医生，在错误的时间走进错误的手术室，预示着外科生涯的终结。他的生命已与手术融合在一起，没有手术的假期里他感到空虚。剧中老主任反复听着颈动脉的杂音，流露着无奈与伤感，希望惜别手术台后的他能回归正常的生活。很荣幸两年前我也曾经与70多岁的老前辈同台手术，他挚爱这份事业，他舍不得手术台，他钟爱于手术。外科医生在心、脑、手、眼多方面的高要求决定了其职业寿命是有限的。良好的生活习惯、过硬的身体素质、勤思考多锻炼，从而延长职业寿命，尽可能多地乐享手术。

医生的修炼非一朝一夕，合格的医生非一蹴而就。从医学生到医生，大量的课程学习，反复的模拟训练。从医生到好医生，胸怀“仁爱、责任、奉献”，练就“鹰眼、狮心、女人手”。从第1例手术到离开手术台，医术精进时不骄不躁，医疗挫败时不馁不弃。“经过千辛万苦将肿瘤切除的外科医生是最幸福的。”医者，全民健康的守门人、百姓疾病的勤务兵。医路漫漫，吾将上下而求索。

（特别感谢蔡萧鹏、邓丽贤、王瑚的宝贵建议和撰稿指导。）

第二章 关注社会（一）：医路开始的地方

20.从医开始到现在

陈 罡

【作者简介】 陈 罡，北京协和医院肾内科主治医师。九三学社社员。中国医科大学临床医学日文班毕业，2006年就职北京协和医院，先后担任内科住院医师、内科总住院医师和肾内科主治医师。曾在日本东京大学医学部、东京女子医科大学和美国加利福尼亚大学旧金山分校访问学习。熟练掌握英语和日语。任中国医师协会《中国医学人文》青年编委，丁香园、好大夫在线签约作家。近3年发表第一作者论文10余篇。曾编著《糖尿病，看这本就够了》《高血压，看这本就够了》《痛风，看这本就够了》等5部医学科普书籍，撰写畅销医学小说《因为是医生》。

从医开始到现在，有那么几个瞬间，我隐约察觉到自己的变化。

刚从医学院毕业的时候，迈进全国顶尖的医院，当时的自己年轻气盛，心比天高，仿佛世间明洞，了然于胸，梦想有朝一日，成为绝世名医。

而绝世名医，是不允许自己的患者死亡的。

但短短不到两个月，生活便给我狠狠一记耳光。

一位叫S的女孩，正值花季得了红斑狼疮，合并严重肺动脉高压，她的心肺功能极差，走不了几步路就会憋得满脸发青。S出身农村，家人敦厚老实，收治这个女孩后我一门心思地查找文献，希冀找到便宜有效的治疗手段，病房教授更是研究这个疾病的专家，经过数次的专业组查房和治疗调整，S的病情逐步得到控制。

就在S将出院的前一日，我值夜班。正在准备女孩的出院证明时，护士冲进办公室：S在病床边上突然倒地，猝死！

我脑中一片空白，一开始的胸外按压也总觉得力不从心，好在两分钟不到总住院就赶了过来，有条不紊地组织起抢救：胸外按压、肾上腺素、气管插管……但时间一分一秒地逝去，死神带着S的心跳和体温，头也不回地走了。我感受到按压的双手下逐渐冰冷的身体，数十分钟过后，心电监护上还是一条绝望的直线。

总住院宣布死亡时，我逃兵般地躲进办公室里，当我将出院证明书换成死亡证明时，意外地发现第2天便是S的生日，一时间，分不清是汗水或是泪水，模糊了我的眼镜。

此后好一段时间，我无数次地设想：假如我第一时间就能镇静地开始抢救，假如我胸外按压时再使把劲，假如再多用一支肾上腺素，能不能让S活过来？多年以后，我不经意看到香港中文大学的一首诗“你还在我身边”时，情不自禁地改写：

肾上腺素从注射器涌回安瓿[①]
监护上的直线舞动起来，聚成心跳的音符
太阳从西方升起，落向东方
气囊松开
插管从喉咙口拔出
我抹去病危通知书，忘掉十次查房半月文献
护士台传来娇怯的报到声
你盯着我的名牌看了好久
我微笑地说声：嗨
我是你的主管医生

经历这件事，我清楚地认识到：年轻的时候，太容易把激情错以为能力，要想成为更好的自己，唯有更加努力。

几年以后，我成为一名总住院，几经抢救和重症的历练，心境已大不同前。虽踌躇满志，却也懂得天高地厚。此时的我，遇到了W。

W是位漂亮的孕妇，上天在赐予她一个孩子的时候，恶作剧般地让她发现了晚期肿瘤。

通常，医生的建议会是将孩子引产，然后化疗，以争取更长的生存时间。毕竟，怀孕的时候没法进行任何针对肿瘤的治疗，而且，孩子的出生和母亲的死亡，不知哪个会更快。

① 安瓿瓶，用于盛装药液的小型玻璃容器。

W的选择是把孩子生下来，她坦然、淡定、坚决。她预想到孩子的出生和自己的逝去，她悄然在日记本上写满了对孩子18岁前每一次生日的祝福。

希波克拉底说，医学的第一原则是不伤害。而W的生命、孩子和情感，医学必将无视并伤害其中的一部分。

我和W见面不多，但每次见面，我都感受到某种澎湃而出的力量，周遭的世界由此而发生着改变，数年的行医，我早已意识到医学的局限性，但不曾想过，在人类情感面前，医学会变得如此渺小。

经历这件事，我清楚地感受到，有些超越医学的事情，无论怎么努力，终究是无能为力的。

再后来，我成为一名主治医师时，感受过医学上的绝处逢生，体会过医学中的意味深长。此时的我，遇到了T。

T是一名刚上大学的女生，不明原因的发热，辗转多家医院，最终诊断为慢性活动性EB病毒感染。这是一种近乎绝望的疾病，没有什么治疗方法是确定有效的。零星的文献指出，极少数患者在骨髓移植后有好转。遗憾的是，T同时患有先天性心脏病，心功能极差，想要尝试骨髓移植，先要经历一次心脏手术。

换句话说，T的病在医学上无解，而要想尝试一种未必奏效的治疗，还要经历一道坎。

T爱读诗，这是一些女生刚迈进大学时的共同兴趣。她的床头，摆着一本诗集，我好奇地随手翻开，看到海子那首有名的诗：

从明天起，做一个幸福的人
喂马，劈柴，周游世界
从明天起，关心粮食和蔬菜
我有一所房子，面朝大海，春暖花开
……

在我眼中，这首看似温情的诗带着不详，海子在完成它后两个月就自杀了。有一段时间，我甚至认为海子诗中的“房子”实指棺材。

手术前，T的父亲、母亲还有她班上的几个好朋友围在她的床旁，微笑着和她轻声细语。

T告诉我，凡人皆有一死（Valar Morghulis）。生活中最美好的时刻并不是拥有一切，而是自己所拥有的，恰巧都在身边。

或许就为了守护这份拥有，医生们都会坚决地对挡在T面前的死神说：“not today！”

此刻的我也清晰地感受到，医学上有些事，明知道可能无能为力，但仍值得拼命努力一把。

从医开始到现在，变化的是心境，不变的还是心境。

21.多彩的白衣

王志胜

【作者简介】　王志胜，自称白衣书生，出生于1984年冬，基层医院奉献8年青春。现为北京市心肺血管疾病研究所、北京安贞医院2014级硕士研究生，并从事临床工作。内科主治医师，专注于冠心病的治疗和药物球囊、药物支架的临床研究，积极参加国内外学术交流。

平素喜欢品茶、读书、游泳及搏击等，熟读经济学、心理学书籍及侦探小说。既梦想有朝一日文能提笔安天下，武能上马定乾坤，又向往采菊东篱下，悠然见南山的生活。

“无论至于何处，遇男或女，贵人及奴婢，我之唯一目的，为病家谋幸福，并检点吾身，不做各种害人及恶劣行为，尤不做诱奸之事。凡我所见所闻，无论有无业务关系，我认为应守秘密者，我愿保守秘密。尚使我严守上述誓言时，请求神祇让我生命与医术能得无上光荣，我苟违誓，天地鬼神实共亟之。”

读大学时，校园宣传栏里用很大的版面展现这段摘自《希波克拉底誓言》的经典语录，这也是步入医学殿堂的第一课。当时虽然不能完全理解其含义，心中仍像喝到圣水一样，感觉自己从事的职业是这样的光明，这样的神圣，自己肩负的使命又是如此的不容亵渎和不容懈怠，恨不得马上献身我们伟大的医疗事业。我的同学们也大抵如此吧，意气风发的少年们按捺不住跃跃欲试的激情，遐想中，仿佛自己已经是身着白衣，头顶荣光，谈笑间即化解病痛于无形，活脱脱一员指点江山激扬文字的儒将。

相比其他专业，学习的过程是枯燥的，课程的艰难程度和涵盖广度都在意料之外，只消一个学期，这份激情便被消磨得差不多了。当时，我们特别羡慕其他专业的学生可以过得那么优雅，也可以过得那么肆无忌惮，而我们简直可以说是高中生活的延续，像啃木头一样啃着一本本教材。激情退去，有很多同学渐渐掉队，有些是因为倦怠，有些是的确力不从心。虽然不易，大家也不曾放弃，只为心中那件圣洁的白衣。

终于，毕业的我们穿上了那身印着红色十字和编号的白衣，成为一名准住院医师，又可以小激动一下喽！终于可以展示自己的才华，实现自己的抱负啦！现实往往与理想交错而行，于是我们因为成功抢救一位患者而激动，也常为某疑难病例而不知所措；我们因病人的康复而高兴，也因他们的离去而悲伤；我们因见到病痛而怜悯，也因看惯了生死而

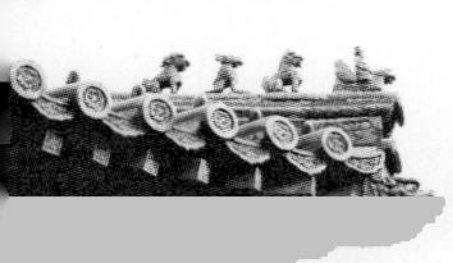

麻木。

那是2005年，我们实习小组5位成员踏入第一个实习科室。某日，科里入住一位普通得不能再普通的农村老太太。诊断：风湿性心脏病、心脏瓣膜病、心力衰竭。具有特别典型的心脏杂音，是一个很好的临床教学病例。带教老师交代，这个病例很难得，是个很好的学习机会，大家不要一次去太多，并注意保持安静，不要影响病人康复。至今忘不了老太太对我们的鼓励，她说："你们尽管来听吧，我不介意，我知道自己的心脏已经很不好了，你们需要多听听才能有经验，也算我的一分贡献吧"。后来，病人曾表示，如果她去世，可以把她还好的其他器官捐给需要的病人。多么朴实的老太太，多么平实的话语，却给了我们巨大的震撼和鼓励，谁不为人性的光辉感动？如果没有无数这样的人，就没有医生的成长。所以作为医生，我由衷地感激他们，也愿意在我职业生涯用我的技术治愈他们，用我悲悯之心温暖他们。

2009年，科里收住一名60岁左右老人，诊断为冠心病、不稳定型心绞痛。给予药物治疗，药物中包括硝酸酯类药物，这是一种扩张冠脉的药物，但由于选择性低，小部分病人会出现轻度头痛症状，为药物正常的副作用，可自行缓解。晚上6时，病人女儿告知当夜值班的我，诉病人头痛。在了解病史、用药，完善体格检查后，详细跟病人家属解释症状的来龙去脉，用药的原因、机制，处理方法等。这位家属反复就这个问题质问至晚上9点半。我们的谈话是这样结束的，她说："大夫，你说的我都明白，我也知道这没啥问题，我也没有恶意，只不过就是想难为你一下。"我说："我懂，我每年要跟成千上万形形色色的人打交道呢，怎么会不懂。现在，我们还有一个共同的目标，让病人早日康复出院。你既然都明白了就请回吧，我好继续其他工作。"这位家属可能早已记不起此事了吧？但却深深地印在了我心里。后来病人康复出院时，家属表示想留我一个电话，以便日后咨询方便，我婉拒。我常想，当时她说这番话时，如果我不是一名大夫，我会怎么做？如果我的父母看到这3个半小时的事情，他们会怎么想？在当时，我的心态是平和的，只因为，我们穿着这圣洁的白衣；只因为，我们心中有悲悯之心；只因为，我们有更高的理想。支撑我们的，是高尚的人文修养，我们试图跟病人、家属一起战胜病痛。

这只是两个小小的故事，类似的故事天天都在发生。这让我们原本枯燥的工作，变得有了几分韵味。这些故事无不体现了医学人文的重要性，医学人文补充了医疗技术，改善了病人的体验，平和了自己。

现代医疗大大延长了人类的生命的同时，也显露了它冰冷的一面；医疗技术突飞猛进的今天，为什么更多的人体验感并不满意？我们又该成为怎样的我们？答案又在哪里？

我想答案要在人文中寻找。

技术层面可以治疗疾病、延长寿命，人文层面让人体验到温暖和舒适。至此，药物、器械、技术的进步是实实在在的，也的确带来了更好的临床疗效，很好地解决了病人客观的"病"，却很难带来舒适感、幸福感等个人体验，无法解决病人主观的"痛"。而且，主观的要求是要跟客观的疗效相平衡的。即，客观疗效更好，就要有更好的个人体验。那么这就要求我们既要追求精湛的技术，又要提升人文修养。唯其如此，我们才不是冰冷的、苍白的，而是温暖的、多彩的。

至于人文的作用，我想金庸老爷子的理解足够透彻。金老爷子在《天龙八部》中借扫地僧之口说："但如练的是本派上乘武功，例如拈花指、多罗叶指、般若掌之类，每日不以慈悲佛法调和化解，则戾气深入脏腑，愈隐愈深，比之任何外毒都要厉害百倍"。这里的"上乘武功"便可理解为现代医疗技术，"慈悲佛法"不妨理解为人文精神。医学领域如果缺失人文，必然导致爱心的丧失、人格的扭曲、人性的异化，在医学实践和医疗服务中形成同医学初衷南辕北辙的价值导向和行为习惯。

医学人文是在医疗及相关活动中"以人为本"，参与其中的管理者、医护、患方相互理解、相互信任，做到"己所不欲，勿施于人""仁者爱人"和"同舟共济"。作为医疗活动中起主导作用的医生，要明白面对的不是一种疾病，而是患了疾病的人。疾病是冷冰冰的，而人是活生生的。我们面对的是疾病和死亡，见证的是最真实的人性：善良与邪恶，高尚与低贱，无私与自私。一位人性善良、人格高尚、充满爱心、敬畏生命的医师，在面对病人时必然会做到满怀悲悯而不卑不亢，既不颐指气使又不奴颜婢膝，宽厚、仁慈、有尊严地对待每一位人。

医学不是救世神学，人文却是人间大爱。大爱让医患关系和谐，让病人远离病痛，让我们变得多彩。

22. 永远的记忆①

张东颖

【作者简介】　张东颖，北京协和医学院护理学院2006级本科生。首位"林菊英奖学金"获得者，2010年获得"高等学校优秀毕业生"，并进入北京协和医院妇产科工作。研究妇科肿瘤患者的护理及产科合并症的护理。工作中多次获得"护理服务之星"，在临床"授课大赛""学术演讲""科普大赛"中多次获奖。

患者李阿姨，南方小镇的一名音乐老师，身患卵巢癌，确诊后的8年里经历了6次大大

① 谢永丽同学协助编辑本文，特此致谢。

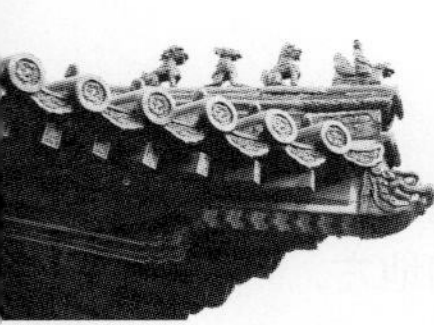

小小的手术，放疗39个疗程，化疗32个疗程。8年里只有两个春节与家人团聚，其余时间都在看病治疗，她乐观坚强，是现实版的“许三多”。但是，最先进的药物、最好的医术，依然无法遏制肿瘤细胞的肆虐生长；最优秀的医护团队，仍然无法挽留生命离开的脚步，在2012年2月的一个夜晚，她离开了。我作为李阿姨的责任护士，从开始护理她到最后逐渐建立起一份特殊的护患情谊。时至今日，回想起我们相处的往事，场景历历在目，我未曾忘记也不会忘记她。

温暖如春日阳光般的鼓励，让我更加坚定了对这份职业的选择

我和李阿姨的第一次见面在2010年11月，作为一个刚刚毕业工作3个月的护理新人，在妇科肿瘤病房给李阿姨做术前准备时第一次见到了她。

我：“您好，李阿姨，我是您的责任护士小张，因为您明天要手术，需要抽几管血，您看看，想抽哪只胳膊？”

李阿姨：“小张啊，你是新来的吧，我是这病房的老患者。你不知道，我之前打过好几个疗程的化疗，由于频繁抽血，胳膊的血管又硬又细，你看哪个好抽就抽哪个。”

我：“好的，您真好，我尽量一针抽成功。”遇到这样通情达理的病人，我的心里别提多高兴了。

有了这样愉快地沟通，我心情轻松地准备抽血：左边胳膊系上止血带，反复看，没有任何血管的青印儿，用手摸，感觉不明显，的确又细又硬。松开，换右手，情况比左手稍好一点。

见我左看右看迟迟不下手，李阿姨似乎感觉到了我的犹豫，说：“小张，你放心大胆地扎，抽不出来也不怪你，我原来当老师，一直鼓励我的学生要胆大，你扎吧！”说着还不停地来回转头看自己的

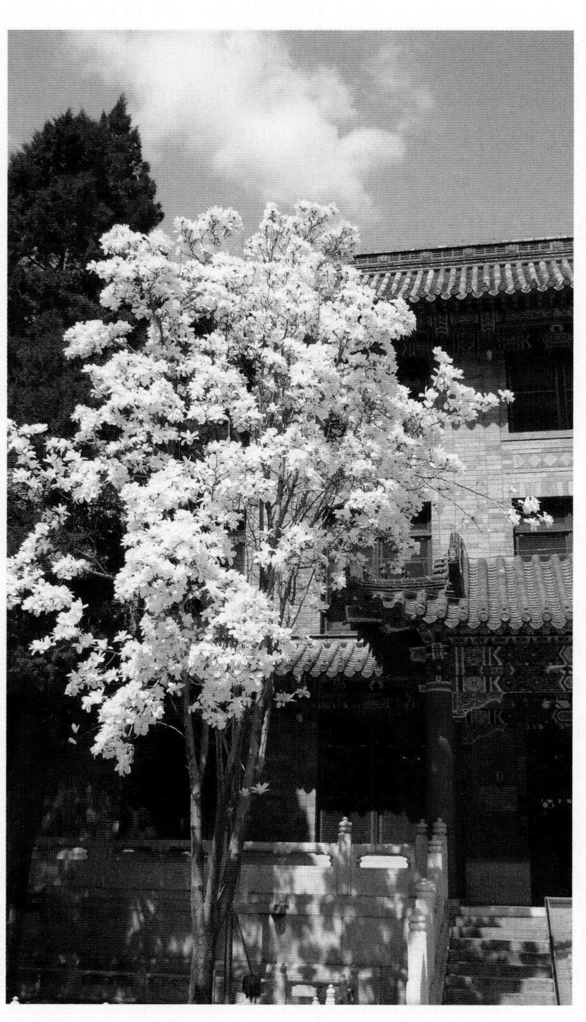

◀ **她** 摄影：李　飞

胳膊。

我："好的，李阿姨，我觉得右手血管稍好一点，我争取一针成功。"系止血带、消毒、待干、进针，一系列动作连贯熟练，进针后却迟迟不见回血，我的心一下紧了，心想，坏了，没成功。就这样第一针失败了。

我连忙说道："李阿姨，对不住您，让您疼了，这一针不行，您看，我去找个高年资护士给您再抽一针吧。"说着，收拾用物心情沮丧的准备出去求救。

李阿姨说："小张，没事，是我血管不好，不赖你。你看看左胳膊这边，我原来住院的时候你们G老师（病房年资最高的护士之一，工作22年）在靠外侧的地方抽过血，她说这根血管挺深的，你再好好摸摸，我真不怕疼，你来吧。"说着，就把左胳膊伸到了我的面前。

于是，鼓足勇气，再次重复上面的流程，这次我记住了李阿姨的提醒，加大进针角度，边进针边看回血，在采血针进去2/3的时候，让我激动的红色回血出现了。赶紧说："李阿姨，血抽出来了。"但当我抬头看她的一瞬间，发现她略带痛苦表情和紧闭的眼睛。

我："阿姨，扎疼了吧，这根血管还真是挺深的。"

李阿姨："没事，我不疼。你看你成功了吧。"

这样的抽血经历尤其是李阿姨鼓励的话语，坚定了我的职业选择。对于初出茅庐的护士，个人的成长离不开愿意配合的每一位患者，患者是我们最初的、永远的老师。患者忍着疼痛的鼓励、忍着疼痛的信任、忍着疼痛的关爱是我们成长的动力。在2015年底，北京协和医院护理部举办的护理技能大赛中，我脱颖而出，勇夺"静脉穿刺能手"奖。拿到证书的那一刻，我想到了李阿姨，在心底说：李阿姨，感谢您。

第一次面对患者死亡，送走的那个人却是您

值夜班的我一走进病房，主管老师就告诉了我李阿姨的情况。听完后，我径直走进了李阿姨的病房，看到了病床上虚弱的李阿姨和守在病房门口的家属。病床上瘦小、已经无法开口说话的李阿姨让我很心疼，看着门口来回踱步的家属，让我感受到了他们的无奈。漫长的肿瘤晚期，8年的抗癌历程，或许李阿姨早就知道这一天必定会到来，但死亡之神真的来临时，谁又能坦然面对呢？

晚上10点，值班医生和家属再次谈话，再次确认是否放弃气管插管、心脏按压等有创操作，家属确认放弃。我再次走到李阿姨床边，轻轻地拉起她瘦瘦的手，手微凉；帮她整理了一下被子，盖好，对她说："李阿姨，我是小张。"之后始终没有听到李阿姨的回答，只有偶尔"哼哼呻吟"。我才真正的意识到，她真的要离开了，曾经给我鼓励、关心的李阿姨真的到了弥留之际。短暂的悲伤过后，我意识到自己是一名专业的护士，我必须为她做些什么。

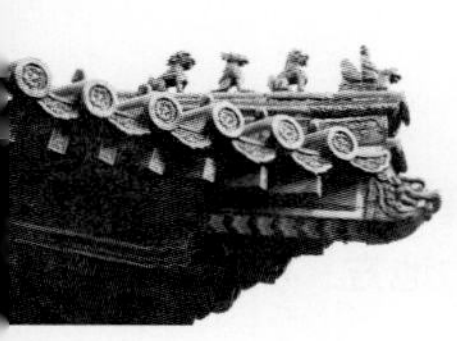

我开始和家属一起准备干净的毛巾、脸盆、去世后穿的寿衣，并且和家属询问他们有没有特殊的习俗，有哪些需要我们做的事情。家属（特别是患者的姐姐）开始张罗拿东西，并且打开寿衣告诉我，哪件先穿，哪件后穿，哪个东西放在哪里……

凌晨1点半左右，李阿姨的血压开始下降，我赶快喊起了值班医生。医生看了一会没有说话，看了我一眼，表情沉重。李阿姨的姐姐声音哽咽地说："你安心走吧，你大孙子出生我告诉你，两个儿子我会帮你照顾，你也累了，闭眼歇歇吧。"这时监护仪上的血压反射突然高到了70/50mmHg，我知道她一定是听到了。之后血压迅速下降，随着监护仪上那一条直线的出现，刚刚还镇静的李阿姨姐姐趴在李阿姨的病床上呜咽地哭泣；李阿姨的丈夫，蹲在病房门口低头不语；而我强忍着眼泪，神情飘忽、心里慌慌得没有着落。我想和她们一起哭，但我意识到我不能。作为责任护士，我还有很多事为李阿姨做，我要让死者安静地、穿戴整齐地、有尊严地离开。于是，我把书本上学到的尸体料理的护理程序第一次在李阿姨身上实施了。温热的水，干净的毛巾，轻柔的动作，依旧关爱的眼神，从眼角开始擦拭……我想这是给死者、给家属最后的安慰，也是我能做到、必须做的。

下班后，看着空空的病床，脑子里不停地回放着我和李阿姨相处的细节，真的没想到，第一次送走的患者竟然是她。

直到今天，我从未觉得在自己班上"送走"病人是件晦气的事，相反，能和她们的至爱亲人一起，送她最后一程是患者对我的信任。像活着的时候一样尊重她们，爱护她们，即使已经停止了心跳，没有了感觉。但是，我自己能感觉到，活着的人能感觉到，我相信死去的人也能感觉到。面对患者死亡，需要我们发自内心的尊重和关爱，目送生命的离去，和迎接新生命的到来一样有价值。做个有温度的护士，陪伴患者生命的每一个阶段，在她们需要我们的时候。

到今天，工作已经是第7个年头，我发自真心地感谢护理过的患者，她们的信任让我不断成长；感谢护理工作，让自己原本不需要经历死亡的年龄，感受过生命的逝去，体会到人们对生命的留恋，这些经历和感受，是我宝贵的财富，让我学会珍惜和感恩。

23. 医路开始的地方

杨耀玮

【作者简介】 杨耀玮，首都儿科研究所2016级硕士研究生，儿科学专业。研究领域：耳鼻咽喉头颈外科。曾获称“精神文明先进个人”。

独处，可我并不孤独。我一直相信，一切都是最好的安排。在时刻变换着的空间里，我们都不是一如既往地存在。与自己对话，并享受着每一分钟的独处。这样的生活可能让我失去了本该拥有的躁动和青春的悸动，却让我遇到了最好的自己，和最好的“家人”。愿你我都能用自己热爱的方式过一生。

人生路漫漫，可终其一生，不过是为自己选择一条回家的路。唯愿每个人的回家路上，始终充满着爱。

——题记

从10岁开始立志当医生，当一名真正的好医生，当别人眼中的白衣天使。一直到今天，无论中间经历了多少曲折，医患关系发生了怎样的变化，医生的处境和地位有着怎样的贬值，我仍然没有改过初心，忘过初心，我仍然想成为一名出色的好医生。

我没有为人父母，不能理解父母说：“当孩子叫你一声爸爸/妈妈的时候，你做什么都会觉得是值得的。”但是，直至今日，在病房的时候，当患者说一声“谢谢你们，谢谢医生”的时候，我觉得，我做什么，都是值得的。

因为是医生，更多的时间交给了医院。因为是医学生，更多的时间交给了医学书本、实习的病房、接手的病人及科研楼的实验室。

大学实习以后，第一个轮转的科室是消化内科。那时候我坚定的信念，是外科性质的妇产科其中的产科。但1个月的消化科轮转，大师姐的放手，两位主任的孜孜教诲，让我在短期内迅速成长。我的第1个病人是肠息肉病，29个息肉。之所以对其印象深刻，不是因为疾病本身，而是病人本身。实习第2天，大师姐让我独自分管病人，他一眼就看到我胸牌上实习生的字眼，但却没有丝毫不耐烦，很认真地回答我的问题，很配合我的查体，而且，总是面带笑容，像是给我打了1针安慰剂。每一次去看他，他都会报以微笑，和最后的一声“谢谢你”，一直到他一次性做完29个息肉，康复出院。我的第1个病人，给了我

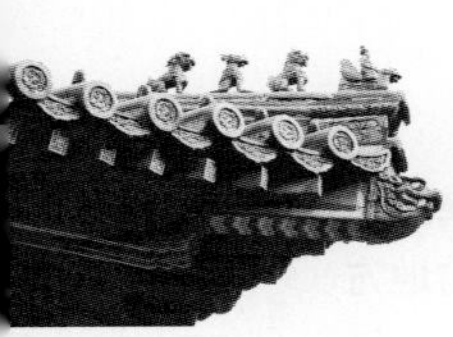

信心，让我相信我可以做得更好，可以从容放心大胆地面对病人。

周六的一次值班，一个肝性脑病的老奶奶进入抢救。家属在此之前，签署了放弃有创抢救措施。一针一针的肾上腺素，血压仍然升不起来，测不出来，脉搏微弱，几乎一样测不到。而我的任务就是握着她的手，努力感受她的脉搏。她的手还留有温度，我想努力握紧她，唤醒她。尽管我知道，她再醒过来的可能微乎其微。周六的清晨，没有家属接电话，没有家属愿意立刻赶过来，没有家属对此感到难过和伤心。而我，感受着她渐渐冷去的手，整个人从内到外凉了。家属终于来了，带着殡仪馆的人，有时还带着笑。没有谁为她的离去而显露一丝难过的表情和流下一滴不舍的泪水。人情冷暖在那时显得格外突兀。我这样陪着一个病人走过人生终点，却没有能好好地在姥爷人生的最后阶段陪陪他，甚至没有见到他，我生命中最爱的两个男人之一。为了太多病人的安慰，我们总是留给家人更多的遗憾和更多的沉默。

也是一个值班的周四夜晚，急诊收上来一个胰腺炎的孕妇，1个月前发过急性胰腺炎，好转出院。孕妇33岁，二婚，有精神问题，孕4产3（G_4P_3），自诉孕32周，从未做过产检。从进入病房以后，就一直说中上腹疼痛，呕吐，大叫，哭。在孕妇的强烈折腾下，家属强烈要求立刻剖宫。妇产科会诊，谈话，改变主意，再变卦，再会诊，再谈话，再改变……从下午6点到凌晨2点。中上腹疼痛，没有规律宫缩，宫口没开，床旁B超显示胎儿29周大小。虽然国外有很多27周甚至更早的早产儿存活的案例，但在国内，技术还是不够成熟，即使29周，即使花很多钱，也希望渺茫。但再怎么劝阻，没有任何作用。整个楼层病房的病人休息受到影响，无奈，推到手术室，剖宫。手术是我那时心目中的“女神”做的。典型的胰腺炎腹水，妈妈没事了，宝宝阿普加评分2分，转到儿童医院，孩子的爸爸和姥姥都跟了去，没有人留下陪孕妇，没有人签结扎输卵管的同意书。女神说：“这种女人不懂得保护自己，可能都没有避孕措施，怀了就生，生这么多把自己身体都整垮了，不能光为了生男孩折腾自己啊。所以女人一定要懂得保护自己。”听说孩子后来还是离开了这个世间，产妇住了几天ICU也回到了普通病房。我不知道这一对夫妇会不会为自己的选择而懊悔，而自责。但我一直记得，宝宝出生后努力自己呼吸却无能为力的样子，他可能还没睁开过眼睛，还没见过自己的妈妈，还没见过这个美丽的世界，它的整个人生，就是在宫内的29周。至今我仍然记得那一整晚，记得2号楼到1号楼的距离，记得G老师的谈话，记得L老师的帮助，记得在1号楼到5号楼的感受。

大学期间短短实习的一年，这样给我印象深刻的病人还有很多很多，间质瘤转移的年轻妈妈；肠梗阻内科治疗迟迟不见好转，一口水喝进去送去外科，1米多肠子已经坏死最后没下了手术台的中年男性；髂总动脉瘤咬牙忍痛还一直笑着让我放心的老爷爷；脑巨大血管瘤被告知很可能下不了台的年轻小伙子；高血压脑出血后昏迷的丈夫和一直陪着他试图唤醒他的妻子；卧轨的女孩……

都说人生如戏，可在生命面前，一切都显得渺小，微不足道。有位老主任说，其实，

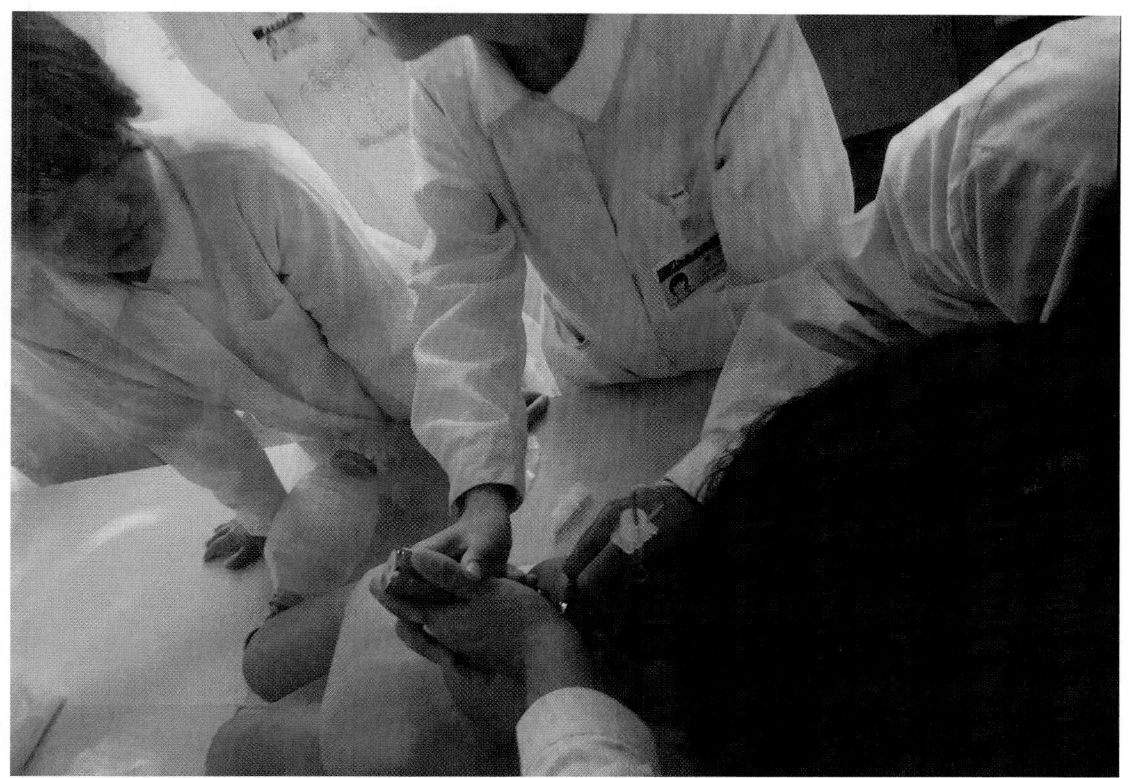

▲ **连接希望的通道** 摄影：李琳玉

即使到医疗技术发达的现在，能彻底治愈的疾病，屈指可数。我们能做的只是尽可能地阻止疾病的发展，延缓病情。尽管见惯了医院里的生老病死，我也依然热爱着这份职业偶尔带给我的感动，一声谢谢，就会让我觉得，所有的辛苦、心酸都值得。

我也会一直铭记着长眠在纽约东北部撒拉纳克湖畔的特鲁多医生的墓志铭：To Cure Sometimes，To Relieve Often，To Comfort Always。

无论现实环境如何，希望我们都能在医路上牢记自己的初心，做自己该做的和能做的，为生命多争取哪怕一分一秒。

24.当医生成为患者家属时

郑　佳

【作者简介】　郑　佳，北京协和医院内分泌科2012级在读直博生。博士课题主要是关于糖尿病发病机制的研究。在读期间多次获"优秀研究生干部""优秀研究生"称号，连续3年获"国家奖学金"，2015年获"国家建设高水平大学公派研究生项目奖学金"，赴哈佛医学院进行博士研究生联合培养1年。

热爱医学，喜欢医生这个职业，努力成为一名"医者仁心"的好医生。

今年的春节来得较往年早，然而对我来说又是极晚的……

2016年春节由于在美国求学没能回家过春节，加之即将毕业、步入工作岗位的我可以预计2017年的春节可能在值班中度过。果不其然，本想早点回家多陪陪父母，母亲也是多次在电话中弱弱地问我能不能早点回家过年，但是由于在病房管着病人，不能随意请假。终于等到节前最后一次换班，交接完手里的病人，从病房一出来便马不停蹄赶往火车站，在飞驰的列车上，心儿早已飞回了家。

回家的第2天，姐姐说要去看望住在乡下的姨妈，对于已经有两年没见过姨妈的我欣喜不已。在我和姐姐心里，姨妈就是那个除了爸妈以外最疼爱我们的人，每次去到她家，她都是满脸微笑，总是给我们做一大桌美味可口的农家菜，而那是充满回忆的童年味道。她家门口有着一个很大的院子，可以随意在院子里奔跑，还能和院子里养的小狗儿对对话，充满欢乐。这次也不例外，见到的还是一张慈爱、充满笑脸的面孔，饱食了美餐、尽情玩耍了一天之后带着浓浓的不舍回到了在市区的家。随后几天便是处于喜气洋洋的春节气氛中，各种拜年、串门。大年初四晚上，全家人受邀去远房表哥家聚餐，大家都开心地谈论着一些家常，表姐不经意间说起姨妈生病了，正在住院，我心里惊了一下，前几天都还好好的怎么就生病了呢，大家都在责怪表姐为啥不早点说，表姐说是姨妈不想让大家担心不让说。

凭借着第一反应，我简单问了下病史：表姐也不是很清楚，只是听说头晕了好几天，但是姨妈一直说没事，也不去医院看。从昨天开始就是频繁呕吐，实在受不了才住院。入院血压180/110mmHg。因为外婆是高血压、脑出血去世的，有高血压家族史，据说姨妈也有过高血压，但是从来没吃过降压药。目前担心是不是急性脑血管病变（脑出血或者脑梗塞）。我一听到这就慌了，就怕不好的事情要发生，赶紧去到医院，看到输着液的姨妈静静地躺在病床上，虽然内心非常想去问问姨妈有没有哪里不舒服，但是实在不忍心把她吵醒。

表哥又给我具体描述了姨妈的病情进展情况，在描述的过程中，第一次看到了表哥眼里闪闪的泪光，我心里也难受不已。我急忙去找到主管医生，详细询问姨妈的病情，主管医生说姨妈入院后半小时在没有使用降压药物的情况下复查血压150/100mmHg，生命体征好，神经系统查体阴性，做了头颅CT没有看到出血，只提示腔隙性脑梗塞的可能。那暂时应该不考虑高血压急性脑血管病变了，此时我悬着的心终于放下了。

后来几天的诊治，考虑眩晕症引起的头晕、呕吐可能性大，在我回学校的前一天姨妈也顺利出院了。虽然姨妈并无大碍，但是在那几天，我的心不再平静，反思自己平时对姨妈的身体太不关心了，如果真的是高血压所致的脑出血或者脑梗塞，自己都无法原谅自己，本来平时坚持服用降压药物可以得到很好地预防，而自己却没有想过给姨妈量过一次血压，叮嘱她好好吃药，还好，一切都还来得及……

随着自己年龄的增长及父母的年迈，方知父母的辛劳。此次姨妈住院，更让我对父母、家人心生愧疚之情。在外学医近10年，每年回家的日子寥寥可数，偶尔回家，猛然间发现父母早已华发丛生。我时常提醒自己，父母在不远行，可是为了理想，为了自己内心对医学的向往，毅然选择了远方。

作为医生，在平日的工作里我们每天都会频繁去病房探望病人，时常陪着他们去做各种检查。而作为子女，当我们的父母生病了，我们又在哪里？殊不知，他们也觉得医院像迷宫，摸不清东南西北，对自己的病情也充满了恐惧。为了子女，为了不让学医的子女担心，他们都是自己默默地挂号、排队、看病……

思忖之余，告诫自己，既然选择了远方，便只能风雨兼程。更要督促自己好好学习，精进自己的学业，努力成为一名“德高医精”的医者，才不枉费父母、家人在背后的默默付出。临近毕业的最后一个学期，对自己说，继续好好学习，好好生活，为了心爱的家人，也为了将来那个更好的自己。脚踏实地，仰望灿烂星空，始终怀揣着一颗坚定的心，不忘始终，愿梦想花开。

25. 可我还是想当医生

刘　帆

【作者简介】　刘　帆，中国医学科学院输血研究所2016级硕士研究生，专业为免疫学。

对人生秉承认真且怂的态度，“怂”之一字意为“从心”，坚信“梦想还是要有的，万一见鬼了呢？

“可我还是想当医生”是我发小L君对我说的话，原因是我极力说服他从临床医学方向转向基础医学方向，想必劝说他的那一刻，我必定是言辞恳切，临床医学专业在基础医学研究中的优势太过明显，然而，L君也只是以一句“可我还是想当医生”拒绝了我的提议。

目前，L君正在一所医学院校读急诊，也正因如此，当我在阅读《直面医事危机——住院医师的人生“大考”》也格外留意了“急诊科的故事”这一章节，书中住院医师的经历感受不可避免地同L君的经历有了某种程度上的契合。

我清晰地记得，L君在医院见习时第一次经历病人的死亡。心肌梗死，几秒钟，一个鲜活的生命消失在他的眼前。虽然他未曾仔细地讲述他的心情，我也能了解他内心的触动，无能为力的脆弱感。

都说人的最终归宿也不过是一抔黄土，是否因为L君太清楚这句话的含义还是因为他见过越来越多的死亡心已经麻木了？以至于我慢慢地听不到他对死亡的惋惜和无奈了。这个夏天，家里有电器漏电，我同L君说起这事，他十分郑重地嘱咐我：“注意用电安全呀，前几天急诊刚接了个地下室里被电的病人，我们去他家就是做了确认死亡这事。”

你看，L君不再感慨死亡了。

2016年8月巴西里约热内卢奥运会如火如荼地进行着，L君所在的急诊科迎来了一个小生命，“奥运会女排热火朝天，这孕妇的肚子也受影响了？预产期没到，孕妇就要生了，这不我们救护车去拉的。”就这样，早产小婴儿的第一声啼哭留在了急诊室，“是个小女孩，我们还给拍照了。”L君言语间尽是欢喜。

自打L君见习到读研这3年间，我断断续续听着L君讲述他所在科室发生的趣事：“快交班了，又来个病人，累死了！”“我们科室有个医生特招人，只要他值班这天病号就特别多。”“我们科室也有医闹呀，把办公室都砸了。”……

西格夫里·萨松（Siegfried Sassoon，英国诗人）在《In me，Past，Present，Future meet》里写道：In me the tiger sniffs the rose，余光中译为“我心有猛虎在细嗅蔷薇”——人生仿似一场战场，内心蛰伏猛虎于困境中斩荆棘破风浪；人生又若一片幽谷，蔷薇于心间散发幽幽暗香；心中猛虎细嗅蔷薇才是最好不过的人生境界了。

这句诗和L君再相配不过了：坦然接受不得不面对的死亡，欣然迎接不被放弃的新生。不再感慨死亡不是不把死亡当回事了，也不是麻木机械了。当L君竭尽全力参与救治，依旧只能见证死亡时，那么就为了有可能的再次重生而竭尽全力吧！“猛虎”逐战也不是次次王者，“蔷薇”花败也不是回回无香！

倘若一定要为L君的改变讨要个说辞，也就是“初心”二字了。

我还是想当医生——救死扶伤。

《鼠疫》也曾谈及人类理想和医生初心，书的结尾这样说道：“不过他明白这篇纪实写的不可能是决定性的胜利，它只不过是一篇证词，叙述当时人们曾不得不做了些什么，而

▼ **酷** 摄影：杜俊喆

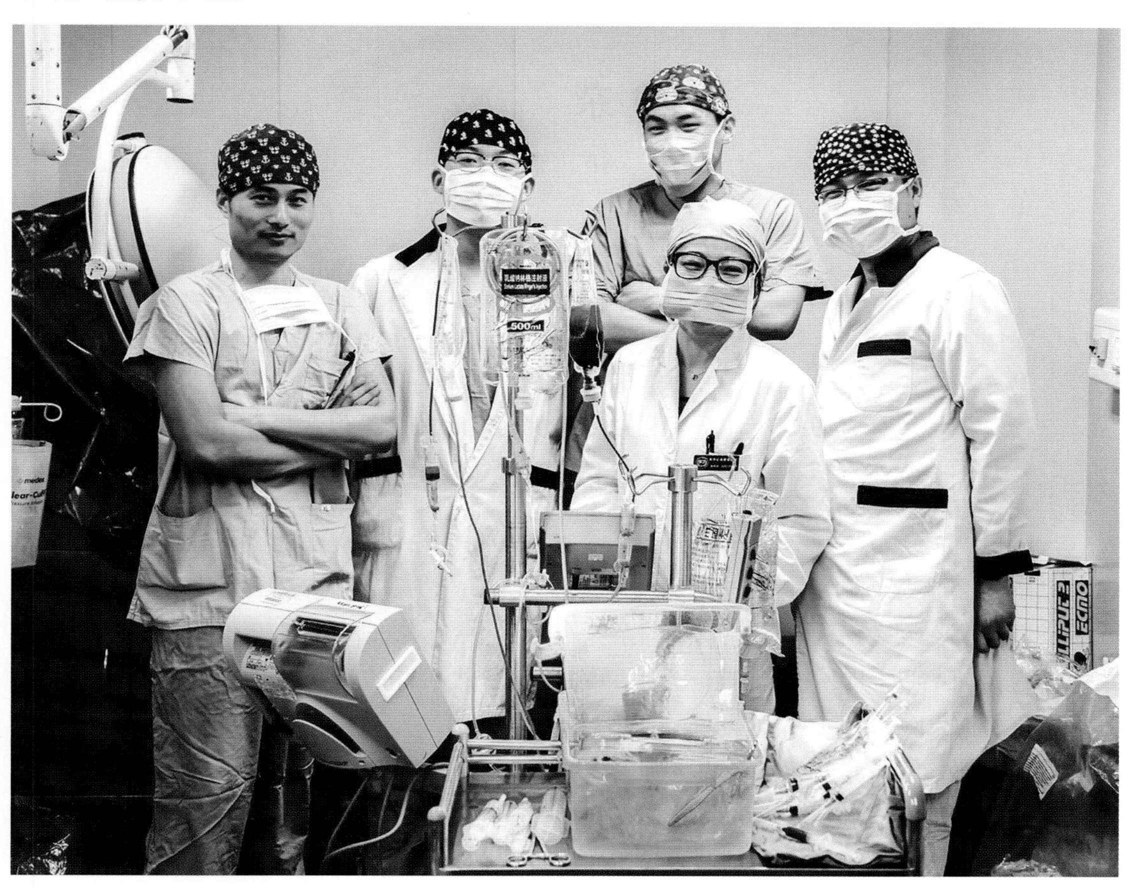

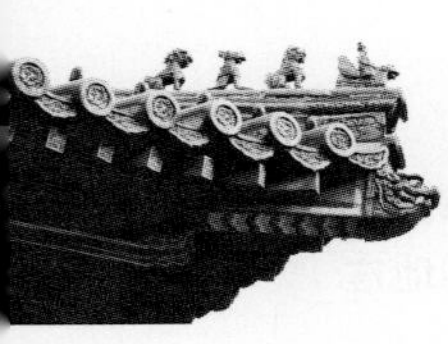

且在今后，当恐怖之神带着它无情的屠刀再度出现时，那些既当不了圣人、又不甘心慑服于灾难的淫威、把个人的痛苦置之度外、一心只想当医生的人，又一定会做些什么。”

L君一心想当医生，他也曾举起手臂，大声读出希波克拉底誓言，为了人类的医学事业奋斗终生。我打心底里是敬佩L君的，也深知当恐怖之神带着它无情的屠刀再度出现时，L君一定会做些什么的，如同真正的勇士一般。

现如今，医患矛盾越来越普遍，有些人偏激地认为当医生就是为了赚钱。说句公道话，如果单纯像某些人想的那样就是为了钱去做医生，以一个能够拿手术刀做手术的医生的智商和能力而言，去从事其他行业，未必赚不到钱。以L君在学医期间付出的精力足够他在其他领域发光发亮了。只是，别的专业再美好也抵不过“我还是想当医生”的心。

《熔炉》是根据真实事件改编的韩国电影，里面有句台词：“我们一路奋战，不是为了改变这个世界，而是为了不让世界改变原本的我们。”特别喜欢这句话，谨以此献给L君，哪怕学医这条路是黯淡无光，也要以猛虎般的斗志用利爪撕出光亮，用蔷薇点缀色彩。

我坚定不移地相信L君会成为一名优秀的医生，并且乐于等待这一天的到来。

26.杂　感

祁　磊

【作者简介】　祁　磊，中国医学科学院阜外医院2014级硕士研究生，心血管外科专业。研究领域：先天性心脏病。曾多次获得国家奖学金、北京协和医学院一等奖学金、北京协和医学院优秀研究生等荣誉。

做一名优秀的心外科医生是自己目前最大的理想，但希望自己成为一位严谨又不失乐趣的人，崇尚理性和感性的融合。我爱热闹，也爱冷静；爱群居，也爱独处。

华灯初上，拥衾窗前，遥望新年的余味在烟火中点点流逝，令人思绪万千。时光的无情流转总是推着我们在一直往前，然后，在偶尔蓦然回首的时候，才发现我们丢失了自我，遗忘了初衷。

借着春节的缝隙，拜读了李飞老师的《直面医事危机——住院医师的人生“大考”》，一边又重温了其另一本《好医生是怎样炼成的——一位医学院教师的调查笔记》，不经意间就会被那些真实的文字直触到我内心最柔软的地方，让我整个人都沉静了下来。难得读到国内关注我们医生群体，尤其是年轻医师群体的人文类著作。尽管只是简单通过许多年轻医师的访谈入手，加上了作者对这些访谈的理解和感受，似乎稍显凌乱，但能打动人的往往就是这样的朴实，不加过多的浮夸修饰。不过，作者还是仁慈的，书中尽显的还是积极向上，乐观豁达。可其实，在当前的医疗环境下，更多的年轻医师都陷入了不安和彷徨之中。就像这北京冬天的风，很大，很狂躁，凛冽得总是可以轻而易举地穿透我们的心房，总能把满怀热情的我们吹得意兴阑珊。犹记得在最初踏入医学神圣殿堂的时刻，我们每一个人的内心都是充满着理想和信仰，光明和希望。只是现在，在亦步亦趋的忐忑不安中，有人无助了，有人迷惘了，有人绝望了，也有人走远了。

“有时是治愈，常常是帮助，总是去安慰”，这是最初的我们都希望成为的医生。犹记得在我们最初实习的时候，每一次和病人的接触我们都是小心翼翼，力求做到最好。给病人耐心的解释，和家属做最好的沟通，在做任何操作时都尽量去考虑病人的感受而谨慎再谨慎。实习阶段的我们是最充满热情的时刻，我们乐于倾听病人的每一句话语，我们在乎和病人构建出和谐的关系，我们希望成为病人眼中信任的小医生。我记得在产科实习的时候，给剖宫产后的病人换药就不是很容易的事情。剖宫产后的刀口上的敷贴黏得严严实实，撕开的动作稍微快点就很有可能连带小部分的表皮一块儿撕下来，而产后的病人又对痛特别敏感，所以就需要一点点地用聚维酮碘（碘伏）浸湿敷贴，慢慢揭下来。基本上我每换一次药需要20分钟左右，站在床旁，一点一点慢慢地浸湿，然后轻轻、慢慢地撕开敷贴，生怕会有一点点儿的表皮损伤。弓着身子慢慢做这个操作其实特别累人，基本上两个换下来就会觉得腿要抽筋，可是当你听到下一次换药前，病人主动要求你来换，因为你给她换药她放心的时候，你就觉得一切都是有意义的。

但原本都是这样的我们，为何那么多人开始挣扎了，逃离了？探寻原因，纵然医路艰辛，有些人知难而退，但更多的我们则是因为我们不知道到底如何才是一个好医生。我们害怕，即使我们通关了成就好医生的磨炼，也还是难以成为一个社会眼中的好医生，因为在很多医疗行为中，许多时候医生的决定中都掺杂了自己的经验——一种感性的力量。而当前社会对医生的要求和评价中太缺少感性和人文的光环，似乎社会评价体系下的一个好医生就是一个人工智能，每一次的决定都是一个慎重理性循证的结果。不禁联想到最近的传记电影《萨利机长》，讲述了2009年全美航空1549号航班机长萨利在飞机起飞爬升中遭遇鸟击双发（飞机两个引擎均损坏，即飞机完全失去动力）失效的情况下，凭借自己40多年的飞行经验做出决定，成功迫降哈德逊河，拯救了全机155个人。但这样的他依然要在最初接受审判和指责，因为计算机和工程师的模拟认为他做出的决定是错误的，是危害全机人生命的。但工程师终归不是飞行员，计算机也没有情感，加入了人性的因素再次模拟，得到了完全不一样的结果，最终萨利机长被塑造为英雄——尽管他并不想做英雄。剧中，萨利机长的一些言语直击我的内心，一个是他感叹他在40年飞行生涯中运送了数百万乘客，最后却因为208秒被审判，令人心寒，就像我们也害怕自己在某个时刻因为一个掺

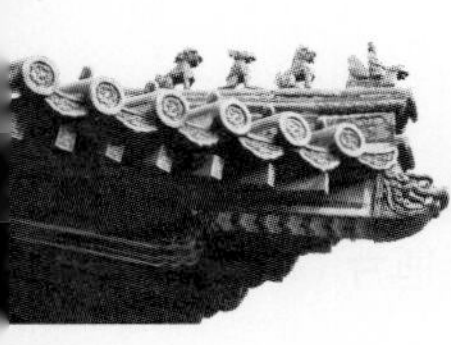

杂人性的决定就被社会褪去了自己的圣洁白衣一样；一个则是记者问他为什么选择迫降哈德逊河，他说是他的一生让他把飞机安全地降落在了哈德逊河上，这又和我们医生在许多危急时刻做出选择的理由异曲同工。当然，最让我触动的是最终真相大白之际，他受到英雄般的礼遇，而他却说这不是他一个人的功劳，是整个机组人员共同努力的结果。而他们也并不是英雄，只是尽本分。所以我希望，我们的社会环境也能达成这样的共识，不要那么多框架的陈规，只攫取人性中最本真的地方，尽了本分的医生就是好天使，尽了本分的警察就是好卫士，尽了本分的教师就是好园丁……无论哪个行业，只要尽了本分，就是一名忠于职守，爱岗敬业的优秀工作者。不是么？

但是，“春雨如膏，农夫喜其润泽，行人恶其泥泞；秋月入境，佳人喜其玩赏，盗贼恶其光环，天地之大尤憾而况臣乎？”我们确实没办法调和众口是非，这不是我们医生的职责，但我相信，如果每个行业都能做好“尽本分”，社会当前医患及其相关的问题都可以迎刃而解。

27. 谁来拯救医患之间的“心病”
——医学生的一次就医经历

王　程

【作者简介】　王　程，中国医学科学院皮肤病研究所（医院）2016级硕士研究生。专业方向为皮肤病与性病学。

热爱自由，向往田园般宁静而又诗意的生活，喜欢一个人静静地做自己的事儿，喜欢阅读、记录和分享这世间的所有美好，所以读书、篆刻、摄影都能满足自己的这个小小的心愿。

这件事是我自己亲身经历的。大概是2011年深秋的一天，我和女友打了8个小时左右乒乓球之后发生的事。我俩都非常喜欢玩乒乓球，由于平时没有时间锻炼，所以那天刚好有机会，就从下午1点多一直打到了晚上近9点。如果当时知道后来会发生那样的事，我决计不会那么干。

结束时，我身体并没有什么不适，也没有觉得很累。后来回到宿舍，洗了个不是很暖和的澡，就匆匆上床休息了。不一会儿就觉得非常冷，刚开始我认为是因为刚洗完澡，天气也比较冷，所以没有怎么多在意，只是简单地裹紧了被子，也没有多想。可是慢慢地身体不由自主地开始颤抖（后来分析那可能就是书上说的骨骼肌颤栗吧），内心开始有了一丝担忧，因为之前从未发生过这样的事。紧接着，颤抖越来越严重，而且身体有点微微发寒，胸口也有点不舒服。我蜷缩在被窝里，静静地忍受着，我想可能睡一觉就没事了。但是入睡变得异常艰难……之后突然发现自己的下颌下淋巴结肿大了，我可以抚摸到一颗黄豆大小的淋巴结。难受之余，这时我的内心竟然有一丝小激动，于是我把舍友们都叫了过来，让他们摸摸我肿大的淋巴结。因为我觉得能摸到肿大的淋巴结，这样的机会可不多，至少我当时在那之前还从未摸到过。他们也很开心地过来实践了一番。记得之前宿舍有个同学非常瘦，每次洗完澡都可以看见他的大隐静脉，我们也同样一起观察过。

再后来，不知过了多久，我难受得累了、困了，然后就不知不觉睡着了。

凌晨5点多的时候，我难受得醒了，此时越发痛苦，觉得不能不去医院了（其实我们也是普通人，也有生病的时候，我们生病的时候刚开始一般也是不怎么愿意去医院的）。我叫了十三（同学的绰号）陪我一起，我俩到了医院。他帮我挂了急诊号，我只是静静在那里等，也不想说话，因为实在是好痛苦，恨不得自己拿刀剖开自己的胸口（后来知道那种感觉就是医学上所说的心悸）。终于轮到了我，一番检查后，结果显示心肌酶有点高，没错，我可能是患了急性病毒性心肌炎。可能是因为对这个病的畏惧，所以期间我不停地跟医生讨论是不是有反流性食管炎的可能性，我内心潜意识里是想否认这一切，不想承认自己是这个病。

期间还有一个小插曲，因为我挂的是急诊，问诊的医生并不是心内科的，所以他建议我最好等普通门诊开门后，挂个心内科的号，再确认一下。怀着一丝的希望（内心多么希望有人跟我说：你只是普通的感冒发烧），我去挂了两个心内科的号，一个普通号（不需要等待），一个专家号（需要等待）。普通号的医生说，我这就是病毒性心肌炎，必须赶紧安排入院。这时我做了一件很伤人的事，我跟那名年轻医生说，我还挂了专家号，想再去看。这明显是对医生的不信任，当然其中也有我想让专家跟我说，这只是普通感冒发烧的原因。后来结果可想而知，专家是同样的诊断并安排我入院治疗。我想表达的不只是医患之间信任的问题，还有就是安排住院的时候，得知我是专家安排的才给办理入院。否则，如果只是那名年轻医生安排的，医院会说没有床位（当时确实没有）而拒绝我住院治疗，而不是努力给我安排加床。其中反映了年轻医生不仅得不到患者的信任，同样院方也可能对自己的年轻医生没有足够的重视与信任。

后来我终于可以办入院手续了，女友也过来了，帮我和十三带了早饭。我给爸妈打了电话，然后我们三个在医院大厅静静地等他们，期间他俩一直都在安慰我。我永远忘不了看到爸妈的那一瞬间，妈妈红着眼圈，满脸的愧疚，爸爸赶忙去给我办理住院手续。医院确实很忙，我差点被住院部拒绝，最后好说歹说，给加了一张床。

这样的经历也让我感叹病人就医的困难，这样的经历我终生难忘。事后回想总结，跟自己说了这样一句话：以后自己决不能给自己的病人添麻烦。生病的人已经很难受了，如果我们再给他们添堵，这样只会让他们更加的身心俱疲，更谈不上所谓的信任。

一切都办妥后，我终于躺在了病床上，我的病并没有什么特效药，只是单纯的营养心肌治疗。病情还在进展，痛苦极了，浑身一丝力气没有，虚弱得不得了，秋衣秋裤全都湿透了，我唯一能做的只是静静地躺在那里休息……。一个多礼拜后，出院了，但是身体还是很虚弱，动不动还是会出虚汗。从这件事后，我越发地重视自己的身体，因为我觉得我一生病就得麻烦那么多人，非常愧疚。

这件事虽然时间并不长，但让我感触良多。它让我感受到了人间的温暖，让我决定以后善待身边的每一个人，让我更加坚定自己所选的职业，以及它的使命——解除病人的痛苦，无论是肉体还是灵魂。我要感谢的人很多，除了爸妈，就是期间一直照顾我的女友和十三。因为爸妈工作比较忙，所以第2天开始就一直是他们俩打理我的住院生活，晚上还给我陪床；还有来看望我的全班同学，之后的大半年，他们都给了我很大的帮助；还有得知消息从外地坐火车赶来看望我的高中同学们；还有班主任老师，那时候她还怀着小宝宝，大着肚子一个人来看望我；还有外科实验室的老师们……。真心地感谢大家，我很庆幸，我遇到的每一个人都是好人，都是值得我用一辈子去爱惜的朋友，谢谢大家。

这件事也让我感叹其实我们最大的敌人不是疾病，而是人心。疾病或许可以治愈，但是如果人心一旦受伤，是很难弥补的。我一直为我伤害了的那名年轻医生感到万分的愧疚，枉我还是一名医学生。所以我们要善待我们生命中的每一个人，不论是作为患者，还是医生，都应该互相尊重。对于我们医学生来说，在以后的从医道路上，对于病人身体的治疗只是最基本的，我们更要关注他们的内心，用我们的真心、诚心去与他们交流。而对于患者，我们也应该信任我们的医生，尤其是那些年轻医生。我们的信任是对他们人生的最大助力，他们可能因为患者的一句赞赏而开心一整天，他们同样渴望患者们的认可。

28.追逐梦想，砥砺前行

梁　娜

【作者简介】　梁　娜，北京协和医学院基础学院2016级硕士研究生。生物化学与分子生物学专业，主攻肝脏糖代谢和脂肪代谢研究。

十分喜欢从事科学研究，梦想是通过好好攻读自己的专业，将来为人类攻克疾病贡献出自己最大的力量。

很多人小时候谈及梦想时都会毫不犹豫地说出：“我长大了想当科学家！”然而，随着年龄的增长和阅历的丰富，梦想也随之变成了商界精英、服装设计师、律师等。可是，我发现无论在哪个年龄段，我对别人的回答永远都是“我想成为一名优秀的科学家!”并且一直以来也都在为自己的梦想努力着。

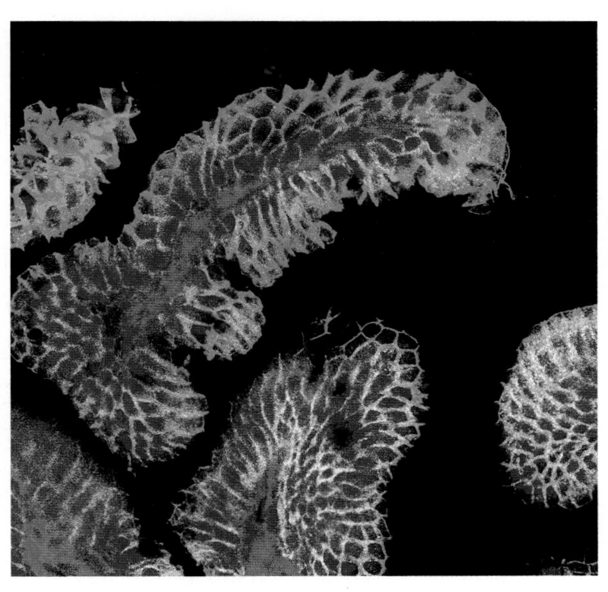

▲ **斑斓** 摄影：徐学盖

大学毕业，我如愿来到神圣的医学殿堂——北京协和医学院。在这里，我努力学习知识，训练技能，为实现梦想不断攀登新的高峰。转眼间来到协和快半年了，在这半年里我边上课边在实验室里做实验，几乎没有去梳理过自己来到协和半年的感想。偶然一次，停下奔忙的脚步，为自己的内心做一次细细的梳理，发现真的有好多情感想表达。

科研确实是很苦、很累、压力很大的一件事情，每天早早起床来到实验室，晚上几乎到半夜才回宿舍，白天是各种实验，各种看文献搜集信息。而且对于现在的我们，还有各种课程需要学习，有的时候会觉得节奏真的好快，身心疲惫。

刚进入实验室不久，对于实验室的研究方向和涉及的专业知识还没有很透彻地了解和掌握，因此，要抓紧时间给自己充电，要么盯着电脑看文献，要么抱着厚厚的专业书“啃书”。科研不是仅仅有足够的专业知识就可以的，还需要了解和掌握各种相关的技术，了解什么样的实验方法可以解决什么样的问题，并且还要动手实践，锻炼自己的动手能力，更有各种五花八门的试剂需要去了解其用途及使用方法。期间，老师会逐渐布置任务，任务一出，压力自然随之上涨，首先要综合种种去设计完成老师布置任务的方案，然后准备相关试剂，最后抓紧一切时间去完成。

其实我一直把做实验比喻成养小孩，因为你无时无刻不在操心着它，牵挂着它。实验的顺利进展好比小孩的健康成长，实验进展的顺利，你就很开心很欣慰；实验出现差错，就像你的孩子生了病般的担心，四处“求医”，寻找解决方案，希望它尽快恢复“健康”。比如，我在做小鼠肝脏原代细胞分离实验时，每次都是晚上分离原代细胞，分离之前，我都会至少检查3次要用到的试剂和解剖工具，更会在心里不断提醒自己要注意的事项，生怕哪个细节准备得不到位致使实验失败。分离完成后便不断在心里祈祷细胞状态一定要好，不要污染，甚至晚上回到宿舍还在牵挂着细胞，并回想一遍自己的操作，确定无误才会安心睡去。第2天早上更是会比平时早起1个多小时，早早地赶到实验室给细胞更换新的培养基，以确保接下来的实验顺利进行。或许，当你把课题做完的那一刻就像成功把孩子抚养成人一样欣慰和幸福吧！我目前还没有体会过这种感觉，因为现在的我只是一个科研新手，还在学习怎么抚养“孩子”。

我们有时候也需要克服一些心理障碍。做基础研究，小鼠是必不可少的实验动物模型。刚开始时，我不敢抓小鼠，尤其是我们实验室用的C57小鼠模型，它比较凶猛，我甚至连它的尾巴都不敢碰，但是没办法，这种恐惧必须要克服，因为实验总归要做的啊！我努力说服自己要克服心理障碍，于是便向师兄师姐要来他们做实验剩下的废鼠开始苦练抓鼠本领，我手上会戴4层手套，防止被老鼠咬伤。还记得第一次尝试抓老鼠时，就在我的手碰到老鼠尾巴的那一刻我吓得浑身出汗，心跳加快，我的手伸向老鼠又缩回来，就这样来来回回好几次，我还是不敢抓，便放弃了。我很伤心，心里也很不服气，于是便鼓起勇气再次尝试，功夫不负有心人，最终我成功地克服了这种恐惧！小鼠也是生命，在做小鼠实验时，我始终怀揣敬畏之心，每次都告诉自己，实验前要做好充分准备，实验时要仔细谨慎，争取成功，要让小鼠牺牲得有价值。

虽然科研的道路是充满泥泞和艰辛的，甚至有时候的付出可能并不能使你得到相应的收获。但是，那又如何，因为喜欢所以选择，因为责任感和使命感所以斗志昂扬！我们站在理论研究的角度为人类攻克疑难杂症做贡献，怀揣着帮助人们攻克疾病的信念和希望！倘若医学研究工作者通过努力研制出特效的药物或创新了医疗手段，使某些疾病不再是“钉子户”，那么岂不是为人类的健康添了一抹阳光！在今后的学习工作中，我会更加继续努力，争取在自己的专业上可以有所突破，为人类健康尽一分力量！

29.榜样的力量

杨　慧

【作者简介】　杨　慧，中国医学科学院药物研究所2015级硕士研究生。药理学专业，从事抗炎免疫药理学领域的研究。

爱好旅游，读书。座右铭：天道酬勤是亘古不变的真理。

正午的阳光如此明媚，望向窗外，有种春暖花开的恍惚感，然而现在却是冬天，且越来越深了。公交车上的人昏昏欲睡，我也不例外。京城的一草一木从眼前掠过，我已经在此生活了将近两年之久，熟悉，陌生，触手可及，触不可及。

生活的疲惫像流感一样，今天传染明天。还没休息好，又一天开始了，还没休息好，又1周开始了。周而复始，1个月，2个月，1年，2年。然而自己的实验一塌糊涂，意外比努力要多，失败比成功要多。希望之火只能像酒精灯一样，即将熄灭时，自己给自己添上。所有人在意你走得多远，却很少有人关心你走得多累。埋怨实验不顺，命途多舛，一无所有。跟师姐去练瑜伽，瑜伽老师说放下外界的一切烦恼，我却瞬间想起了实验种种，挥之不去，忽然之间悲哀至极。

但这一切，不都是自己选择的吗？常常无法对前辈们的话感同身受，觉得自己喜欢科研也耐得住巨大的压力，觉得来到这里无论多么辛苦都不是事儿，于是陷入了自己制造的海市蜃楼无法自拔。因此今天，面对这一切，身心俱疲，眉头紧锁，容颜苍老。

然而再给我一次机会，不是依然会这样选择吗？

有幸去听了医科院（60年）院庆讲座"面对面：榜样的力量"，醍醐灌顶，如沐春风。

张炜师兄是1998年协和毕业的临床医学博士，现为北京大学光华管理学院医疗健康产业方向负责人。谈到"苦"，他几次强调，任何苦都比不上在协和吃的苦。可见多少学子，吃得苦中苦，方为人上人；可见多少人的成功，并不是从天而降，信手拈来。谈到"创新"，张炜师兄如是说，首先是要做别人没有做过的事，好的创新是没有竞争的，当你老盯着竞争的时候，在想着隔壁老王，你每天盯着老王，最后也就是一个老王而已；其次，管好现在，创造未来，最重要的是丢弃过去，把那些曾经有过用处但阻碍了创新的东西，凶狠无情地咬掉。

李天天，丁香园创始人，我特别崇敬的一位师兄。才发现原来他和我每天都会做同一件事：扪心自问今天都干了些什么。对我来说，仿佛今天的实验几乎是在重复昨天，而今天的结果是失败的重现，日子一天天溜走，而实验停滞不前。还以为只有我落魄到如此地步，原来师兄们也各有各的辛酸。李天天从协和主动退学后的一段时间，意味着走入了绝境，他也曾痛苦、彷徨、挣扎，然而对丁香园的坚持让他发现，每周都会进步一点点，虽然这个过程很慢，但是确实在进步，成功自然会来到身边。忽然觉得自己付出的这些，比一比都不算什么。虽然别人只在乎结果不在乎你每天究竟多么辛苦，但是当结果出来的那一天，相信所有的这些苦，都是值得的。切勿急功近利，只要坚持，时间会给我们最好的答案。

林东昕院士，对于"我们两代人具有的品质有什么不同"这个问题，给了我更加深刻的启发。林院士谈到，先不说你们这一代和我们这一代有什么不同，举个例子，我求学时一个人每天去动物房做500多只小鼠实验，毫无怨言，因为这是我的工作，那么你们现在是不是也能做到。不管你从事什么工作，不管时代如何变迁，你对你所在的岗位，必须具有两种品质，一是敬业，二就是坚持！在场师生，无不动容。我不禁责问自己，有没有真正的尊重自己每日的工作，有没有认识到它的意义，为什么一点点小挫折小失败就唉声叹气不愿坚持。读研，学的不仅是学问，更是做人、做事，是受益终身的优良品质。

薛华丹教授则是给我们带来了一个小故事：退潮后许多鱼搁浅在沙滩上，一个小男孩一条条捡回海里。路人问，这么多鱼，你能捡完吗，谁在乎呀？小男孩一边捡一边说道，这条也在乎，那条也在乎……薛老师带给我们的则是一种医药领域的使命感。大千世界，病人不计其数，我们可能医治不好所有，但不能因此放弃，每个病人都是生命，而每个生命都有人在乎。而对于我们药界人，或许我们觉得手头的工作没有意义，但是我们的每一次努力，都会为医药行业的发展增添一点点希望。正如鲁迅先生所言：能做事的做事，能发声的发声，有一分热，发一分光，就像萤火一般，也可以在黑暗里发一点光，不必等候炬火。此后如竟没有炬火，我便是唯一的光。倘若有了炬火，出了太阳，我们自然心悦诚服地消失，不但毫无不平，而且还要赞美这炬火或太阳；因为他照了人类，连我都在内。

我们每一个协和人，都该站稳在脚下的土地，不抱怨，不退缩。偶尔或有迷茫，或有惆怅，但不能自轻自贱，不能轻易服输，不能忘记拯救天下苍生的信仰。敬业，坚持，敬畏，奉献！而今恰逢医科院60周年院庆，协和百年校庆，衷心祝愿母校桃李满天下，学子尽乾坤；祝愿广大协和人聚是一团火，散是满天星；祝愿我们医药行业的发展日新月异，如日中天！

第三章
潜心问道（二）：疾痛与死亡的故事

30.用爱生活，爱将延续
——品读《相约星期二》有感

常子宜

【作者简介】　常子宜，北京协和医学院护理学院2014级护理学专业本科生。

“欲把西湖比西子，淡妆浓抹总相宜”是我名字的出处，从小同父母游历过不少名山大川，闲来无事吟诗作画、品茶抚琴，也读书，也习作，以修炼自己的“灵魂”。

最有资格品读人生的大概就是老人，而老人中更有资格的就是即将离世的老人。在他们的口中，人们可以了解他们的一生，可以借鉴他们的人生经验，可以明白许多我们接触到的却不曾留心的东西。

《相约星期二》的主角是莫里老人，他留下了一个临终老人对于生活的思考。他用了14个星期告诉了我们如何用爱生活。

他爱生活

临终前几天，莫里老人思考了一个人的最低需要和最高需要，发现两者首尾相衔，他的最低要求即最高要求。他与学生讨论，如果他还有一个完全健康的一天，他会做什么。

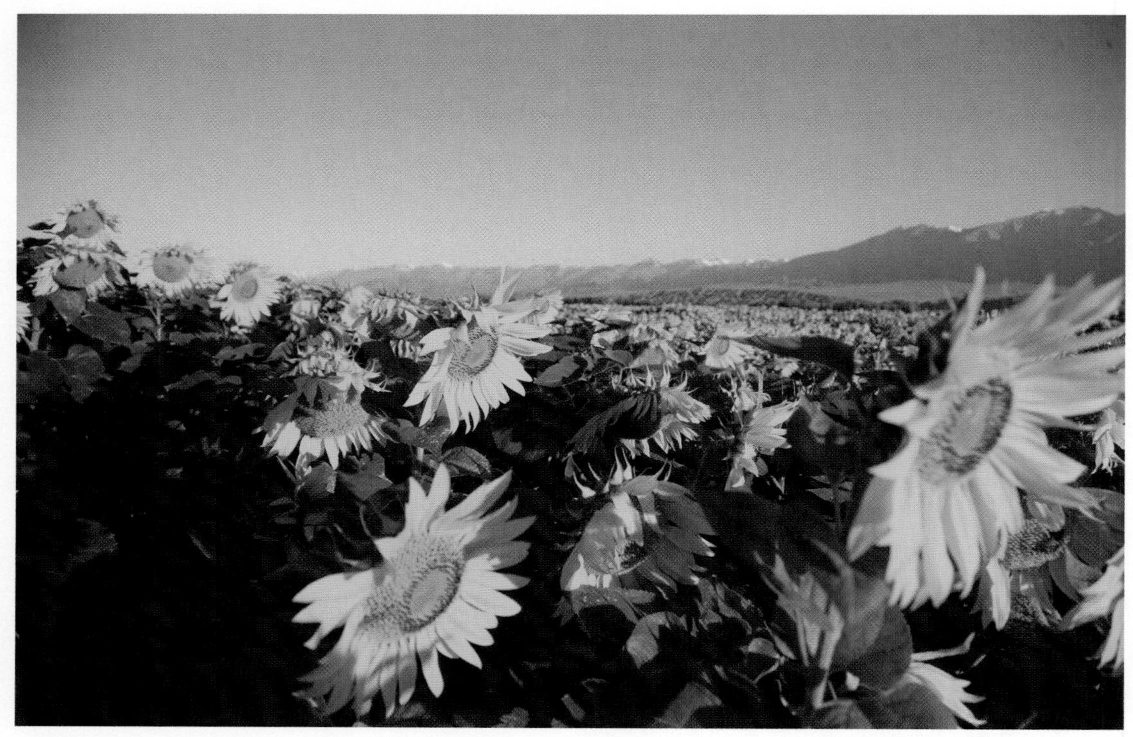

▲ **直视** 摄影：李 飞

他想来想去，最满意的安排如此：

"早晨起床，进行晨练。吃一顿可口的、有甜面包卷和茶的早餐。然后去游泳，请朋友们共进午餐，我一次只请一两个，于是我们可以谈他们的家庭，谈他们的问题，谈彼此的友情。然后我会去公园散步，看看自然的色彩，看看美丽小鸟，尽情地享受久违的大自然。晚上，我们一起去饭店享用上好的意大利面食，也可能是鸭子——我喜欢吃鸭子——剩下的时间就用来跳舞。我会跟所有的人跳，直到跳得精疲力竭。然后回家，美美地睡上一个好觉。"

如果就一个热爱生活的人真正的需要而言，所要的一切的确不会太多，他们爱生活所以懂得如何享受生活。他们最后的梦想不会太伟大不会太疯狂，他们要的就是生活点点滴滴的小温馨，爱着享受着。

甜面包卷和茶，最多是喜欢吃一只鸭子，如此而已。最奢华的意大利总统的午餐，那样的奇异和奢侈，全是个人实际需要之外的事。在莫里老人的眼中，真正地热爱生活，真正明白了什么是真实的需要，就会不再强化一切物质形态的东西。莫里老人他懂得如何去爱生活，直到他生命中的最后一刻他仍然爱着。

生活爱他

我高中时物理学得不好，但是我现在也还是知道牛顿第三定律的。我在这里写下，因为牛三定律，即作用力等于反作用力，所以莫里老人爱生活，生活一定回报给他同样的爱。

莫里老人在生命的最后阶段中丝毫没有掩饰自己的衰弱和病况。米奇去听课时，需要先与理疗师一起拍打他的背部，而且要拍得很重，目的是要拍打出肺部的毒物，以免肺部因毒物而硬化，不能呼吸。学生用拳头一下一下重重地叩击病危老师裸露的背，这种用拳头砸出最后课程的情景是触目惊心的，没想到被砸的老师喘着气说："我……早就知道……你想……打我……！"学生接过老师的幽默，说："谁叫你在大学二年级时给了我一个B！再来一下重的！"

我不知道他们在开这个玩笑的时候拥有一种怎样的心态，但我知道其中一定不乏悲伤和痛苦。莫里老人的境界，让他的死亡充满韵味。不悲不喜，这种境界让人感到平静的温暖。

多少人在临终之前，亲朋好友围绕左右嚎啕大哭，并不存在什么所谓的尊敬与爱。而莫里老人得到了整个生活给予他的爱，他不太重要，不必在临终之时承担太多的外界使命；他很智慧，有能力在生命的绝壁上居高临下地俯视众生；他了解世俗社会，可以使自己的最终评判产生广泛的针对性；他即便在弥留之际仍保留着表述能力，那些听讲者，最好是他过去的学生……生活在他最后的人生阶段给他留下了一段时间，不吵不闹，让他在课堂上把自己想说的、想要留下的东西娓娓道来。生活是爱他的，爱了他整整一辈子。直到莫里老人生命的最后一刻。

人生的意义——爱

莫里老人对爱的呼唤，总是强调社会的针对性："在这个社会，人与人之间产生一种爱的关系是十分重要的，因为我们文化中的很大一部分并没有给予你这种东西。"我在这里很庆幸我是一个中国人。中国的儒家传统思想无一不是教人如何有爱，如何有大爱。爱在某种意义上来说就是我们整个社会的基石，没有了爱，一切免谈。

"我当然在受罪。但给予他人，能使我感到自己还活着。汽车和房子不能给你这种感觉，镜子里照出的模样也不能给你这种感觉，只有当我奉献出了时间，当我使那些悲伤的人重又露出笑颜，我才感到我仍像以前一样健康。"他轻描淡写地道出了生命的本质意义——爱。在我看来，这就是莫里老人最后课程的主旨。有了爱，他心中所想便不仅仅是他自己，更多的是他身边的人们。莫里老人的健康心态不仅仅是心理调节的结果，他有一种更大的胸怀，更大的爱。

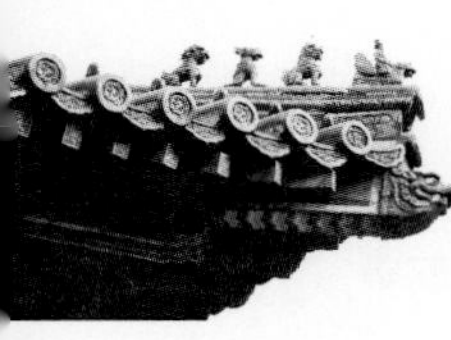

人活在社会上，总是对金钱、身份、地位趋之若鹜，我们花了一辈子去追求的东西往往令人无所适从，唯有一颗充满爱的心方能使我们悠然惬意地面对整个社会。爱最简单，不夸张不显眼却能轻易温暖一方天地。

莫里老人希望在他死后，他的学生们能经常去看看他。你能不能设想那样一个美丽的场景，在一个小山坡上，有星星点点的野花盛开，有蝴蝶野蜂飞舞。老师静静地躺着，呼吸轻得不闻，学生们拿一束扎好的花。继续他们未完成的课堂，说说他们在生活里遇到的一切难题，老师早已做过提示，答案由每个学生自己寻找，这是他们将要花一辈子去完成的课外作业——用爱生活，将爱延续。

31.向死而生——读《相约星期二》有感

陈妍君

【作者简介】　陈研君，北京协和医学院护理学院2016级硕士研究生。专业为儿科护理。

“永远在路上，饱受好待，看天真烂漫。”

“一个老人，一个年轻人，和一堂人生课。”这是《相约星期二》封面的一句话，简短却意味深长。

第1次读此书，还在备战考研。第2次，已是研究生必修课程里的一份作业。1年多的光景，换了城市，变了心境，读书的感慨与收获却始终如一。

《相约星期二》是一个看似平常的真实故事，讲述了年逾七旬的社会心理学教授莫里在罹患肌萎缩性侧索硬化后，早年的得意门生米奇每周二上门与他相聚，聆听教授最后的教诲。课堂上讨论的题目很多，爱情、家庭、工作、社会、年龄及死亡……莫里的谈话平和、亲切、幽默，他对死亡的直言不讳，让人敬佩不已。

现代社会的快节奏往往令人在苦恼人生的同时却不愿意多谈人生。细想之，也是对生命的一种敬畏、虔诚。没活到尽头，谁都没资格指摘。这种尽头，有时又未必以年龄去衡量，大概临终二字便足以给一切界定。

拒绝衰老和病痛，一个人就不会幸福。为衰老和病痛担惊受怕的同时又无法拒绝它，那幸福从何谈起。我们应该发现生活中一切美好、真实的东西。当我应该是个孩子时，我乐于做个孩子；当我应该是个聪明的老头时，我也乐于做个聪明的老头。乐于接受生命每个阶段赋予我们的一切，应该是莫里教授、是作者想要传达给我们的、积极的人生态度。我们不用羡慕别人的年轻与成就，因为所有的阶段我们都曾经或者将要经历。莫里教授最令人感动的是，参透一切的同时依然恭恭敬敬得像个学生，细细体会生命终点赋予自己的一切，静待死亡的来临。

莫里教授的人生境界，让死亡也充满韵味。

回想1年实习经历的所遇所感，很多事情一下子通透了，莫里教授课堂上传授的一些“大问题”也渐渐有了具体的轮廓。记得在儿科病房，一个患有肾病综合征的2岁小女孩，为了预防感染不能和同龄的小朋友一起玩耍，也因为病情控制的需要不能接触美味的零食，小姑娘总是哭着想要多吃半块小饼干，然后在我们的劝慰中一点一滴擦干眼泪向妈妈道歉。总是很感动，孩子对于人生的所见大概也就是一块小饼干，但却以自己的方式去接受生命赋予的一切。记得在呼吸内科病房，一位晚期肺癌的中年男子，饱受病痛折磨，仍一再向大夫询问有没有别的治疗方案。我们看到的大概只是患者的求生欲，却不知这强大信念背后的所有支撑来自于他孤苦无依的妻儿。

1年实习，见过的死亡不算多，却总能感受到，我们的医护人员在对临终病人照护时，关注的往往都是具体的小问题，对于病人的死亡态度知之甚少，总以自己的死亡观去绑架病人，在灵性照护方面十分欠缺。那到底要以怎样的姿态陪伴病人走过这最后一段人生岁月呢？从莫里的故事中我们不难发现，生与死是我们任何人都无法选择的极端，它的来临或早或晚，而我们的选择，只能是怎样走过这段岁月。

莫里的病情恶化了，他失去了自理能力，他不能动弹，只能靠家人为自己翻身、吃饭。他眼睁睁看着自己的肌体慢慢衰亡。这是一个等待死亡的过程，远比突然的离世更可怕。而莫里，不过将这一切视为一种享受，像回到了婴儿时期，享受着生命最后赋予自己的宁静。这大概就是莫里的人生境界，他的乐观、平和、从容，给我们的心灵带来一次又一次的震撼。

莫里选择了自己昏迷后第1次没有人在身边时停止了呼吸，可能是一种偶然，又或者是莫里的有意为之，不希望留给世人的是一种凄凉。莫里用生命传达的，正是这样一种“向死而生”的意味。记得他说过：“只要我们彼此相爱，并把它珍藏在心里，我们即使死了也不会真正的消亡，你创造的爱依然存在着。所有的记忆依然存在着。你仍然活着，活在每一个你触摸过爱抚过的人的心中。”而莫里的生命之课，仍会以另一种方式继续……

莫里走了，他的碑文上写着“一个终身的教师”。内敛而不谦虚，他以最后的课程，表明了这一头衔的重量。

第2次读罢全书，感动依旧，也更加理解，人生最重要的是学会如何施爱于人，并去接受爱。

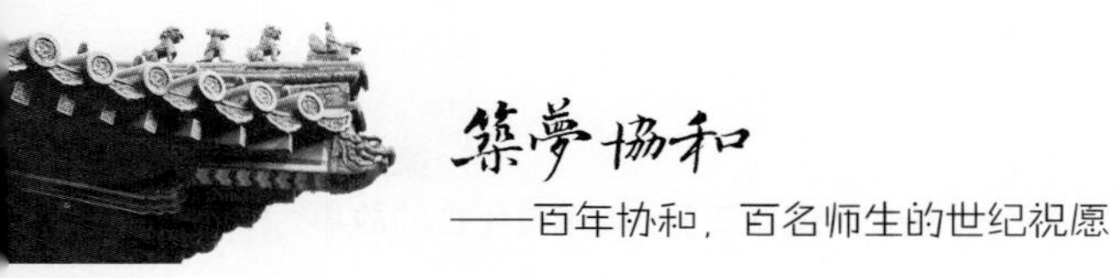

32.漫漫人生路
——读《相约星期二》有感

冯宇恩

【作者简介】 冯宇恩，北京协和医学院护理学院2016级护理学专业本科生。

有颗闲心的俗家子，在安身立命的追求外，还想明白点生命的味道。乐意用笔探索自己的感触与思想，凭字领悟他人的经历与境界。率性而活，本真自我。

小小年纪，谈什么人生。

人生就像是一条路，有时康庄大道，一马平川；有时羊肠小道，迂回曲折，总有人想要找到这条路的捷径。越是年少，越易轻狂，总以为自己可以不费吹灰之力便能到达终点。

我，是年少轻狂者的代表。

我很想知道人生这条路到底有没有捷径可寻，巧合或是天意，我读了《相约星期二》。一位智者在即将到达终点时，回首来时路，于垂暮中将自己毕生所感，毫无保留地传授给了自己曾经的学生，也是他的骄傲——米奇·阿尔博姆。

米奇年少时，这位老教授就在思想领域给予了他很大的影响；在米奇功成名就而内心惶惶不安时，教授又继续教导米奇应该如何生活，如何对待这个世界。教授弥留之际还在为地球另一边的灾民流泪，他太善良，想要在临终前给世人留下一点思考，可他偏偏又是一个文人，不能在政治军事上做出巨大改变，只好以口为刃，一点点改变人们的思想。

然而，这本谈论人生哲学的书在众多的参考辅导书面前显得那样局促。人生的意义究竟何在？思考人生，能带来任何的经济效益吗？

是啊，人生苦短，似乎我们所有努力的终极目标就是获得更多的资产。如果是在紧张忙碌的高三，这类“浪费时间”的书大概会被视为禁书，为了未来的前途嘛，当然可以理解，这是我们的主流文化所决定的。高学历、高收入、高职位成为多数人衡量我们的标准。那些如莫里般不遵从主流文化而另辟蹊径的少数人，在做出功绩之前是要受到嘲笑和讥讽的。我们从小就被我们尊敬的父母师长这样教导，这似乎是一件约定俗成、理所当然的事情。甚至长大后的我们也同样认为蜉蝣一世，有志者当建功立业，名震四方。

可是人生来就是为了多多益善的财产吗？

当然不是，斗转星移，靠物质维持的躯壳腐败了，而精神文明经过时间的涤荡愈发熠熠生辉。一些人为金钱忙碌着，却没有时间享受金钱带来的种种好处。相反，更加注重精神追求的哲人们却得到了身心的愉悦。这是个人人嚷着要解放、要自由的时代。可笑的是，表面上人们拥有行动的自由，实际上却在心里给自己添了一副物欲的枷锁。

伊斯兰古语有云：如果你有两片面包，你当用其中一块去换一朵水仙花。正是因为有了那朵水仙花，才使另一片面包格外香甜，也使枯燥的生活灵动起来。人一旦被物欲蒙住了双眼，就只能看见自己想要的，而忽视了自己真正需要的。我想，拥有两片面包的人可能在为如何获得第三片而思虑，但那个醉在花香里的人，一定很开心。

也许我们不是哲人，可能无法拥有宏伟的精神财富，但作为一个独立的个体，我们仍旧可以实现人生的意义和价值——拥有并实现个人独特的梦想。人生漫漫长路，我们就像米奇一样，站在社会的分叉口上，怀揣着自己的初心，却一次又一次地与现实无奈妥协。曾经放在心尖上的梦想，在追名逐利的道路上渐渐成了我们的包袱，我们经过现实的教诲，与社会磨合，终于甩掉了沉重的包袱，轻松上路，加入到茫茫人潮中，最终沦为常人。

常人？是正常人，还是寻常人？还是忘不了少时的自己对绘画的热爱，那张小小的画纸里竟藏着整个世界。于是握着画笔壮志凌云，有了一个简单美妙的梦想，长大后一定要当一个画家。结果家里的长辈们却被我远大的志向吓坏了，天哪，当画家？你要怎么养活你自己？年幼的我们听得能让耳朵起茧的一句话就是：等你长大就懂了。果真，长大就懂得了柴米油盐的艰辛，懂得了马良的神笔不过是个神话，懂得“画”易，“家”不易。甚至会为幼时的轻狂而脸红，就这样渐渐从梦中苏醒，投入到现实紧张繁忙的工作中，不再轻言其他，失去了梦想，已经泯然众人矣。但我还是执拗地相信，梦想与思想是我们独特的原因，是这个世界上真正完全属于我们的。

梦想有别于幻想，出于热爱的，才配称为梦想。拥有梦想不难，实现梦想不易，每个人的心田中都藏着一颗梦想的种子，或被培育成参天大树，或被遗弃暗自枯萎。莫里这类先贤已经将培土育苗的方法告诉了我们，作为或是不作为，选择权都在我们的手中。或许爱我们的人对我们有着各样的期许，但自己的路最终还要自己走。已经成年的我们，可以为自己做出抉择了。重拾旧日的画笔，在业余课后重续未竟的梦，这是我的选择。你呢？我亲爱的陌生朋友，你又有着怎样的无奈，想要如何做出选择？

都说人生漫漫长途，其实留给我们行路的时间转瞬即逝。既然如此，为什么不去做一些能实现自我价值的事情？莫里老人已然结束了他的旅程，把他所有的行路经验都保留了下来，以供后人参考。逝者已逝，但逝者的价值将在生者身上体现。

所以，改变吧，活出自己想要的模样，拒绝那些我们本来就不需要的附加品。哪怕这样的道路崎岖难行，要披荆斩棘，刻苦己心。但是当我们回首来时路，就算流下泪水，也会是甘甜的。

路漫漫其修远兮，吾将上下而求索。

33.逝如秋叶之静美——《死亡如此多情》读后感

刘清波

【作者简介】 刘清波，北京协和医学院护理学院2016级护理学专业本科生。

性格活泼，爱好广泛，喜欢历史，尤爱晋士之风骨，唐人之洒脱，向往“行到水穷处，坐看云起时”的淡雅生活。

《死亡如此多情》是一本由百位医生口述，经数十位编者整理而成的书，与其说这本书的作者是这些医生与编者，我更愿意把每一个故事中的病患、家属及医生称为作者，他们以自己最真实的情感，最自然的反应，共同谱写着这一个又一个感人至深的故事。

不到20岁的我，很幸运的从未经历过亲人离世，也从未有亲人患有不治之症。所以在看这本书之前，我也从未认真地思考过死亡。我一直认为死亡离我很遥远，远到还有好几十年的时光，远到可以暂时搁置在一边不去想它，兴许等我老了，躺在摇椅上，捧着一杯茶，看子孙玩闹时，偶尔才会想起死亡。到那时，再仔仔细细地想一想身后事，也为时未晚。但是这本书告诉我“不知生，何知死”，如果没有把“生”看透，对“死”又怎么能深刻理解?

整本书分为四个篇章来讲述故事，分别是选择、爱与情、医患、坦然面对。第一篇“选择”，让我明白在“坚持”和“放弃”这两个面对生死最本能的反应之间，无论做何选择，都与对错无关。第二篇“爱与情”，让我懂得“情到深处，便生死无别”，珍爱自己，或许才是逝者对我们最大的期盼。第三篇“医患”，让我听到了与当今频发的医患惨剧不同的声音，见惯生死的医护人员，同样承受着常人无法承受的压力。第四篇“坦然面对”，让我知道“向死而生”，选择坦然、从容地面对死亡是一种积极的态度。

书中给我留下印象的故事有很多，其中印象最深刻的就是“妈妈，对不起，我爱你”。“对不起”和“我爱你”是两个很简单的三字词语，也是使用频率很高的词，但它们连在一起，仿佛拥有了一种无奈与感伤。故事中的母亲因慢性肾衰竭而进入重症监护病房接受治疗，神志清醒时，母亲吃力地向女儿表达想要放弃治疗的意愿，对母亲的万般不舍导致女儿不愿聆听母亲的声声诉求，一厢情愿地坚持“治疗”，直到看到母亲溃烂发黑的大腿，女儿才意识到在治疗过程中母亲承受了多少痛苦。但是，母亲一次都没在女儿面前哭喊过。

女儿对母亲的这种自私的“爱”，使母亲在绝望中独自忍受折磨，她在用母亲的痛苦成全自己的“孝心”。好在最后，女儿选择放弃治疗，陪伴母亲度过生命最后的时光。为人子女，在面对故事中的情景时，的确很难做出选择。是选择延长生命的时间，还是选择保证生命的质量？倘若我的亲人躺在病床上等我做出决定，我又该如何？选择前者，意味着我的至亲至爱将承受病痛与治疗的双重折磨；选择后者，则意味着我们之间的陪伴将时日无多。进退维谷，只是想想，便已哽咽。

中国自古以来就避讳谈论死亡，仿佛不提起死亡，它就会忘记我们，到来的时刻也要晚一些，但是死亡是谁也逃不开的结局。正如史铁生所说：“死是一件无须乎着急去做的事，是一件无论怎样耽搁也不会错过了的事，一个必然会降临的节日。”我们无法决定什么时候迎来死亡，但是我们能决定自己如何面对死亡。2016年10月初，我参加了学校组织的安宁志愿的相关活动，期间，一位来自台湾的社工老师呼吁我们要常常考虑死亡，把每一天都当成自己生命的最后一天度过。这让我想起了几年前的一件事，在我参加中考的前3天，我的姐姐因为急性失血而住院治疗，却因为高热而不能输血，我们不断地擦洗她的手心足心，只希望体温能降下来的快一点儿，再快一点儿。随着失血量越来越多，医生给了我们一份病重（危）通知书，那一刻我真真切切地明白什么叫做害怕，不是见到蛇虫鼠蚁的惊吓，不是考不好不知如何面对父母的担忧，而是面对一条生命的流逝却无能为力。就好像用手握住一把沙子，越想留住沙子，握得越紧，流失得却越来越多。面对躺在病床上的姐姐，看着她苍白如雪的面容，我突然发现自己关于她的回忆竟大多是平日里的争吵，这怎么可以！后悔、痛苦一刹那用上心头，把喉咙堵得生疼，那一刻我懂得了只有把每一天都当成自己生命的最后一天度过，我们才会对他人宽容以待，对生命珍惜以待，对生活热爱以待。把死想得透彻明白，活着的时候才能多一份自由洒脱。

现代医学技术发展迅速，在我们主张“技术至上”的同时，不能忽视我们面对的是什么，更不能忽视治疗本身的意义是什么。我们面对的不是疾病本身，而是一个个人，一个个有思想、有情感的人，如果只重视如何治疗疾病，反而忽视了治疗方法是否给病人带来痛苦，那无疑是舍本逐末的。而重视患者本身的感受，正是治疗的意义所在。我认为只要是能够减轻患者痛苦的治疗，便是有效的治疗。来到北京协和医学院以后，我不止一次地听到“有时是治愈，常常是帮助，总是去安慰”这句话，医护人员的职责所在并不只是治疗和治愈，安慰患者与家属同样也是我们的责任。医护工作者们不是神，没有起死回生的能力，面对很多疾病，我们都无能为力，如果病患必然要走向死亡，不如倾听患者意愿，给予他们尊严，因为这不仅是对生命的尊重，更是对死亡的尊重。“生如夏花之璀璨，逝如秋叶之静美”，这该多好！

34.我依然爱着你
——读《死亡如此多情》有感

沈淑媛

【作者简介】　沈淑媛，北京协和医学院护理学院2016级护理学专业本科生。

喜欢一切美的事物，阳光下读一本书是一种享受，谦卑为人，不与世争，尽最大的努力发光发热，照亮周围的世界。

在每个平淡如水的日子里，有着新生婴儿的啼哭，也有着亲人无声的逝去；有着新生的喜悦，亦有着死亡的悲痛。你来，风里雨里，我都接你；你去，即使悲伤如洪，我依然爱着你。

我们无法接受亲人的逝世，是因为我们爱得深沉。

生命是一种偶然的机遇，而死亡是一个必然过程。“向死而生”，选择坦然、从容面对死亡是一种积极的生命态度。

《死亡如此多情》里，百位临床医生口述临终事件，于细微处娓娓道来，有选择生死的挣扎，有爱与情的真切，有医患间的信任与温暖，有坦然面对的洒脱……“有时是治愈，常常是帮助，总是去安慰”这是书中经常提起的一句话，诠释了医者所能做之事；“生如夏花之绚烂，逝若秋叶之静美”，这是人人所期望的最美的模样，无奈现实是那么骨感，我们常常经历了前者，却做不到后者。

满眼泪光地读完这本书，只可惜一百个故事都不曾教会我面对一个人的死亡。我仍记得手术室大门关上时一刹那的绝望，我仍记得你被抢救过来，一点点恢复的欣喜，我仍记得身处异地，日日夜夜梦见你完全康复，醒来却得知你病情恶化的悲伤……我记得2016年11月14日10点22分我失去了你，我的奶奶。我连夜坐飞机赶了回家，当见到你静静地睡着，我不曾哭泣，只是看着你从一个人变成一块碑，不可言说的失落感堵塞了胸口，总感觉心里缺少了什么，空落落的。

我还不曾准备好与你告别，你便去了，无声无息，这悲伤，像石笋亲吻大地，遥遥无期。

我曾认为祭祖只是一个仪式，一种迷信，自奶奶去世后，爷爷变得沉默了许多，很少言笑。在祭祖的那天，爷爷说过这样一句话，你们的孙媳妇也去了，她一个人，你们别欺负她……我意识到祭祖是哀思的一种寄托，爷爷那辈的爱情，平淡如水，平静如水，却深如千尺潭。

再读这本书，深深地感叹于生命的可贵，死亡不再是那么悲伤，我收起了那份悲天悯人的情怀。我想，每个人的一生都会面对生离死别，我们无法预知意外和死亡哪个先到来，挚爱的人逝世了，只要记着我依然爱着他，这就够了。不是吗？正如书中所说，怀揣悲伤，收好眼泪；感恩生命，紧握当下；重拾幸福，饱满人生。

这本书包容了生、死、情，它所诠释的是拥抱死亡的坦然，把握当下的美好，医患间的相互包容和医者的人文情怀。

身为儿女，树欲静而风不止，子欲养而亲不待，最大的悲伤莫过于此，珍惜与父母在一起的时光，是我应做之事；身为未来的医护工作者，凡事尽力，不惧生死。

或许吧，人总是自私的，家属总是不愿亲人逝去。即使希望渺茫，也牢牢抓住不放，总怀着这样一个念想："医生一定能治好，医生一定有办法"。可惜，医疗科技再发达也抵不过生死轮回。奶奶刚住进ICU的那段时间，父亲对医生怀着最大的期待说："无论花多少钱，我妈都要活着，我只希望她，我叫妈的时候，她能答应一声……"渐渐地，我们不得不接受冷酷的现实，接受预料中的死亡。身为病患的家属，我们为何不换位思考？医生治不好病人真的有错吗？那些用机器维持的生命，早已弱如点点烛火，这样的坚持有意义吗？你是否看见插管、带着呼吸机的亲人的眼角泪光？站在医生的角度想想，站在病者的角度想想，或许，我们能够更加释然地看待死亡。

医者，仁也，医身体之痛，疗心灵之伤。很多人往往忽略了后者。医术是一种艺术，很多医生倾向于追求一种极致，希望将手术做得更好，将肿瘤切得更小，降低复发的可能，但往往获得一种相反的效果。医生不是神，他们也有许多的无奈，如果患者及患者家属给予医生一份信任一份理解，而医生以减除病人痛苦、挽救病人生命为天职，注重人文关怀，那么医患关系是否不再紧张？人文情怀没有那么博大精深，也绝非纸上寥寥几笔。一个微笑，一句鼓励，或许你拍拍他的肩，都能明媚了他的世界。

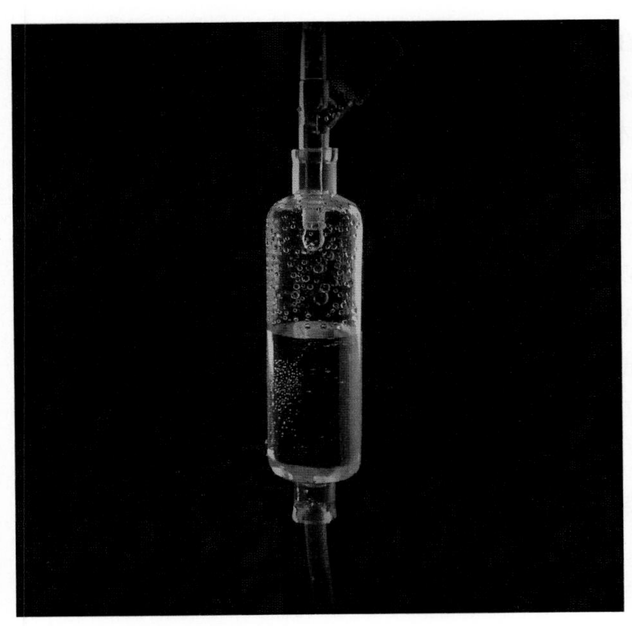

◀ **滴注**　摄影：杜俊喆

生命只有一次，我们无法延长生命的长度，但可以拓宽生命的广度。活着是最好的礼物，死亡是最好的礼物，善终是最好的祝福。当我们不再刻意地避开死亡这个话题，生的愉悦和死的坦然都将成为生命圆满的标志。

我依然爱着你，无论你在或不在……

35. 死亡，那么远又那么近
——《死亡如此多情》读后感

宋林丽

【作者简介】 宋林丽，中国医学科学院药用植物研究所2016级硕士研究生。药学专业。

我来自一个幸福平凡的家庭，善于发现生活中点滴的美，酷爱小动物，乐天派。

《死亡如此多情》是一本有关生、死、情的好书，全书由相互独立的短篇小故事组成。这些小故事从医护人员或患者家属的角度描述了疾病发展过程中医护人员和患者及家属的心理历程。

读了很多故事，也流下不少眼泪。在不同的故事中，当面对死亡，有人恐慌不已，有人平静等待死亡来临，有人按照自己意愿安静走过最后一程，有人迫不得已毫无尊严离去……即便如此，对我而言，仍不能深刻体会病人或惊恐或淡如止水的心境，也不能体会病人家属悲痛欲绝的悲伤，更不能体会医护人员深深的无奈和惋惜。其中，令我印象最深的是“外公的心愿”这个故事：

外公从小就特别宠爱我，原以为可以这样一直在外公的宠爱下生活下去，想不到刚工作不到1年，外公就因肝癌晚期成为了我的病人。出于医生的职业习惯，刚开始对外公以善意的谎言相待，可是外公的身体越来越差，我的心也越来越焦急和彷徨，每次从外公的病房出来，我都问自己，这样做真的对吗？终于有一次查房时，外公对我说：“我知道我的时间不多了，你已经尽了自己最大的能力来挽回，但是面对死神，有时候你能做的并不多，我理解，我接受，我还有一些心愿要完成。”最后的日子里，外公一直做着自己想要完成的事情，见到了老朋友，和亲人相处，写好遗书，挑好墓地，买了一间门面房。终于，外公走了，令我泪奔的是外公的遗嘱中写到租赁门面房的收入中有留给老伴的，有给孩子上学用的，有给家庭困难的子女们的，即使离去，外公也尽最大能力给了家人最大的关怀。外公真的完成了所有的心愿，安心去了。

这个故事对于看官来说称不上特别感人，没有病情反复恶化，没有患者家属哭天抢地的哀嚎，没有病人喜怒无常的焦虑，有的只是平淡，淡如止水。我想这应该是一个人最好的结局了吧。病人安排好了一切，完成了所有的心愿，然后离开，没有一丝丝遗憾。于我而言，之所以对这个故事如此印象深刻，也许是因为我希望这也能是我外公的结局。

我的外公在2016年春节的时候去世了。外公从2008年以来就被诊断出患有阿尔茨海默症，出于各种原因，将外公外婆从舅舅身边接到了自己家中。这几年期间，每一次回家，都能明显感觉到外公对我的记忆越来越模糊，身材越来越消瘦，脾气越来越暴躁，神志越来越不清晰。期间，妈妈承受了太多太多，我心疼外公，也心疼妈妈，可是很多情况下，真的是无奈之举。外公喜欢抽烟，可是外婆不让他抽，所以爸爸有时候会偷偷给外公抽一口，看着外公像个孩子似的满足的样子，我只能闭口不言。照顾一个老年痴呆症患者，有很多的不容易。患者由于人格改变，会说一些语无伦次的话，会吵着闹着要出去，会无端闹情绪，会打骂身边的人，会不正常吃饭，会大小便失禁等。有时候我会想，这样的生活到底有多大意义，很多时候外公要被迫地接受自己不喜欢的事情，自己的愿望想法被家人制止，没有回忆，不会思考，甚至是空虚的存在着，偶尔会出现一些错乱的回忆，做出荒诞的事情。这种病症不像癌症等一些恶性病，病情缓慢地发展着，外公和家人都在煎熬中度过漫长的岁月。有时在我即将离开家的时候，跟外公告别时，外公会突然握着我的手说到，“你要走啦，在外边要多注意身体，不要饿着冻着了”，然后外公就会突然哭起来。思绪一下飘到过去的时光里，外公抱着我，沐浴在慵懒的午后阳光里，身边的老猫呼噜呼噜地在睡觉，突然，我怀里的气球嘣的一声爆了，老猫吓得跳了起来，又跑远了，哇的一声，我哭了，接着是外公柔声细语地安慰……我多么想像小时候外公安慰我一样，也跟他说说话，让他不要怕，现实是残酷的，外公一会又目光呆滞，摇头晃脑了。老年痴呆症患者的心理到底是怎样的，我不清楚，但那肯定是一种很难过的情绪，就像小孩子得不到自己想要的礼物时的伤心一样。虽然都是小事，但难过的情绪是实实在在的，可怜的外公，不知有多少时间在难过，却又得不到称心的安慰。外公最后的日子里依旧和往常一样，吃吃、闹闹、睡睡。不能享受老年的幸福，不能享受儿孙环绕膝边的幸福，不能回忆起以前的种种，不能会见老友，还要承受孩子般的委屈。外公走的时候，看着妈妈崩溃地大哭，看到外婆不住地自责，我当时没流一滴眼泪。在我内心，我觉得外公终于解脱了，再也不用受罪了。可是在以后的很长时间里，每每想到外公，就会难过地流下眼泪，原来思念是如此猛烈的情感。我开始后悔，后悔为什么不多陪陪外公说说话，为什么不多为他创造一些美好的回忆，为什么不陪外公多出去走走看看……

近来，爸爸总是抱怨他记性不好，总是说将来肯定像我外公一样也是老年痴呆。我给爸爸买了天麻，叮嘱他要按时吃饭，锻炼身体，在外边也是跟爸爸妈妈报喜不报忧，回到家跟他们各种撒娇卖萌。我希望时光能够慢一些，在清醒的日子里让爸爸妈妈切实地感到源源不断的幸福。

死亡如此多情。当我们面对不可避免的死亡的时候，我希望可以平静下来，多享受一些幸福，多看一些风景，多留下一些美好的回忆，然后不留遗憾、潇洒地走完最后一程。

36. 在阅读中感动，在感动中思考 ——读《死亡如此多情》有感

王　瑚

【作者简介】　王　瑚，国家卫生计生委科研所2016级硕士研究生，遗传学专业。

说实话，第一眼看到这本书，我确实是被这本书的题目吸引了。毕竟，在我们的传统文化和传统观念里，死亡总是被忌讳的，很少有孩子能够从学校或者父母那里接受关于死亡的教育；但是死亡终究是一个无法避免的话题，特别是对于我们从事生物医学领域的学生，都应该明白这是一个再正常不过的自然规律。这本书精选了近百件医务工作者口述的临终事件，“世界上没有两片完全相同的叶子”，每个故事各具特色，但是这些不同的故事都描写得很真实、很生动，让读者有一种身临其境之感。简洁的文字中展现出的人性光辉，我想即便是见惯了生离死别、人生百态的临床工作者，难免也会潸然泪下。

“感动”是我读完这本书最深刻的感受。

首先是被这本书的真实所感动。面对生命的即将逝去，每个人的反应都各不相同，有的人震惊、恐惧、心存侥幸，有的人坦然、安详、了无牵挂；面对亲友的即将离去，有的人希望医生不惜一切代价去延长病人哪怕一分一秒的生命，有的人则主动放弃有创治疗，安静地陪伴病人走完人生最后一程……我们不能说这些做法哪些是对的、哪些是错的，但它们都是真实的。令人感动的真实不仅体现在病人及亲属身上，也体现在医务人员身上。医生不是万能的，面对突如其来的病情，医生有时也有选择错误、有时也会无能为力，他们也会惋惜、也会懊恼、也会无奈、也会悲伤……这一切，都生动地展现了面对生命消逝时人性最真实的光辉！

其次是被部分病人的勇敢和豁达所感动。面对死亡，人们恐惧也好，留恋也罢，这些都是真实而正常的反应，我们无可厚非，不能说这种行为不好或者不勇敢。但我们总是会

为那些乐观豁达的真正战士而感动。让我印象比较深刻的是一位胰腺癌患者，进行保守治疗可以维持1年左右的生存期，但是他却毅然选择了肝胰联合移植治疗——一种新的比较激进的治疗方法，不幸的是治疗没有成功，在去世前向好友（即文章的讲述者）打电话道别，他告诉曾劝他保守治疗的朋友："我本应该在你那小住几天，咱们再聊聊，但是，我不后悔，你知道，我是个宁愿燃烬也不愿锈蚀的人。"他在手术前公证了遗嘱，告诉年幼的儿子要听妈妈的话，照了张阳光帅气的照片……他的医生朋友也不由得肃然起敬："这是他的风格，独立、洒脱、男子汉，绝不拖泥带水，一辈子都是这样，直至离开这个世界。"读完这一节，我印象深刻、感动不已，他的这种勇敢、豁达，确实不是大多数人能够做到的，而他本人，想必也是参透了人生的价值、死亡的真谛，想必在这一生中也是如此铮铮铁骨、坦荡不屈，想必也是一个勇敢的斗士、真正的男子汉吧！

大多数人忌讳谈及死亡，但是也有不少人认为生之本质在于死，二者是相互联系的。我曾看过一本教给孩子死亡观的书，叫做*Cry*，*Heart*，*But Never Break*[①]，这本给孩子看的丹麦童书刻画了一个温柔善良的死神形象。死神要来带走四个孩子病重的奶奶，孩子们不舍，死神给他们讲了故事，告诉他们如果没有悲伤，快乐的生活总像缺了什么，让我们不能好好享受快乐，而生与死也是一样。我深刻地认识到，我们之所以会感受到生命的美好，就是因为死亡的存在；正如黑暗的存在会让我们更加珍视光明、密布的乌云会让我们更加感恩灿烂的阳光一样。如果说《死亡如此多情》引导我们捍卫逝者尊严、树立正确的死亡观，让我为勇者赞叹，那么这本书则以再朴实简单不过的图画和文字揭示了生与死的辩证关系，让我懂得了没有悲伤的快乐是有缺憾的，生命也因死亡才有意义。

在感动之余，除了生与死这个话题，读过本书后引起我另一个思考的是医生对于患者人文方面的关怀，这应该也是医学人文方面的一个重大困惑，医生应该如何更合理地从精神上关心患者。很多医务工作者会认为每天的工作任务极其繁重，没有精力和时间对患者进行人文关怀；这确实是事实，但我认为二者并不矛盾，我相信合理的人文关怀对于患者的病情和治疗一定能起到积极的作用。虽然我不是医学生，但是同样很喜欢两句讲给医学生的话，一句是"不仅要看到人生的病，更要看到生病的人"，另一句是"有时是治愈，常常是帮助，总是去安慰"。对于患者来讲，傲慢的态度和冰冷的语气很难让患者对医生产生信任；更严重一些，这恐怕也是医患矛盾产生的原因之一吧。所以我个人认为，医生在自己的能力、精力允许范围之内，真正做到换位思考，与患者感同身受，将会达到更满意的治疗效果和更理想的医患关系。

当然，面对真正严重的疾病，医生更多时候还是无能为力，面对患者的企盼以及很可能带来的人财两空窘境，有责任感的医务工作者确实会感到非常的痛苦，还有无奈。读完

① 作者：Glenn Ringtved（文，丹麦作家），Charlotte Pardi（插图，丹麦画家），译者：Robert Moulthrop（美国作家）。

这本书，也提醒我们临终关怀的重要性。我比较支持医务工作者对于临终病人，更多的并不是考虑给予病人怎样的治疗尤其是有创治疗，而应该是提高他们的生存质量，尽可能满足他们在生活中尤其是情感上的需要。

在阅读中感动，为最真实的人性光辉而震撼，为生活中的勇敢战士而喝彩；在感动中思考，感悟生命的美好和生存的意义，引导我们解决医学人文的困惑：这就是这本书带给我的。

37.死于生的启示
——《死亡如此多情》读后感

张国中

【作者简介】 张国中，北京协和医学院基础学院2016级硕士研究生。遗传学专业。成绩及荣誉：均属于过去。

在生活与旅行当中，一步一步走向前！

《死亡如此多情》这本书其实是由很多个真实的小故事汇编成的合集。编者谈到编这本书的目的时说："如果出一本书，以叙事医学的方法，让临床医生说出他们亲历的临终事件，给愿意了解的人带来更多智慧和想象，给医患双方一个重新认识对方的机会，会不会是一件有益的事情呢?"书中的每个故事虽小，但却是那么的真实，而又震撼人心。我想，编者的目的其实是达到了的。

里面有一个章节叫"父亲的死亡令我刻骨铭心"，读完之后，我陷入了久久的沉思。

在这个故事里，主人公本身就是一名医生。其父亲在生命的最后阶段，自己选择放弃了生的愿望，主人公也遵从了父亲的意愿，在父亲临终的最后时刻，他拒绝了医护人员对父亲实施摆设式的抢救，因为他知道这些所谓抢救措施都是毫无意义的，只会破坏他父亲的躯体，有损他的尊严。

但是当主人公亲自为父亲整理和擦洗遗体时，他却感到了无比的痛苦。他回想起了有关父亲的点点滴滴：父亲离休前是中学校长，口才很好，喜欢聊天，喜欢阅读，别无嗜好。晚年他最大的快乐就是与家人，尤其是与孩子聊他的过去，聊他的成功和辉煌、失败和平淡、愤懑和慷慨。遗憾的是，父亲的晚年，主人公养家糊口，工作繁忙，总是出差在外，很累很辛苦，因此在父亲最需要安慰的时候，主人公经常不能把聊天的时间留给他，这也为自己留下了无限的悔恨和遗憾，但却永远无法弥补。

值得注意的是，作者在文中说道，今天他把这个感受说出来，其实并没有像某些写字人那样，是为了提醒那些读他这段文字的人，去吸取他的所谓教训，去多陪陪自己年迈的亲人。作者说他知道这没有意义，极少有人能从这些文字里获取教训。因为作者在父亲生前就已经看过这些类似的文字了，但还是留下了永久的遗憾。作者噙着眼泪输入那些文字，只是想把心中的话说出来而已，想让自己难受，他需要给自己一点折磨，自我折磨的感觉并不坏。作者的这番话恰恰引起了一种意想不到的心理效果，明着说不是为了提醒他人，却猝不及防地给了读者当头一棒，让人不禁去思考自己所面临的问题。

我也不由得想起了自己的家庭。当然，我父母还健在。但是我的曾祖母和爷爷在十多年前相继以异乎寻常的方式，主动地离开了这个世界。那个时候我不算太大，但也不小，已经能清清楚楚记得这些事情的发生过程。爷爷走的时候，那是一个夏天，我在外面玩，是别人告诉我的这个消息。一开始我不信，我出来玩的时候还好好的。他们说是真的，我哭着跑回家去，看见爷爷已经被家人放平躺在竹席上了。那个时候我就一直哭一直哭，跑到村边的小树林里去自己一个人哭，一直以为自己是世界上最伤心的人了。因为自己从小就是爷爷奶奶带大的，一直生活在一起。爷爷很严厉，那个时候爸爸姑姑都被他骂，唯独我很少被骂。如果我做错事了，他也不骂我，只需眼睛那么一瞪，我就怕得不行，就全招了，然后爷爷就拉我到他身边，摸着我的头，告诉我以后应该怎么怎么样。

爷爷走后，我就和奶奶一起生活。有一次我上阁楼去的时候，看到里面有一副棺材，很害怕就跑下来了。奶奶告诉我那是她以后要用的，我不想听，就跑开了。十多年多去了，奶奶老了，我也离开湖南去了东北上大学，现在又在北京上学，能见到奶奶的日子也越来越少。奶奶现在也是自己一个人在老家，弟弟在学校住宿，只能1个月回1次家。奶奶上了年纪，与那篇文章作者的母亲一样，是一个没有文化但又极爱唠叨的老人。我每次回家，必然要嫌弃我洗衣服不干净。就算我已经洗完了，她都要取下来到水井边上给我再洗一遍，一边洗还一边唠叨，洗得一点都不干净，做事都不用心。烧好热水之后她又催，赶紧去洗澡，到了晚上8点多钟，她必然会唠叨，赶紧去睡觉，你在学校总是睡不够，现在回来了又不多睡一会……听到奶奶唠叨了，我就立马乖乖去床上了，然后让奶奶也赶紧去睡觉。即使玩手机到深夜，我也必定会躲在被窝里不让她看见，否则她老人家又得操心了。现在每次看到弟弟嫌奶奶啰嗦和她吵嘴时，我就不禁感叹，弟弟以后终究会明白的，但希望不要明白得太迟。

那篇文章的作者现在每天晚上都要到他母亲的房间报到，如果太晚回家了，就会在次日早晨报到。当然也会经常听她重复唠叨作者的“过去史”。而我，远在千里之外的北京，能做的就是经常给奶奶打个电话回去，听她老人家在电话里唠叨一会，整个人也就踏实了。

38.衰老与死亡，你准备好了吗?
——读《最好的告别》有感

夏文超

【作者简介】 夏文超，北京协和医学院基础学院2016级硕士研究生。专业：基础免疫。研究领域：蛋白组学。

热爱运动、热爱学习、乐观向上、乐于助人。最喜欢的人生感言：人生就像阿甘手中的巧克力，你不打开，你永远不知道是惊喜还是惊讶!

《最好的告别》，关于衰老与死亡，你必须知道的常识。此书的作者阿图·葛文德，是麻省总医院的外科医生、哈佛医学院的教授、白宫健康政策的顾问。书中作者探讨了平时大家容易忽视的话题，那就是衰老与死亡。作者通过讲述一个个伤感而发人深省的故事，全面细致地探究了衰老、死亡及医学界对二者的不当处置，重新审视美国现有医疗对老年人、对临终病人的救治与关怀。

关于衰老，每个人从出生开始就渐渐地走向衰老。在未读过这篇文章之前，我并没有仔细去思考过衰老的问题，也不会去想自己老了会怎么样。离我最近的衰老，我想会是我的爷爷和奶奶，我从小到大的成长过程就是爷爷奶奶衰老的过程。我的家在农村，爷爷奶奶住在我家和叔叔家的中间，三家紧紧地连在一起，实为一家。小时候都是走路上学，回家后最先见到的就是爷爷奶奶。小时候爷爷奶奶的精力都还很旺盛，还能自己种地收稻。渐渐地爷爷奶奶的体力就越来越不行，很多重活都干不了了。那时我在上初中，回家后的第一件事就是跑到地里帮爷爷奶奶背庄稼，平日里也会帮爷爷奶奶干干其他农活，爷爷奶奶会硬给我一些零花钱。想想小时候的事，确实非常让人怀念。随着时光的流逝，转眼我上了大学，开始了漂泊的求学生活，每年只能回家两次。大学的时光过得非常快，爷爷奶奶衰老的速度也变得快起来，每次回去都觉得他们老了很大一截。他们的体力越来越不行，爷爷还患了腰椎间盘突出和前列腺肿大，奶奶也得了青光眼和高血压。每次回去他们都会对我说："老了，走不动了，看不见东西了，牙齿掉了。"是的，他们真的老了，头发花白，皱纹和老年斑横生，血管也失去了弹性变得僵硬，手脚也不得劲。这些场景对我有很深的触动，我在想，我老了会不会这样？我老了会是什么样？作者文中描写的老年人，他们一步步失能，不能主宰生活，偶尔不注意就会引起重大病症，年老失衡会带来摔跤，丧失生活主权的养老院生活等等问题会不会发生在我的身上，我到那时又该如何面对？我们只能这样丧失尊严地活着，却又无能为力。作者宽慰我们老了要承认，要学会如何优雅地老去，该放手时就应该坦然放手。

关于死亡，我是更不可能去思考的，因为我才24岁，正值青春年华。回忆过去，小时候父母都会禁止我们谈论死亡的话题，但是死亡天天都在我们身边发生。我第一次接触死亡，是在上小学的时候，去世的人是我的干爷爷。看着亲戚朋友都送来花圈，请来道士做道场，自己的头上要包裹白布祭奠死者，从死亡到下葬是一个非常繁琐的过程。小时候对死亡没有一个完整的概念，只知道人死之后灵魂会飞到天上去，变成天上的星星，变成天上的神仙，保佑活着的人，这是父母传给我的传统观念，小时候死亡对我而言非常神秘，我也常常幻想自己死后上天变成神仙。但是随着自己慢慢长大，经历了很多死亡，才知道死亡其实是一个非常痛苦的过程。最直接的一次是我参加临床抢救，那是一位70多岁的老人，肺癌晚期，大量血性胸腔积液完全占据了他的左胸。这位患者入院1周多，病情突然加重，突发血气胸，濒临死亡，死亡开始阶段患者提出想要回家，但患者的家属没有放弃治疗，渐渐地患者变得紧张急躁，并哀求医生救救他，他快不行了，患者的喘息越来越急，越来越强烈。患者家属让医生给患者上呼吸机，可患者是气胸上呼吸机根本无用，就这样所有人都只能眼睁睁看着患者一步步走向死亡，患者的喘息逐渐减弱，血氧也越来越低，越来越低，到最后一刻患者放弃了，不再喘了，最后心电监护仪上的心电图变成一条直线。老师给患者打了肾上腺素，并进行胸外按压，我也为患者做了胸外按压，我没敢直视患者，这是我人生第一次完整地经历死亡，我内心是害怕的，我是多么想挽回老人的生命，看到他家人的哭泣我的内心产生了刺痛。我在患者身上看到了不甘、恐惧，到最后的释然，这位患者已经享受了人生的喜怒哀乐，死亡对于他来说可能是一种解脱。但对于同一个科室的另一位患者，命运却完全不同，她才27岁，才结婚不久，还没有孩子，被诊断为粟粒状继发性肺癌。她的肺几乎全被癌细胞霸占了。我下来看了她的病历，她只能依靠吗啡来缓解癌痛，老师给我们说她只能活3个月，我们的内心都百感交集。她在缓慢地等待死亡，在她的身上、脸上、眼睛里、背影里都写满了痛苦，我在她悲剧没有到来之前就出科了，到现在她肯定已经不在人世，我时常会幻想她的死亡，会和那位老年患者一样吗？不，我想肯定不会。如何看待生与死，我想作为医学生的我们，也没有做好准备。阿图的《最好的告别》无不在诠释着衰老和死亡，虽然我知道要把时间用在自己想做的、喜欢做的事上，时刻提醒自己把握当下，但对死亡我们也不能避而不谈。人固有一死，对于死亡最重要的是面对死亡的勇气，无论是家人、朋友、陌生人或者自己，虽然我们在死亡临近的时候都是那么无能为力、痛苦、无助，但至少能坦然接受死亡的事实得到心安。年纪越是累计，越是相信缘分的力量，反而很多事便不再去刻意强求，冥冥之中总有一种注定好的缘分让你遇到谁、看到什么、了解什么，顺其自然就是最好的状态。

在《最好的告别》里，作者还从医者的专业角度、子女的角度、朋友的角度运用一个个有血有肉的小故事批判了美国干瘪的养老院制度、临终医疗，以及护理和养老的实践中对临终病人和老年人心理需求、情感需求的忽视。并提出“辅助生活”“善终服务”的概念，要求养老的社会化，既要保证老年人受到专业、可靠的照顾，又不增加儿女事务性的负担，并增加社会对他们的关注；作者又提出养老要向人性化、个性化的方向不断改进，养老机构要保障每位老年个体的安全、医疗、生活、社交等方面的需求。这为我国养老制度和临终医疗的改进提供了指导。

阿图的书给我最大的启示就是感恩活着，但怎么才能更好地活着？人固有一死，我们更应无所畏惧地活着，更应在活着的时候去追逐自己最想要的东西，而不是那些表面看起来光鲜而自己内心却不是真正渴求的东西。更重要的是当我们活着的时候，就好好活着，活着是上天最大的恩赐！

39.身为凡人

何　鑫

【作者简介】　何　鑫，中国医学科学院医学生物学研究所2016级硕士研究生。病原生物学专业。研究领域：病原生物学、疫苗。

我是一个有黑猫一样冷静却也有小狗一样热情的女子，喜欢绘画写作也喜欢唱歌跳爵士。“Where there is a will，there is a way！”这句名言一直激励着我前进，希望能在协和学到更多知识，交到更多志趣相投的朋友。加油！

记得5岁时，我时常会因害怕父母去世而伤心哭泣，随着年龄增长，我渐渐意识到年幼时自己的害怕与伤心是对父母太过于依赖造成的。但每当看到那些行动迟缓、目不能视、食不知味、无法独立生活的老人时，我的心里还是会不由地一颤。人会惧怕衰老和死亡，不仅是因为布满皱纹的脸有时看上去有些狰狞可怕，更多是因为那随之而来的茫然与无助，如同深渊一般将人一点点吞噬。死亡是一个沉重话题，生命就是一条单行线，从出生那天起我们就一步步走向衰弱和死亡，生老病死是不可逆的自然法则。生而为人，如何快乐、拥有尊严地活到生命的终点？当走完生命最后的历程时，应该选择怎样的方式来告别深爱的亲人和这个丰富多彩的世界？《最好的告别》这本书给了我想要的答案。

本书的作者阿图·葛文德是一位从医经验丰富、荣誉等身的印度裔美国医生，更是影响奥巴马医改政策的关键人物。《最好的告别》一书字里行间不仅展现了作者丰富的从医经验、探究医学问题的热忱，而且也饱含了作者对生命的敬畏之情，这使得该书不仅富有智慧，也充满了温情，感人至深。在阅读这本书时，我会不时驻足思索如何才能有勇气面对死亡，也从书中谈到的美国的养老制度、临终关怀服务等问题联想到中国的养老现状。

养老与尽孝

在传统社会中，父母往往会与子女居住在一起，子女要担起尽孝照顾的职责和义务。但对于如今的中国家庭，传统的社会化养老越来越难以为继，一方面是中年人体力精力有限，另一方面是种族延续之情又使得人类往往爱子女胜于父母，所以当面对老人养老问题时，养老院渐渐成为养老的不二去处。当今中国人口老龄化问题日益加重，就业压力、住房压力、医疗压力等社会压力综合作用，养老逐渐成为一个社会化的问题。然而，中国的养老业起步晚且不完善，目前一些企业行为的养老地产大多针对的是高端人群，对于普通百姓来说，老人们往往是倾其所有才能给子女凑够买房的钱，微薄的退休金根本无法支付目前商业化的养老社区费用。

此外，大多数子女往往会忽视老人的诉求，子女们只关注衰老给父母带来的身体健康问题，把老人托付给养老院和保姆，并认为自己对父母尽孝了。可扪心自问：我们真的了解老人内心的想法吗？我们的决定是否会让老人产生隐私得不到保护、愿望得不到尊重的想法？其实，老年人真正渴望的是关爱，谁该替那些无暇顾及父母的子女来关爱这些老人？这才是现今养老问题的关键。该书阐述了一些专业人士在改进养老方式上做出的尝试与努力，例如通过对一些宠物植物等的照料，让老年人重新找回自己生命的意义，从而焕发生机的案例。我认为这些成功案例是值得当今中国的养老院借鉴的，因为养老机构不是以安全和健康的名义去剥夺老人独立和自由的枷锁和牢笼，而是真正了解年迈老人需求、能为老人提供精神慰藉和人文关怀的“家”。只有了解其所愿及所不愿，协助其以其自己的方式生存，这才是对待衰老之人最好的方式，也只有这样子女才能更好地尽孝，改变中国传统的家庭养老观念。

让生命“走”得温暖

读完该书我认为临终关怀是一个有益的方向，其能节省大量的医疗和社会资源，并让更多的老人、病人在生命末期有更高的生活质量，在离去之时更有尊严。叔本华说过：“人生有如钟摆，在痛苦与倦怠间徘徊。”人生似是一场救赎，欲望便是不断将人拖至苦难深渊的魔鬼，生之欲念越深，此种痛苦愈强，而死亡恰是功德圆满，是苦难的终结。如此看

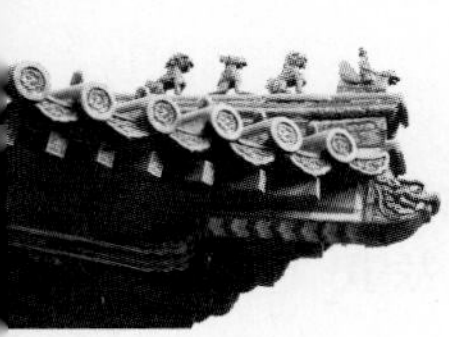

来，在将死时死，也不失为一种修为，对于身患绝症或将要离世的病人，尽全力救治也许不是最正确的做法，正如书中所提到的“满足病人生活的更大目标才有意义”，也才使得医疗救治具有合理性。

临终告别——勇气

每个人都会变老，父母的脸上也会随时间流逝而积满皱纹，当他们逐渐走向人生的终点，与孩子们挥手告别，这对于孩子与父母都是件残忍的事。我很认同阿图医生在书中所写到的“勇气——最好的告别”，我们不可能阻止衰老与死亡，但我们需要有勇气去面对死亡、去面对亲人离世带给我们的遗憾和悲伤。书的结尾写到作者坐着小木舟将父亲的骨灰撒向恒河后，乘着温暖的朝阳小舟缓缓驶向岸边。我认为这里所写的“朝阳”与“勇气”相呼应：一缕朝阳不仅抹去已故之人在世时所经受的残酷，送来这个世界最温暖的敬意，同时也抚平了在世亲人的伤痛，将死亡赋予了一个灵性的意义，让在世之人有勇气好好地生活下去。

读完《最好的告别》，我的心里是暖暖的，因为它让我从最初对死亡的恐惧转变为坦然地面对，也明白了珍惜当下、感恩于人的重要性，正如村上春树所说“死亡并非生的对立面，而是作为生的一部分永存”。生命从小小的受精卵开始，人身体里的细胞每时每刻都在新陈代谢，人的生命也是如此，当亡者“安息”，当活着的人充满勇气和坚强，当释怀后的爱在每个人的心中流淌传递，即成为永恒，万物也许就这样生生不息。或许世界上所有的爱都以聚合为最终目的，但父母对孩子的爱是却以分离为目的，或许父母真正成功的爱，就是让孩子尽早作为一个独立的个体从生命中分离出去。生命如梭，活在当下，让我们把时光留给生命中最重要的人，珍惜身边的亲人，敬畏生命，学会感恩。

40.疾痛之我思
——读《疾痛的故事——苦难、治愈与人的情况》有感

陈新连

【作者简介】 陈新连，中国医学科学院药用植物研究所2016级硕士研究生。中药学（植物学方向）专业。研究领域：DNA条形码、叶绿体基因组等。

比较喜欢读一些哲学类的书籍，热爱生活、热爱大自然，喜欢观察植物，有晨跑的习惯。

美国著名医学人类学家、精神病学医师阿瑟·克莱曼（中文名凯博文）所著《疾痛的故事——苦难、治愈与人的情况》[①]一书，带给我深刻思考。刚刚拿到书时我记错了书的名字，以为是疾病的故事。殊不知，著作的核心概念即强调“疾痛”与“疾病”的不同。在这个概念差异指引下，我开始体会作者更多的意图。

作者从症状和异常的意义、疾痛的个人意义和社会意义，即疾痛的四个方面谈起。他强调，疾痛是有一定意义的，并不是没有用的，这是对疾病及其相关环境的反应，如果没有疾痛，那也将是一种灾难。

我想从疾痛对于个人和社会的这两个方面来说说自己的感想。

一方面，疾痛对于个人来讲是需要理解的，我曾经对妈妈烫伤手腕上的痛无法理解，我在想，有那么痛吗？直到我摔伤的腰在长时间劳累时坐也不是站也不是地疼痛而弟弟在一旁笑时，我才理解到那种疼痛无法被人理解时的心痛。以至于现在看到谁受伤的伤口，我都会联想在自己身上，我们的这些痛是小痛、暂时的，很多病人的疾痛却是长期的、直到故去，所以疾痛很需要被理解，从而需要被安慰、解释。同时，疾痛对于个人来说，也是急需解决的，包括身体上的和心理上的，这除了需要病人本身良好的心态、生活方式和积极配合治疗外，还需要医药技术的提高、医生技能的提高，病人还需接受适度的心理辅导等。

另一方面，对于社会来说，疾痛更是需要理解的。理解这种病对于病人身体、精神的摧残，也是需要社会尽其所能去解决的。作为社会群体，我们应该鼓励诸如安宁志愿团队

---

① [美]阿瑟·克莱曼著，方筱丽译. 疾痛的故事——苦难、治愈与人的境况[M]. 上海译文出版社，2010.

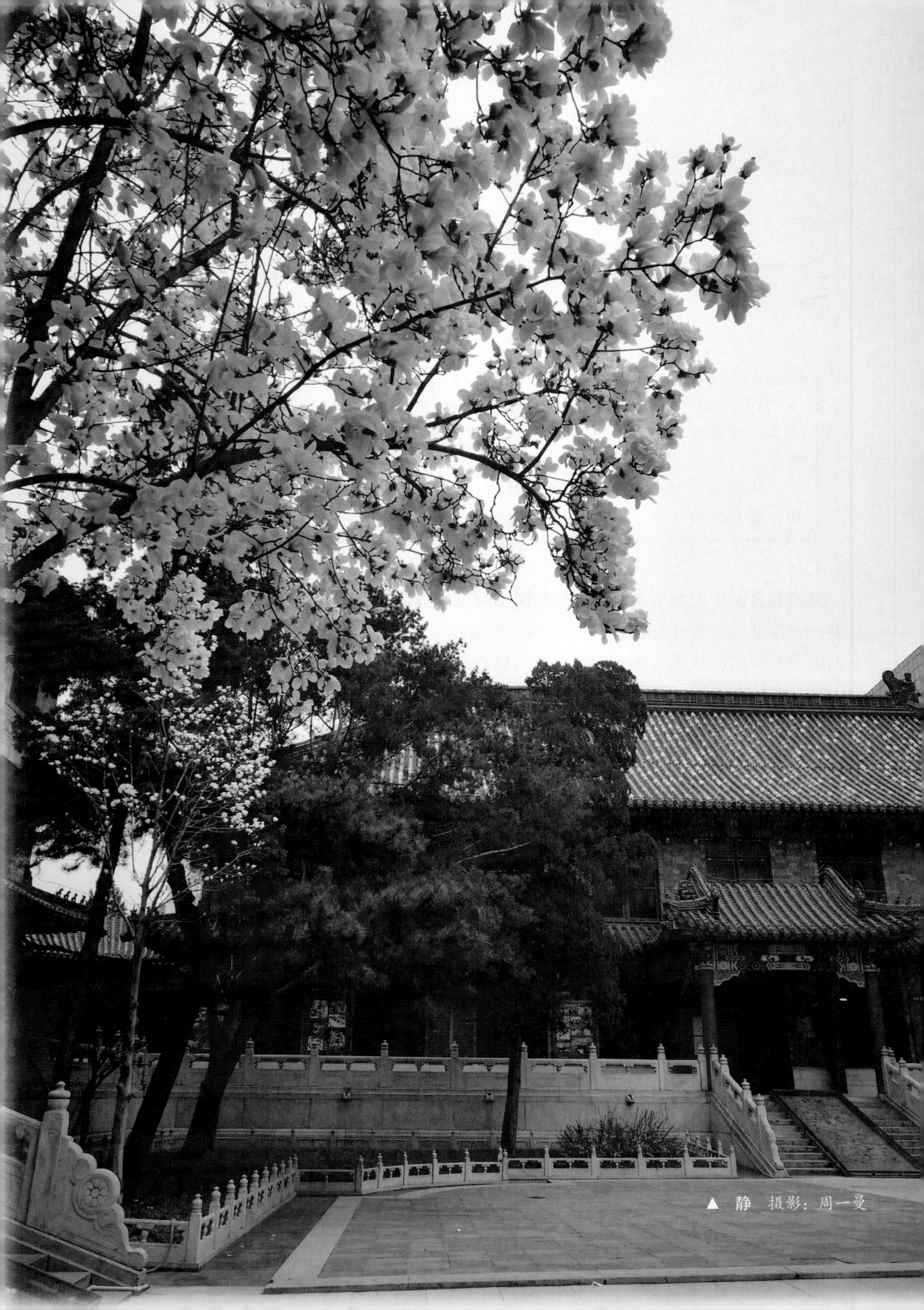

▲ 静　摄影：周一曼

一样的群体的发展，发自内心地为病人们送去温暖和关怀，虽然只是做一些类似打扑克、叠千纸鹤等简单的事情，让病人开心地笑已是最好的回馈。

那么，我们该如何应对疾痛呢？尤其是对医生乃至医疗领域来说，有哪些具体的办法能够更有效地治疗慢性疾病包括疾痛？

克莱曼的确给出了答案，即针对慢性疾病治疗的方法论。这个方法论的基本要素是可以用设身处地的倾听、转译和诠释来刻画。微型民族志、对患者的生活故事的诠释，以及解释模式的启发和协商处理，是医学心理疗法过程的主要步骤。谦逊的作者在此强调："有问题需要说明，这个临床方法论意在补充和平衡治疗疾病的标准生物医学方法，而不是要取而代之。我相信我已经说得非常清楚了，这种方法处理疾痛的万能药，不可能有这样的东西。这个方法论是个框架，用以保证疾痛作为人类经验，在它种种社会与个人表现形式中的独特性，成为医生注意的中心。"

治疗慢性疾病的不确定性，并且"与患者及其家属一起着手协商处理""更能有效地给予患者力量"，就如共享信息，平等参与。以前面几章的案例来进一步分析，重点阐释了重振精神、安慰剂效应、善于处理哀伤、悲伤处理会谈、哀伤宣泄工作法等对于治疗慢性疾病的重要性及有效性，"能如此有力地推动重建有效而人道的医患关系"。病人的心情很大程度上决定了病情的发展，所以医学心理是一大块需要发展的地方，把疼痛当成是一件需要处理的大事，而不是只有患者去默默地承受着。我们需要倾听他们所需，尤其是心理所需，重视其所需，解决其所需。

慢性病人往往被视为"问题病人"，因为他们的病情总是不见好转。除了患者的个性异常、困苦的生活环境外，还有急性治疗导向的医疗系统本身的不适当期待，以及医疗提供者的挫折感等，这些都构成了"问题病人"的问题来源。我想个性异常可能是因为其渴望被理解吧，所以会有一些较为异常的言语、行动等以引起别人的关注，希望能有人和他（她）谈谈心，医疗系统本身更注重看病，而不是看人，因此就容易将疾痛和心理脱节，没有从内源去解决需求，产生一系列问题，病人的病情就不易见好，反过来对于医疗者也是一种伤害，医疗者内心产生挫败感，自然也不利于病人疾痛的解除。

读罢此书，能深刻感受到一个个病患是真实的存在；能强烈体会到作者在将已经被生物医学实践或者"医学中心论"严重化约过的病患进行还原的努力。当人类面对慢性疾痛时，生物医学实践能做的不仅是有限的，有些时候根本就是有害的。作者以其精神病学专家、人类学家以及慢性病患的三重身份，在多年的临床病例的治疗基础上，得出的思考是有说服力的。

"医生的最佳实践是根据对疾痛经验的现象学理解，以及疾痛经验对患者的心理和社会的影响，来安排治疗"，不仅如此，作者批判到：现行的医生培养和医疗体制的着眼点与疾痛经验是相悖的，医生职业如此深邃，根本无法以单纯的说教方式来教育。他甚至认为，"学生必须经过自己痛苦、困难的经历，有了为别人做好事的迫切需求，才能习得。亦或

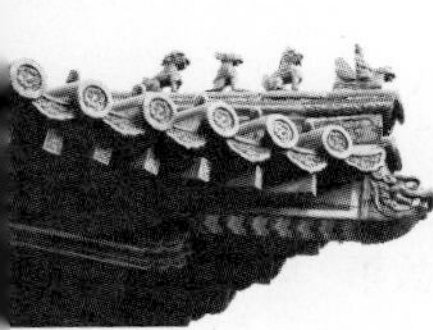

许，它有赖于医生成长的环境和阶段。或许简直可以说，只有个人的疾痛现实，或者行医经验，才能产生这种智慧。”

41. 从人类学视角看疾病
——读《苦痛和疾病的社会根源》

杜　瑶

【作者简介】　杜　瑶，中国医学科学院阜外医院2016级硕士研究生。心血管内科专业。研究领域：肺动脉高压。2015年8月获心血管病国家重点实验室暑期培训班优秀学员奖。

在《苦痛和疾病的社会根源》一书中，凯博文主要分析了神经衰弱、躯体化与抑郁症之间的关系，并解释了中国社会出现大量神经衰弱和躯体化现象的社会文化根源。

根据1968年美国精神医学协会发布的《诊断与统计手册第二版》（DSM-Ⅱ）的表述，神经衰弱是一种包括虚弱、容易疲劳、易激怒和精疲力竭等诸多症状在内的心理和生理状态。但其实早在20世纪四五十年代时，美国的精神医学家就开始争论神经衰弱是否是一个统一且有用的疾病种类，很多精神医学家指出，缺乏内部联系的多种多样的症状及不加区分地使用已经使神经衰弱成为一个包含多种障碍症的杂物箱和一个毫无意义的概念。所以，在1980年发布的《诊断与统计手册（第三版）》（DSM-Ⅲ）中，神经衰弱已经不再被列为一种疾病实体，代之以抑郁症、焦虑症等分辨性更好的疾病名称。就在美国和西欧不再认可神经衰弱为一种疾病实体的时候，神经衰弱在中国社会中仍被广泛运用于临床诊断和治疗，而同时凯博文在湖南长沙的调查诊断却发现，在那些被中国医生诊断为神经衰弱的患者中，绝大多数都可以被诊断为抑郁症。那么，为什么在美国已经不被认可的神经衰弱概念在中国却依然流行？带着疑问，凯博文开展了一项对100名被中国医生诊断为神经衰弱患者的包括患病史、患病原因和家庭、社区、政治背景等因素在内的整体性追踪研究。

通过研究，凯博文首先指出，神经衰弱的症状和解释与传统中医的躯体-精神导向（即身体变化导致心理和情感的变化）在形式上非常相似，如中医常说气虚导致五脏系统（心、肝、脾、肺、肾）功能变化，由于这种文化上的相近性，所以神经衰弱的概念容易被中国人接受和使用。其次，因为抑郁症意味着被污名化的精神病、社会的失调和遭受歧视的可能性，而神经衰弱却是一个包含着身体虚弱、劳累、疲劳、头痛、胃肠不适等症状在内的模糊性概念。也正是因为这种概念上的模糊性保证了它在使用上的安全性。所以，人们愿意选择使用神经衰弱以区别于抑郁症。再次，凯博文在很多神经衰弱患者身上发现了“文革”所遗留的影响，他指出，在“文革”期间，很多人都遭受了来自家庭、工作、学习、婚姻等多方面的问题和痛苦，面对这些无可奈何的痛苦和问题，疾病成了唯一可以利用的借口，因为把自己定位在一个病人的角色来应对这种痛苦，也许比通过在社会和政治上离经叛道安全得多。而恰好在“文革”期间把错误的政治思想与精神疾病联系起来的这种公开的意识形态并没有扩展到神经衰弱问题上。所以，获得了文化认可和社会合法性的神经衰弱自然成了人们明哲保身的“安全阀”。由于以上原因，在中国特定的文化和政治条件下，神经衰弱被医生和患者普遍接受，并且在中国，神经衰弱一词的使用不仅维护了患者的自身安全和利益，也承担了抑郁症所不能承担的、将社会问题医学化和缓和社会冲突的社会功能。

凯博文的研究深刻地揭示了神经衰弱在中国社会里所隐喻的社会政治和文化含义，同时也反映了文化是一种政治权力的渗透和规训，它驯化着个体身体，使个体的身体从属于身体政治。在著作的最后，凯博文指出，现实生活中还存在很多类似于中国社会中神经衰弱的精神健康问题。关注这些问题，从宏观社会层面和文化层面寻找和修正根源因素，同时除去把一切精神-社会问题医学化为疾病的狭隘做法，将是理解和解决现实生活中一些苦痛和疾病的关键。

本书的题目是《苦痛和疾病的社会根源》，那到底社会根源在哪？为什么我们研究的某些病人患了抑郁症，而其他有着同样经历的人却没有？部分原因也许存在潜在的基因或者心理易感性，部分地是由于压力因素对于不同人来说意味不同，并且不同人可以利用的抵抗严重的痛苦生活事件的影响和社会资源不同。

但是对于抑郁症来说还有更大的决定因素：人类不幸的社会根源造成了绝望、去道德化、自认失败的人格和处境。这些苦难的社会根源造成的情形破坏了自尊，阻碍行为选择，进一步限制了对本已有限的资源的使用，制造了牢不可破的人际紧张关系，使既定的角色失去了合法性，直接导致了难以忍受的后果。

我们发现了抑郁症的宏观起源：正是这同一个系统导致了去道德化、绝望和苦痛的情形。并且，正是同样的一系列问题助长了恶性循环，使躯体化得以维续。

微观背景可能体现为糟糕的婚姻关系，或者体现为一种与上级之间的压迫性关系，或者体现在学校和其他异化社区中冲突的情景，个体自我饱受攻击。

有时，宏观的社会根源因素对地方场景产生的影响很小，但在其他时候，比如“文化大革命”，这种影响就可能是决定性的。这对临床工作也起着指导性作用：除了从医学角度去治病，还要尝试从人类学角度去理解疾病，并相应地转变治疗方法。

42. 触碰真实，绽放自我
——读《疾病的隐喻》有感

柳安琪

【作者简介】 柳安琪，中国医学科学院肿瘤医院2016级硕士研究生。流行病与卫生统计学专业。研究领域：上消化道肿瘤预防与控制。

科恩曾说过："万物皆有裂痕，那是光照进来的地方。"人的一生总会面临疾病，它就像人生坦途上的坎坷和裂痕，疾病带给生命的意义究竟是什么？我们该用怎样的心态认识疾病及疾病给我们身体和心理带来的苦痛和压力？也许，正是这些认识成为有裂痕的人生路上的光或是黑暗，让生命更加充实有意义。

很感谢"中特"课程，向平常极度缺乏阅读的我提供了一个绝佳的机会去阅读《疾病的隐喻》这本书。该书的作者苏珊·桑塔格于1933年出生于纽约。15岁高中毕业后先后赴UCB及芝加哥大学攻读哲学学位。17岁和加州大学社会学讲师结婚，并在哈佛获得英语及哲学双硕士学位。1993年当选为美国文学艺术学院院士。桑塔格是当前美国名声卓著的新知识分子。和西蒙·波伏娃、汉娜·阿伦特并称为西方当代最重要的女知识分子，被誉为"美国公众的良心"。其著作主要有《反对阐释》《论摄影》及《在美国》等。

桑塔格的一生丰富而充实并且极具成就，但也许是天妒英才，桑塔格两度罹患癌症，先是乳腺癌，后是子宫癌，最后于2004年死于白血病。疾病带给她的除了身体上的苦痛之外，更多的是催生了她对所处时代下的疾病处境的一种全新的思考和审视。于是在1978年，桑塔格总结自己罹患乳腺癌的经历，发表了《疾病的隐喻》；作为续集，1989年她又发表了《艾滋病及其隐喻》。文章中桑塔格反思并批判了如结核病、癌症和艾滋病等如何在社会的演绎中一步步被隐喻化，从"仅仅是身体的一种病"转换成了一种道德批判，并进而转换成一种政治压迫的过程。桑塔格的独特视角使得本书反响巨大，成为社会批判的经典之作。

20世纪80年代，日本电视剧《血疑》曾风靡一时。片中女主角患上了不治之症——白血病。于是，她的形象平添了一份特有的柔美和凄楚，赢得了观众的同情。很难想象编剧会让这位花季少女患上诸如乳腺癌、艾滋病等疾病。可见，疾病背后有着耐人寻味的文化意蕴和审美指向。《疾病的隐喻》带来的就是对这种文化意蕴的沉思。书中桑塔格聚焦于疾病概念之上的那层隐喻面，考察了人们对结核病、艾滋病、癌症等疾病的阐释。她借着对疾病的阐释过程，揭示了疾病“阐释”的荒谬性和压迫性，而这些正是来自人们引以为豪的文学想象、政治正确和文化传统。在长期的积累沉淀中，这些隐喻对许多无辜患者造成了伤害，而人们却毫无意识。正如书中介绍的结核病和癌症，尽管两者都是不治之症，但却有着截然相反的文化和审美意象。这也许是因为结核病的症状有起有伏，苍白与潮红、亢奋与疲乏交替出现；而癌症带来的却是病情的持续加重。最后，结核病被赋予一种加速燃烧了生命，使生命超凡脱俗的审美意味，而癌症却成为一个残酷折磨、耗尽生命的恶魔。

书中，人们把患病和康复的最终责任全都加在了不幸的患者身上，不仅没有把癌症当作一种疾病来治疗，反而把它当作恶魔般的敌人来对待。在把疾病妖魔化的同时，就不可避免地把责任归咎于患者，让患者不仅承受着疾病的苦痛，同时也被迫承受着社会的压力。桑塔格认为，疾病被看成一场战争，患者则成了战争中的牺牲品，牺牲品在某种程度上意味着无知，而无知，以某种无情野蛮的逻辑来看，意味着犯罪和咎由自取。于是，作为生理学层面上的疾病明明是一个自然事件，但却被无情地隐喻成一种文化层面上的道德批判。正如桑塔格在书中说道：“大规模的传染性流行病不仅是一个医学事件，而且被当作是一个文学事件，一个道德事件。”

阅读《疾病的隐喻》，让我收获了一种桑塔格独有的批评快感。在她看来，疾病不应该被隐喻描述，隐喻不能陈述真理。桑塔格表现出的一种对隐喻的厌恶似乎在告诉我们，只有去掉隐喻，摆脱隐喻，以科学的语言和方法探究疾病，才是正确之道。作为医学生的我们，面对疾病，我们首先关注的不应是疾病背后的隐喻意义，而是疾病本身带给患者的苦痛，以及我们为消除或减少这种苦痛所能做的任何努力。尽管世界客观存在的同时，语言及其表意也是绝对之物。但正因如此，在客观表达中，我们更应该避免使用隐喻的、充满感情色彩和修辞的言语，因为个人化和情感化的表达总会越来越远离客观真实，追求真理的道路依然任重而道远。

平息没有医学根据的“想象”，剥去抹黑疾病的隐喻，回归到纯粹的疾病本身，才能洗尽疾病与病患如影随形的污名，这也正是桑塔格写《疾病的隐喻》的初心所在。正如桑塔格充实而又坎坷的一生那样，我们不可避免地要经历人生道路上的种种缺陷，但这不是外人口中的谈资，而是上帝给予我们的礼物，是为了能让我们从裂痕中得到绽放的历练。让我们拥抱那些丰富而美的隐喻，废弃那些愚蠢且恶毒的隐喻，努力去触碰一个真实的世界，绽放真实的自我。

43. 生命最后的选择

李亚芳

【作者简介】 李亚芳，中国医学科学院血液学研究所2016级硕士研究生。药理学专业。研究方向：白血病干细胞耐药及靶向治疗。

扎根科研的文艺女青年，向往“宠辱不惊，去留无意”的生活。常常感触于四季交替的从容与美丽，也对紧张忙碌的科研工作充满憧憬与期待。读书使我更加冷静和从容，敞开心扉去发现另一个安静世界的美。

当生命被宣判死刑，我们还能做些什么？回顾过往？安排后事？还是索性任其自然发展？倘使我身体健康，我该怎样度过有意义的一生？假如生命可以延续，你将选择何种方式留下自己存留于世的痕迹？

《当呼吸化为空气》一书中，作者保罗·卡拉尼什给出了一个明确的回答。该书是由年仅37岁死于肺癌的美国天才神经外科医师保罗·卡拉尼什生前写下的自传。它叙述了保罗身体健康时如何对待生活与工作及被诊断为肺癌后如何面对现实，如何与病魔进行抗争，直至2015年3月离去的真实故事。保罗从医者的角度为我们揭秘了一生与病魔作战的医生面对死亡时的所思所为。

身强体健的保罗像个战士一样冲锋在前，无论是他热爱的文学还是愿意作为一生使命的医学，他都力争做到最好。斯坦福学士、剑桥硕士、耶鲁医学博士、斯坦福神经外科医生，以及数不清的学术奖项与荣耀……这一切在一个医学生看起来已经是一个人一生中最完美的成就，但保罗从来都不是为这些而努力的，他自始至终忠于自己所追寻的生命意义与价值。弃文从医并且将医生作为一种使命立志要做个神经系统科学家，保罗抵达了很多神经外科住院医师的制高点。正如他所言，他的成功是每个医学生的最高理想，但真正能实现这种理想的人却是寥寥无几。

毋庸置疑，他是个执着于自己内心与使命的天才，但命运却对保罗开了个大大的玩笑，36岁前患这种四期肺癌的概率是0.0012%。从未吸过烟的保罗告诉我们：“是的，所有癌症患者都是不幸的。”对保罗来说，正在他踌躇满志一步步走上人生巅峰的时候生命戛然而止，这本身就是一个令人心碎的结局。在疾病诊断之初，保罗也曾像常人一样挣扎过、怀疑过，怀着微茫的希望期待一个良性诊断结果。但作为医生，他更加冷静，从容地接受时日无多的事实，和主治医生一起制订治疗方案，甚至积极参加临床试验进行治疗。他的内心对生活的热爱最终战胜了对死亡的恐惧，人生未完成，于是保罗执笔用文字镌刻下短暂但精彩的生命。事实上，确实有很多人是在他死后才通过这些直抵灵魂的文字真正认识他的。他通过文字延续了自己的灵魂，千千万万的读者从书中结识保罗依然鲜活优秀的生命，并获得如同至理名言的生死感悟。

这本书读起来犹如一篇长长的遗言，保罗在生命的尽头从容地讲述自己的一生，告诉我们一名医生对死亡的思考。当生命进入倒计时，在时间的催赶之下，人无论是主动还是被动接受死亡都需要莫大的勇气。面对死亡，保罗选择坦然面对，没有恐惧，没有哀怨，没有苍白无力的呐喊，只有在生命最后阶段对生命与死亡的解读及对未完成事业的遗憾。

患者经常抱怨，医患双方永远是不对等的，因为医生总是难以体会自己饱受疾病折磨的痛苦。从书中我读到了保罗对我们年轻医学生的提示：可能我们已经很了解疾痛的解剖学原理、生理学原理及各种专业的描述性词汇，但我们终究无法体会那种感觉及疾痛带来的各种生活不便。一个优秀的医者不仅仅是要用技术延缓死亡，更要以一颗同理心去理解和关爱患者的生活。

作为一名医学生，我无比羡慕保罗的成功与荣耀，更加钦佩他沉浸理想至死方休的英雄魄力。他的身上充满了正能量，患病期间依然马不停蹄地忙碌在临床一线，即便时日无多也绝不放弃。对保罗而言，死亡并不可怕，神经衰弱、失去自我才真正令他倍感沮丧。他不需要单纯的保命治疗，生命哪怕只剩一天也应过得有意义，他需要独立的意识来妥善安排自己的生活——继续自己的事业、与家人多相处、留下自己的人生感悟……是的，生命的意义不只是单纯地追求金钱和地位而已，在生命的终点线前，回看人们对虚名浮华的追逐，会发现这些都只不过是捕风追影。更重要的是，短暂的一生应当绚烂充实，当我们回望过去，不会因曾经的碌碌无为而掩面叹息。

保罗的死与大多数患者并没有什么两样：经过几轮失败的治疗后，肿瘤扩散到全身，仅靠吗啡镇痛，通过呼吸机维持微弱的呼吸直至失去意识……但在我看来，保罗的最后时光依然是高质量的，他整理了自己的过去，与家人一起度过生命的最后时光，甚至自主选择了治疗方案，通过“舒适护理”不慌不忙地离去。从这个意义上来说，保罗以不留遗憾的方式和世界做了临终告别。这让我想起《非诚勿扰2》中的生前葬礼，主人公乐观地与自己的亲朋好友告别，潇洒地走向人生的终点。我在临床实习期间也曾目睹患者的离去，但多数是带着绝望留下一地琐碎的后事等待处理，许多人在生命的尽头无法自主选择治疗方式，亲人的意愿往往占据了主导地位。可以说，这样的患者在离去的前期早已失去了真正的生命，“任人摆布”的治疗并不代表真正的人性化服务。

生命如此短暂，我们无法预料明天会发生什么意外，唯有活在当下，像保罗一样依从自己的内心去生活和奋斗，做最有意义的事情。但无论是多么天才的人在死亡面前都是一样的无力，当死亡来临，我们只好坦然面对，随时准备离去……当然，如果还有机会做出选择，希望当我离去之际，还有权利选择自己和世界告别的方式，安详地收起人生的画板。

44. 你眸中有个宇宙
——读《妞妞：一个父亲的札记》有感一二

刘晓菲

【作者简介】 刘晓菲，中国医学科学院药用植物研究所2016级硕士研究生。中药学药物分析专业。研究方向：中药质量评价及安全性分析。曾获国家奖学金、山东省政府奖学金、山东省优秀学生干部、山东省优秀毕业生、优秀毕业论文等荣誉。

"爱自己所选择的，选择自己所爱的"，秉承着对这句话的信仰，我一路走来。感念着自己的经历，享受着生活的阳光，我希望在协和读书科研的这几年里，可以更加纯粹，更加执着，竭尽全力为医学发展贡献自己的力量。

人生中不可挽回的事太多，既然活着，还得朝前走。

——题记

起初拿到这本书，满是欣喜和期待，执念又单纯地想象着一位父亲细心呵护着新生命的萌芽，激动而又澎湃地走在初为人父的心路，以最温柔小心的笔触刻画着女儿小荷才露尖尖角般的成长。就带着私以为圆满的规划，整一个小时热切地翻完了整篇，笔者及妻子已然足够细心，起落的笔触诚然足够柔腻，我的欣喜和期待俨然没了踪迹，只剩泪水打湿眼眶，想着那样一个小生命含苞待放，念着那样伟大的父母之爱葬送天际。

疾痛的强大，在我们渺小而又苍白的力量里，显得格外不可战胜。

"诗人不宜做丈夫，一结婚，诗意就没了；哲学家不宜做父亲，女儿生下来，哲学就死了。"抛开哲学的理性与逻辑，摒弃诗人的浪漫与自由，周国平将文字敲成音符，谱成宠溺和担当，但字里行间濡润到生活细节的爱终究抵不过等待死亡的心痛，妞妞的痛楚像利剑，剐着我们心的最深处。

无需任何华丽的修饰，最朴实的语言足以雕刻出作者夫妇二人初为父母的新奇、飞来横祸的无奈、治疗与否的纠结、生死诀别的不甘、无微不至的呵护及最终对妞妞最真挚的祈祷与祝福，爱入点滴。作者以失去至亲骨肉切身的痛向我们诉说着对生命的思考。

带着爱上路

“在父母眼里，孩子的小小身体是无价之宝，每个细微的变化都牵动心扉。”带着初为父母的新奇和期待，揣着溢出怀抱的浓情和洋溢，一位父亲搓着双手踮着脚尖瞪圆了双眼等待着上天眷顾他的礼物，即便得知守候着的心肝注定夭折，即便宝贝可人的笑脸一点点被恶魔吞噬，但爱依然。

带着爱上路，才会有为父为母那最真切的体验，才会携着幸福安康那最平庸的夙愿，才会有不顾一切那最贸然的投足。

命运总是颠沛

“一个人只要真正领略了平常苦难中的绝望，他就会明白一切美化苦难的言辞多么浮夸，一切炫耀苦难的姿态是多么的做作。”我们不崇尚苦难，但我们感念苦难带给我们的内心的强大和格局的高远，我们不信仰苦心志、劳筋骨的强化方式，但我们执念只有经历种

▼ 愿生命之树常青　摄影：张景君

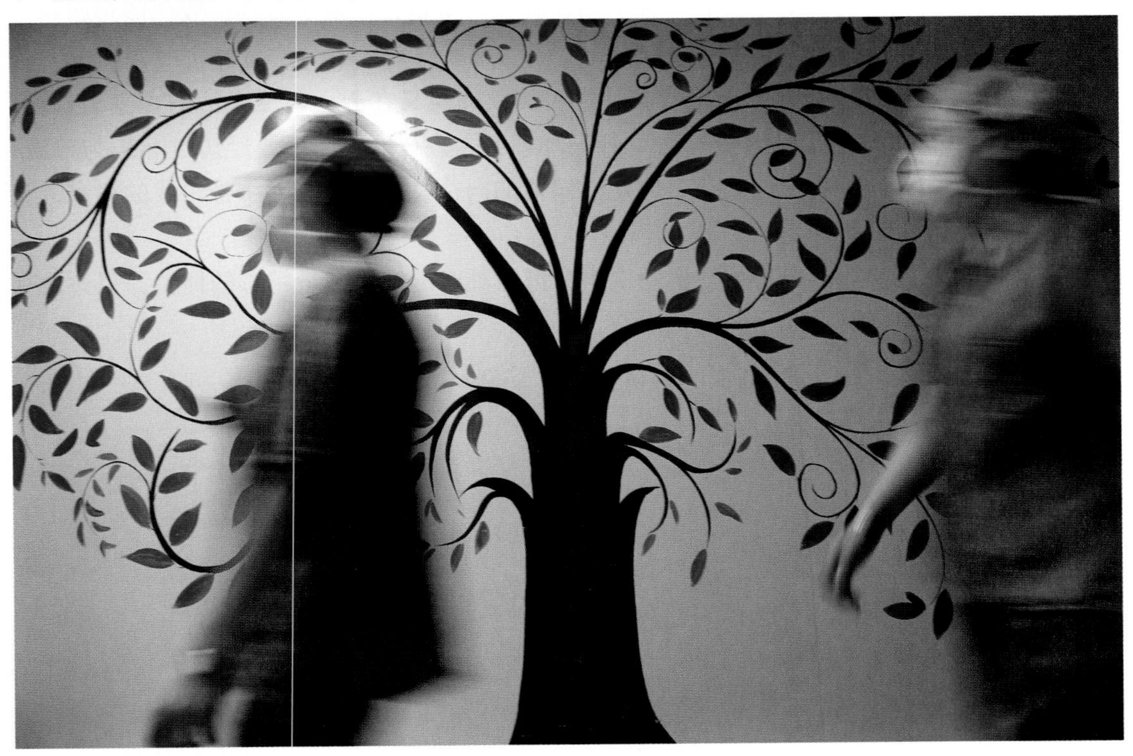

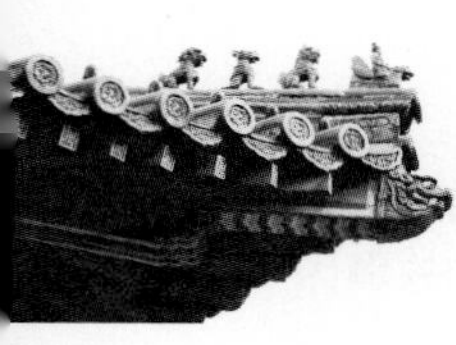

种磨难依旧顽强的人生有另一种丰盈。

命运总是颠沛，生活却可高昂，毕竟创造幸福和承受苦难属于同一种能力。

把生命安顿好

“妞妞的故事却是我们生命中最美丽也最悲惨的故事。”慢慢地喜欢上可爱的小生命的天真、勇敢、欢颜，同时我也愈加淡然地审视生命逝去的泰然与自若，没有消极没有抛弃，平和的心境淡化痛与悲，平静的视角送别离与散，温柔恬静直到生命停息的那一刻。

把生命安顿好，不枉情不催促，生命只有一次，心如止水地做好最后1秒的答卷。

前行的纯粹

“我们每个人的生与死，都将在这个世界上不留一丝痕迹。”生命很短暂亦更脆弱，天灾人祸前，我们的生命会无力到毁于一瞬，疾病更是让生命卑微到无力回天。一生或是旁人或是主角，面临的坎儿林林总总难以计数，抛下那些负重，珍视生命、告别悲恸，欣然乐观，豁达嫣然。

前行的纯粹，是不抱怨，是不慵懒，是不念过去，是不畏将来。

洋洋洒洒码完所有的文字，有一种酣畅让我如释重负，钦佩更有些许欣然能跟妞妞分享她562天的苦乐。我在想，旅行的意义在于，踏过下雪的北京温润着北平斗拱下的兴荣，品尝夜的巴黎在埃菲尔下誓盟爱的箴言；阅读的意义在于，参尽生活的百态与静雅，体味世事的明亮与冰凉；而生命的意义在于，人生体验与价值体现，经历过欢乐与苦难，懂得坚持与乐观，诠释着生的力量，昭然着对活的向往。整本书的铅字带给我的很多，我知而不足，我取精而华。

现在的我，想法简得出奇，只愿每次生命都有纯净的皈依和最精彩的体验，只愿协和青黛瓦洒落的阳光一眼万年。

45. 生命的挽歌
——读《妞妞：一个父亲的札记》有感

李星论

【作者简介】 李星论，中国医学科学院药物研究所2016级硕士研究生。药学专业。研究领域：天然药物生物合成。大学里得过二等奖学金，校级PPT制作大赛一等奖。毕业获得过校长的推荐信，参编过《天津本草彩色图鉴》。

朝着理想奋斗，但必须要在相反的那一面受足了苦，才能使自己变得完整和坚强。

总有一个故事让我感动，总有一种情感让我无法释怀，我读完了《妞妞：一个父亲的札记》整本书籍。生死茫茫，叹息仰望天空，企图洞悉生命轮回的奥秘。悲欢离合，泪水融入大地，更要好好珍惜现在的一切。

这不是一本书，而是一个父亲用感情的一砖一瓦垒筑起来的一座坟！眼看疾病一天天侵蚀女儿妞妞的身体时，父亲的无奈和悲欢离合构成了与命运抗争的主旋律，人性的光辉和家庭给人的激励和温暖，令我感同身受，久久不能释怀。

正如作者所说的，读了这本书，许多做父母的更加珍惜养儿育女的宝贵经历了，许多做儿女的更加理解父母的爱心了。上天降灾于我，仿佛是为了在我眼前把亲情从平凡的日常生活中剥离出来，让我看清楚它的无比珍贵。

初为人父的喜悦

养育小生命或许是世上最妙不可言的一种体验了。小生命的一颦一笑都那么可爱，交流和成长的每一个新征兆都叫人那样惊喜不已。这种体验是不能从任何别的地方获得，也不能用任何别的体验来代替的。他迎来了自己的新生儿，开始领略到作为一个父亲的快乐和责任。他还沉浸在喜悦之中，并未意识到危机正在一步步走来。

祸 从 天 降

还有3天就满月了。晚上，和往常一样，雨儿坐在沙发上，低着头，给妞妞哺乳，满意地看妞妞使劲吮吸的样子。妞妞吃够了，亮黑的眼睛凝望着她，仿佛在向妈妈致意。

突然，雨儿被一股恐惧感攫住。她没有像往常那样把妞妞举起来，逗一逗她，却急急抱她到灯下，让我看她的瞳孔。

在灯光一定角度的照射下，我看见妞妞左眼的瞳孔有时会呈透明样，如猫眼一闪。

一次无意间的发现，妈妈发现了妞妞的问题，后来在权威医院检查下发现这是视网膜母细胞瘤，这对刚刚享受到添丁的家庭是多么大的打击，他们不相信结果，去更大的医院，更好的医院，但是结果总是一样，父母从喜悦之中一下跌入冰窟。

妞妞与父母的互动

"从前有个小妞妞，小妞妞有头发，有小耳朵，有嘴巴，还有小脚丫。"按照雨儿的讲述，妞妞依次摸头发、耳朵、嘴、脚丫。一开始她摸耳朵老对不准位置，常常摸到后脑勺上去了。

重复几回后，雨儿刚开口，她就摸头发了。故事才讲一半，她已经依次做完了全套动作。

"妞妞，你可真是可爱大全！"我笑说。

但是，在表演完之后，我看见她把脸蛋埋在床褥上，她使劲揉右眼，把眼睛周围的皮肤揉得一片红。我俯身看，禁不住抽泣起来。她听见我的声音，把小手挪开，小嘴甜甜地咧开，爆发出了一声灿烂的笑。

妞妞与父母互动，本来是件高兴快乐的事情，但是孩子在小小年纪就得了不治之症，看着美丽的花朵一天天含苞待放，却知道最终的结局是提前凋谢，这是一种怎样的无奈与悲怆。

每一天妞妞的成长，父母都有新的发现，妞妞对这个世界的好奇和渴望了解与日俱增，对父母也越来越有互动，学习父母所教的一切，妞妞聪明，学什么都很快。

妞妞平时理解父母，父母逗他的时候也是积极地与父母互动，与父母一起开心面对生活上的事情，虽然有病痛折磨，但是妞妞一点也不害怕。从来没有在父母面前抱怨过。

不可避免的结局

深夜，万家灯火已灭，这间屋子照例亮着灯。妞妞沉睡着。墙上挂满她活泼可爱的照片，但她不再是照片中的那个妞妞了。她鲜活的生命源泉已被疾病彻底玷污，使她生机委靡，肤色灰暗。最可怕的仍是口腔内，肿瘤已把下排牙齿顶得移了位，肿瘤表面溃疡，散发着一股恶臭。

妞妞啊，我的香喷喷的小宝贝，她身上的乳香味使我如此迷醉。

看着眼前这个面目全非的妞妞，我知道，是到让她走的时候了。听任她继续遭受这样丑恶的摧残，简直是她的奇耻大辱。医学——这个世界关于生死问题的权威——已经判定她死，谁也无力反抗这个判决。

最终妞妞还是走了，留下了作者无尽的悲痛和惋惜，为了孩子，做了各种各样的尝试和治疗，为了让病痛的妞妞好过一点，想尽各种办法来逗她，可是，徒劳的一切也无法阻挡死神的来临。着眼于过程，人生才有幸福或痛苦可言。以死为背景，一切苦乐祸福的区别都无谓了。因此，当我们身在福中时，我们尽量不去想死的背景，以免败坏眼前的幸福。一旦苦难临头，我们又尽量去想死的背景，以求超脱当下的苦难。

人生如梦，却不是梦。诞生和死亡竟都沾满着血污，这血污不是仰望星空的眼睛回避得了的。快乐也好，悲伤也罢，生命不息的长河依然在奔腾前进。你我温润的眼泪再一次为世间的感动而落下，人生，有过，就很美好。体验过，触摸过，我们就是上帝的幸运儿。我们对这个世界不是一无所知，我们都亲自体验自身的成长。我觉得，妞妞虽然不在了，但是作者和妞妞一起经历过太多太多，换句话说，这也许是另一种永生了。

生离死别，花开花谢。悲欢离合从不缺舞台，虔诚地祈祷我们能早日攻克癌症，战胜人类疾病，争取能让每个家庭陪亲人的机会多一点。我作为中国医学殿堂北京协和医学院的学生，更有了一份责任与担当，更有了学医的原动力和决心，无愧于自己的初心献给医学事业，无悔于自己的青春陪伴医学。

46. 珍惜生之所遇，不惧死之到来
——《此生未完成》读后感

刘圆圆

【作者简介】 刘圆圆，中国医学科学院血液学研究所2016级硕士研究生。干细胞与再生医学专业。

以前总想认识世界，现在更想认识自我。我就是我，也可以绚烂成烟火。

这个学期参加了哲学社读书会，坚持打卡在不知不觉中已经读完了好几本书。课堂中

老师布置的课外阅读任务也促使我读了一些医学人文著作，触及生和死的脉搏，看到人世间最深沉的爱。其中有一本，对我的思想和生活产生了极大的影响，那便是《此生未完成》。

这是一本未完成的书，记载着未完成的生命。很久前便看过部分章节，本次才读完整本。本书作者于娟，女，32岁。祖籍山东济宁，海归，博士，复旦大学优秀青年教师，一个两岁孩子的母亲，乳腺癌晚期患者。她抵抗病魔的经历和心路是那样波澜壮阔，但最后她还是走了，她留下了病中的日记。随着生命之灯一点点黯淡，记录下这段生命中最黑暗最苦痛的日子，也是她认为过去32年最有意义的日子，给世人带来感触和警醒。

最有感触的是关于作者和母亲，以及她和自己儿子的故事。当作者病中时，母亲在尽心尽力地照顾她和小土豆。她说不知道是舍不得母亲还是儿子，但她更牵挂儿子。她希望能看着母亲送儿子快快乐乐地去幼儿园，即使趴在路口，受到众人唾弃也不在乎。母亲为了孩子可以卑微到尘土里，我更加确信父母对孩子无尽的爱和牵挂，决心以后要经常向自己的父母报平安聊聊生活中的事情，让他们知道我在做什么，也让他们放心。

龙应台有句话说，“子女与父母的缘分，就是父母看这子女的背影越走越远，父母盼望孩子有出息，但是往往享受不到和所谓有出息的孩子享受天伦的乐趣。即便知道如此，父母仍然宁愿自己孤苦劳累却还是希望子女有能力远走高飞。”这段话摘自文中，是作者内心的叹息，也激起我心中的涟漪和眼中的泪花。我不知道我能为父母或者祖父母做些什么，也不知道未来能给我的孩子带来什么。思考这些以前觉得很遥远的问题脑中一片混沌，我相信到时我遇到的问题很可能是从未预见过的，读书让我们慢慢有了理性反应的能力和力量。

感动的还有作者于娟和她的老公光头的故事，甚至回过头去反复看那些片段，她遇到他真的很幸运也很幸福。她亲切地叫自己老公光头，尽管光头是复旦大学的教授，当然，光头也很乐意。他一直守在病榻边照顾患病的妻子，料理从办理手续到吃喝拉撒所有的事情，不离不弃。他们的相处很轻松也很愉快，互相信任也互相支持。会一起讨论要不要切乳房，要不要保留卵巢，要不要卖房子治病；也会开玩笑关于未来的儿媳妇。在作者笔下，那个瘦弱的37岁光头副教授形象栩栩如生，他有着理科男的呆萌，也有作为男人的负责担当，生活中也幽默风趣。这样的关系很健康也令人羡慕，所以结局更让人惋惜。

读到作者反思为什么是她得癌症更不由得和自己的生活方式对照。作者反思了四方面原因：饮食问题（瞎吃八吃），熬夜，突击作业，环境问题。读这一章精神高度集中，究其原因，是我也怕得绝症，体会到那句“人都是怕死的”。其中，熬夜和突击作业是感触最深的。从大学开始几乎都是十二点之后睡，回想起来也不知道自己具体在做什么，然而熬夜的不好越来越凸显，每次听到猝死的消息都心中一紧。关于突击作业这一点也有感触，快考试了才开始拼命看书，背重点，成绩还可以就觉得自己学好了。现在越发觉得真知是需要积累的，是急不得的，所以还需要好身体来支撑这一场人生马拉松。也正是因为本书，我把健康的生活习惯谨记心中，调整作息，抽时间运动，按时吃饭，认真对待我的生命和生活。

于娟老师讲述自己和家人在病急中错信所谓的神医的经历。她和病友去黄山花高价接受了饥饿疗法（只吃葡萄和芳芋），但最终同去三人只有她活了下来。骗子有一个团伙，利用了患者和家属的求生之心。读到这些很心痛，即使是高知，在强烈的求生意愿之下也成了赌徒，那是真的想活下来的强烈愿望。可骗子怎么能心安理得地拿人命关天的事儿去发横财！这绝不是简单地加强相关法律法规建设就能解决的事情，这需要人性的呼唤。

看豆瓣书评中，很多人说作者于娟笑对死亡的精神可贵。可我分明感觉到字里行间对死亡的惧怕和厌恶，有几人能生来就不怕死亡呢？但最终也只能无奈地面对，因为一味地害怕和焦虑解决不了问题。20多岁的我从来都觉得死离我很远，合上这本书的那一刻我深切地感受到我们每个人都是向死而生的，这条路或长或短或宽阔或狭窄，都由我们的双脚去丈量。珍惜当下所遇，不为失去而悔恨也不为未来而担忧就是最好的生活态度。当幽默的态度、爽朗的个性成了我们生命中的一部分，当死亡这件事常常被我们思考而不是避而不谈，当我们常常感恩生之所遇，我们的生命又拓宽了一个维度，阳光也就照进来了。

注：感情之深切让我动容，也对我的生活态度和生活习惯产生了很大的影响，我也将此书推荐给身边的人，感谢作者，也祝愿她和她的家人。

第四章
关注社会（二）：生而为医，当珍惜你与病人共度的那段时光

47. 缓和医疗，从感动到行动

宁晓红

【作者简介】　宁晓红，1998年毕业于中国协和医科大学并获博士学位。北京协和医院老年医学科副主任医师，专业方向为缓和医疗。有多项学术任职，并获多项院校及北京市荣誉称号。2016年获称“南方人物周刊”中国魅力人物。

今天我和大家分享的是，我如何从一名肿瘤内科医生，走上缓和医疗之路，以及我走上这条道路的点滴收获，其中也可以看到中国缓和医疗发展的影子。

我是1998年毕业于中国协和医科大学，进入内科工作。在内科轮转之后进入当今非常热门的肿瘤内科。每天为患者选择化疗方案并实施化疗，其中也有成就感。但是，工作中要面对的难题总是刺痛我：记得有一位来自内蒙古的食管癌患者，他术后复发，特地来北京治疗，初期化疗效果还不错，但后来疾病加重，开始疼痛，虽然我也给他开了镇痛药物，但他弟弟的一番话让我到现在还记得：宁大夫，就真的没有办法了？求求你再想想办法吧，不能就这么等死啊！

当时，我不知道如何答复他。我想说：真的没有办法了！可是我说不出来，我不知道如何谈这样的话题……这样的事情越来越多，就开始促使我思考：我们如何让患者舒服？让他们不痛？除了不痛，面对生命终点，还有其他很多事情可以做吧?！那是些什么？带着

这个疑问，2012年底，我们一行11人在台湾安宁基金会的帮助下赴台湾参观学习缓和医疗的内容，这一次给我巨大的震撼！我从来不知道还有这样一个领域：人可以以这样的方式对待死亡，可以这样从容地离世！我们感动，我们流泪！但赖允亮先生说：感动固然好，感动之后要行动！这句话一直激励着我走到今天，我要和大家汇报的就是我们感动之后的行动。

2012年回来后，我做了几件事情：分享台湾见闻；与医科大学的志愿者团队联络成立安宁志愿团队，在教育处领导的支持下开设了《舒缓医学》课程，不断设法学习，丰富完善自己在舒缓医学领域的知识；在自己所工作的空间开展缓和医疗服务；积极参与面向社会公众的宣教……

从2012年底开始筹划和联络，到2013年9月，我们北京协和医学院的第一批安宁志愿者就进入肿瘤内科病房服务了，时至今日已经进入第六个学期。我们的队伍不断壮大，除了有来自北京协和医学院的本科八年制学生，还有来自护理学院的本科生和研究生。从2015年春季，我们还开始招募社会志愿者加入，现在志愿者服务的病房数目在逐渐增多。

社工服务在末期病患的照顾中非常重要，我们引入了女子学员和城市学员的社工学生前来实习，希望能够摸索综合医院中社工加入团队服务的模式。期待我们的社工部有朝一日能够恢复。

从2014年春季，我们开设了《舒缓医学》研究生课程，学生人数逐年增多，并从2015年开设UMOOCs课程，实现部分学生从网络端接受舒缓医学教育的梦想。希望这门课程不仅能够惠及硕士、博士、博士后，也能尽快成为医学本科生的可选科目，而且已经有望尽快实现。

在自身素质方面，始终觉得需要不断学习，博学众长，先后几次去中国台湾、香港及英国学习，希望能够将缓和医疗的专科知识系统学习并教授给学生。

我觉得最不容易的是能够将理念运用到实际。2014年我转入老年医学科之后，在我们接诊的患者中，越来越多的是以自己家人的“末期照顾”为目的来就诊的患者和家属。我充分利用门诊的时间，为患者减轻身体痛苦，帮助家人理清“此刻重要的是什么？我们可以做什么？”等问题。每个半天儿的门诊，少则两三个多则十个这样的末期患者，以前看到这样的患者或者家属，我就是告诉他们该不该化疗，方案是什么，有效率是多少，费用是多少等就可以了，我觉得这样就很好地完成了一个肿瘤内科医生该完成的任务。现在，我的目标变化了，我知道一些患者是为了问“肿瘤该怎么治”来的，我也会告诉他们那些问题的答案，但我一定会多说几句：您的父亲（亲人），他知道自己的病吗？他希望怎样的治疗？往往几个简单的问题，会引发家属把自己的苦恼、纠结表达出来，他们害怕“告诉”，他们不知道如何“告诉”，“他会垮掉”……

今天一位胰腺癌肝转移老人的女儿来咨询，问协和有什么好办法，我告诉她“可以化疗，方案是……”。

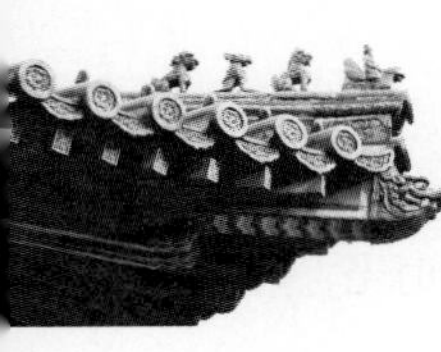

随后我问："他知道自己的病吗？"

"我们没有告诉他。他总是疑神疑鬼，一做检查，就说自己得了'肿瘤'，我们也不知道该怎么办了……"

"他其实也不是瞎想啊，他的感觉是对的啊！"

女儿点头。

"我想你们至少应该告诉他：他的病不那么简单，可以的治疗方法有……让他做个选择，毕竟他只有60多岁，他有自己的想法啊"！"其实医疗能做的，一眼就看到底了，可是他需要完成的事情远远多于这些，咱们得给他留出时间。"

"对，他还有一些事情需要做，心愿啊什么的……我下次领他一起来，您跟他聊聊吧……"我欣慰于这个女儿的领悟。

就这样，怀揣着缓和医疗的理念，我们实实在在地帮助他们，也从中收获很多。在医院范围内，实施科间会诊，帮助住在其他科室的末期病患，其实也帮助了那些纠结、充满无力感的医生同道们，这部分工作也是未来在国内大医院实施缓和医疗的主要手段。

除了自身的工作，还在科主任的支持下在缓和医疗分会的学会平台上进行培训工作，业内对这一理念感兴趣的同道能够有机会比较系统地学习到这些知识，从而放大了帮助病患的能力，这种培训将继续不断开展。

作为医生，其实没有发声的平台。这里非常感谢媒体朋友提供了一个让民众了解缓和医疗的平台，能够让广大民众有机会了解缓和医疗，我当然义不容辞地配合讲解缓和医疗的任何话题，例如，关于安乐死，关于善终，关于是否告知亲人真实病情等等。这些内容非常实在地使患者受益，使他们痛苦的家人受益。

没有经济力量的支持，我们不可能发展这件善事。我们在协和基金会申请建立舒缓医学基金，希望能够募集善款帮助我们持续开展志愿者服务，专业人员教育，甚至是未来尝试居家服务。

这一切都是源于感动的行动，我们将继续行动下去，为了更好地帮助所有痛苦的病患和家人：既能善生，也能善终。

48.生而为医，当珍惜你与病人共度的那段时光

隋晨光

【作者简介】 隋晨光，国家癌症中心/中国医学科学院北京协和医学院肿瘤医院博士后，肿瘤内科副主任医师。中国癌症基金会学术与健康教育部副部长，中国老年与老年医学学会肿瘤康复分会副总干事，北京医学会肿瘤学分会青委会秘书。《中国医学前沿》期刊编委。博士后期间获得中国医学科学院北京协和医学院博士后科学基金一项，获2012年中国医疗保健国际交流促进会华夏医学科技奖二等奖。

一直以来，人们对医院的印象总是一个充满消毒水的味道、四壁皆白、器械冰冷的处所；想到医生，也只是白色工作服的身影和口罩上方严肃而专注的双眼。有太多的医生被繁重的临床工作所累，成了停不下来的陀螺，化身成为一部部行走的医书，专业、准确，却又少了些许人情味儿。

我是一名肿瘤内科医生，专业的缘故，接触到的是一些相对于其他病人有些“特殊”的患者群体，“癌症”二字就是他们的特殊之处。我这样说，其实并没有丝毫歧视的意思，当时尚还年轻的我，也并没有觉得这“特殊”的真正意味，又何谈“珍惜”二字，直到发生了那个令我遗憾至今的事情。

2003年硕士毕业，我便留在了母校附属医院的肿瘤内科工作。那时，全病区的一线医生只有3个，还没有电子病历系统，每月10天的夜班，还有各种接病人、处理医嘱、临床操作、病历书写等，整天忙得团团转。日子过得充实而忙碌，我对病人也是热心满满。是的，我苦学8年终于有用武之地了，那份被病人信任、依赖甚至是尊重的成就感、那份救死扶伤的使命感，让我浑身都充满了力量。期间，我也历经了很多患者的逝去，也曾短暂的难过，但多年学医所造就的“本能”，让我坦然面对，不会悲伤很久。我进行了科室轮转、担任了2年的住院总医师，通过了职称考试，顺利地晋升了主治医师。我以为日子就会这样按部就班地过下去，我以为我对病人的感情是热情而又礼貌，关心却不必深入，分寸控制得刚刚好。可是接下来的事情，让我重新审视了肿瘤科医生的“医患之情”。

2008年初，我收治了一位结肠癌肝转移的郑阿姨，她是从肿瘤外科转来的，因为肝脏多发转移，无法行根治手术，在外科埋置了皮下肝动脉化疗泵后，转到我们内科做姑息化

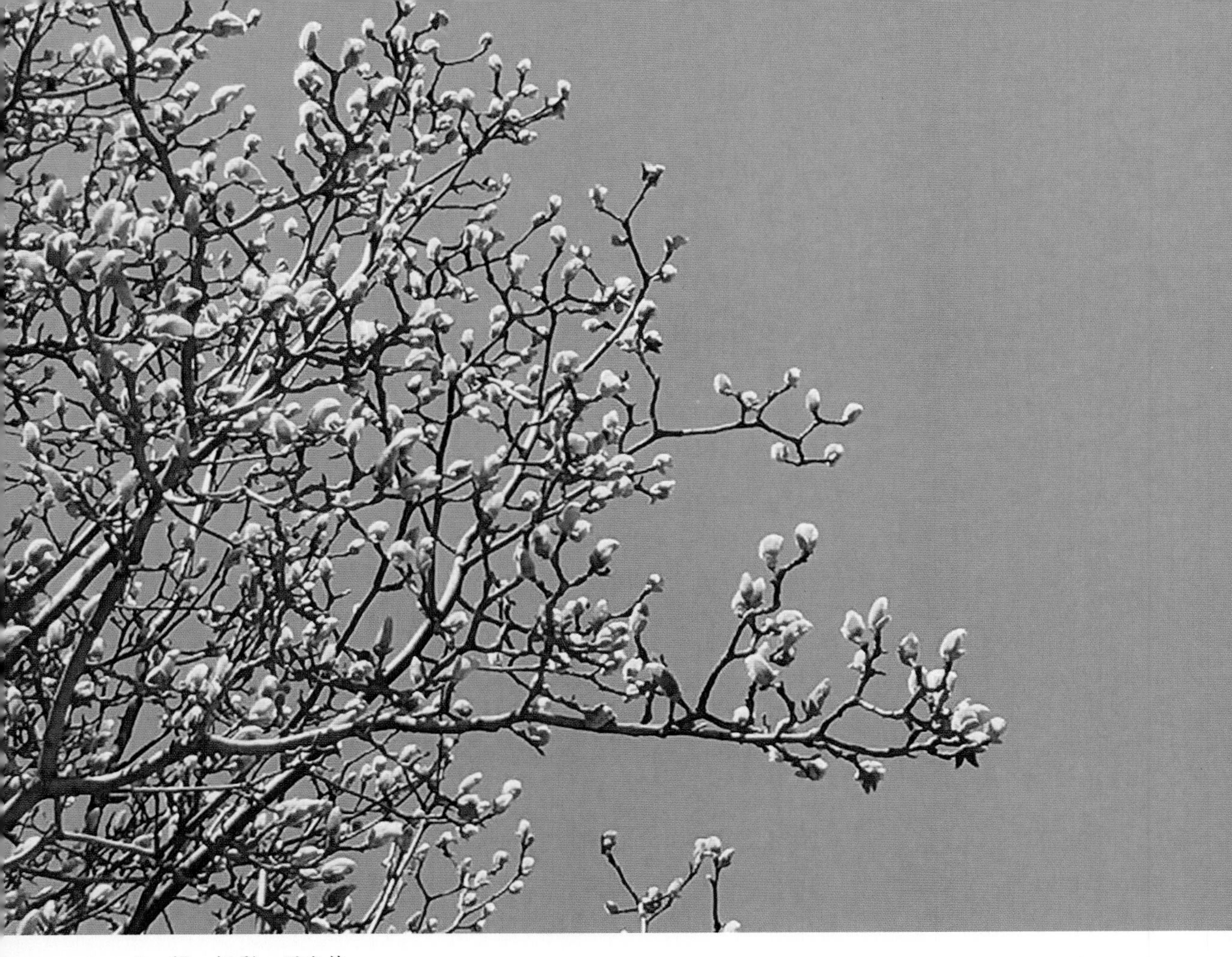

▲ **望** 摄影：翟晓梅

疗。郑阿姨67岁了，原来是位工程师，齐耳卷发，皮肤白皙，气质很好，看得出来年轻时是个美人。我接诊的时候，她温和而有礼，让我觉得是个很好沟通也会非常配合的患者。陪郑阿姨看病的是她的女儿，非常体贴孝顺。完善疗前检查后，郑阿姨的治疗方案很快就定下来了，是全身化疗加上泵内注射。签署治疗同意书的时候，郑阿姨的女儿对我说："隋医生，其实我妈妈并不像你看到的那么坚强，她很绝望，觉得命运对她不公平，她一辈子对人和善，为什么老天要惩罚她得癌症！她其实是想放弃治疗的，我和爸爸哭着求她，她才答应来治几次试试的。"我答应她一定会好好劝劝郑阿姨。第一次做泵内化疗的时候，我亲自操作，我在治疗室里一边操作一边跟她闲话家常，告诉她这个病并没有她想象得那么可怕，有很多有效的治疗方法；告诉她，其实我治过的病人，最小的只有5岁，还有孩子尚在襁褓的年轻母亲，与这些人相比，她其实已经很幸运了，还有小孙子承欢膝下；即使在她住的病房里，她也是年纪最大的那个。以后的每次治疗我都会借着这个时间和她闲聊几句。渐渐的，郑阿姨变得开朗了，郑阿姨的女儿说，她妈妈现在对治疗非常有信心。有时我查房的时候，还能听到她在给同病房的病友做心理工作：咱们都一把年纪了，该经历的该享受的都经历和享受过了，跟那些生病的小娃娃和年轻人比，真的是赚了呢，咱们就该听大夫的，配合大夫好好治疗。她说完，又望向我，和我会心一笑。郑阿姨的治疗很成功，肝脏的病灶明显缩小了。半年后，病情控制得很好，治疗结束，郑阿姨只需要每月来医院复查就可以了。每次来复查的时候，她都神采奕奕，微笑着和我聊聊家常。

那年的10月，我怀孕了，郑阿姨说你这么好的人一定会生个健康漂亮的宝宝。我怀孕4个月的时候，郑阿姨的病情复发了。我们重新为郑阿姨制订了治疗方案，泵内化疗的时候，我安排了一个跟我实习了很久的研究生去操作，我在旁边指导着，整个操作流程准确无误，可是郑阿姨却哭了，泪水无声地流下来，吓坏了那个研究生。我赶紧询问，是不舒服了吗？郑阿姨摇摇头，勉强笑了一下说，没事，真的没事。我以为她是担心自己的病情，就想着忙完手里的活再跟她聊聊。没一会儿，郑阿姨的女儿来找我了，她说："隋医生，实在不好意思，我妈妈觉得刚才那位小大夫扎得疼，没你扎得好。想求您下次亲自给她做治疗，可是您怀着孕，是不是那些化疗药物对胎儿不好啊？"我知道，老人家这是心理作用，就笑着说："没关系的，其实小王医生的操作很规范，没问题的。不过既然老人家信任我，以后每次都我做吧，防护好了药物对孩子没有影响的。"果然此后每次我亲自操作，郑阿姨都很配合，情绪也很稳定。我查房的时候，郑阿姨都会体贴地让她女儿给我搬椅子，说我挺着肚子站着查房太辛苦，让我坐下歇会儿。在几个疗程药物的作用下，郑阿姨的病情得到了控制。最后一次见到她的时候，她又住院复查，而我已经临近预产期了。郑阿姨住院的第3天凌晨，我的女儿出生了。产后第3天，郑阿姨的女儿打来电话，说她妈妈想来产科看看刚出生的宝宝。我一来怕郑阿姨是病人，过来一趟太辛苦；二来怕她又要给孩子包红包，就说我已经出院了，并真诚地表达了谢意。说等我上班以后一定抱着宝宝给郑阿姨看看。

作为一个新手妈妈，月子就在手忙脚乱、奶瓶尿布中飞快地度过了。满月后我上班了，上班第1天我就遇到了郑阿姨的女儿，还没等我说话，她走上前来拉住我的手，哽咽地说："隋医生，您这么早就上班啦？我妈妈她走了。"我一时之间反应不过来，就愣在那里。好一会儿，我听见自己干涩的声音："不是1个月前还好好的？"原来郑阿姨的那次复查结果很不好，肝脏的转移灶来势汹汹，占据了肝脏的大部分面积，肝功能也急剧恶化，1周前去世了，女儿是来办理结账手续的。郑阿姨的女儿说："我妈妈一直心心念念您的好，说您是她遇见的最漂亮、最善良的医生，就是没能亲眼看一看您的女儿有些遗憾。不过她也说，隋大夫这样好的人生出来的宝宝肯定也是聪明漂亮的。"她拿出一个红色的绸包，说是郑阿姨送给新生宝宝的礼物，一个小银锁。我接过来，小心翼翼，我知道这是那个信任我、依赖我的人的一颗真心，我也知道，是我让她留下了遗憾，也给我此生留下了遗憾。我打开绸包，看到那小小的银锁上面刻着的"长命富贵"四个字，我知道这是人们对新生儿的祝福，也是所有人对自己人生的期许；可是富贵或许容易，健康长命又岂是常人可以掌控得了的呢？

医学还不能医治百病，而晚期肿瘤患者的治疗更是一门遗憾哲学。作为一名肿瘤科医生，我们需要医治的不仅仅是病人的疾病，更需要深入心灵医治创伤。生命也许不能久长，但至少心里不要留下遗憾。生而为医，我们有幸参与到另一个人的生命旅程，甚至需要陪他（她）走完这最后的一段路途；这是我们的责任，更是我们的幸运。因为，这样的路程，让我们的医术得以提升，让我们的灵魂得以净化；这样的陪伴，让我们感受到世事的无常，也让我们感受到人间的真爱。生而为医，我们当珍惜与病人共度的那段时光。

49. 让生命有尊严地离开

曲　璇

【作者简介】　曲璇，毕业于北京大学医学部，北京协和医院老年科主治医师。

生命有时很脆弱，稍纵即逝。尽管现代医学发展迅速，依然有许多的疾病，我们无法战胜；随着各种抢救手段的发展，各种生命支持系统的建立，临终患者身上经常插满了各种管路。但是，即使付出最大的代价，也无法挽留生命的流逝，反而给患者及家属带来了很多的痛苦。

我是一名老年科医师，结合自身的临床体会，我想说：在生命的最后阶段，每个人都有权利按照自己的愿望，选择最后的时光如何度过，选择不进行有创的、无效的抢救措施，选择有尊严无痛苦地离开人世。

这两个字是中国人非常敏感的字眼：死亡。在我们的文化里，大家在避讳它们，只谈生不谈死。面对死亡时，很多人害怕、逃避、不知所措、紧张慌乱、绝望、愤怒、无助……

我想讲一个亲身经历的事情。

几年前我曾经主管过这样一位病人，因反复喘憋、肺部感染20年曾多次住院，被诊断为“慢性阻塞性肺病，双肺多发肺大疱”。此前，他曾经和家人表示拒绝气管插管、气管切开和呼吸机辅助呼吸等有创抢救。2009年3月，他再次因慢性阻塞性肺病急性加重被送到医院。当时患者意识模糊，家人要求积极抢救，予以气管插管、呼吸机辅助呼吸治疗，两周后行气管切开。在ICU住院期间，多次尝试给患者脱机，均未成功。因长期卧床，患者陆续出现胆汁淤积性胆囊炎、应激性溃疡、心绞痛、脓毒血症等严重并发症。后转入了我们科，在住院的两年多时间里，患者完全靠呼吸机辅助呼吸，曾插经皮经肝胆道引流管、经周围静脉中心静脉置管，一直带有鼻饲管和导尿管。

比这种肉体上的折磨更令人痛苦的是，患者神志清楚，睡眠差，烦躁不安。由于插着气管插管，一个小黑板是我们交流的主要工具。他反复向老伴和子女们抱怨活着之苦："你们为什么不听我的话？我不想这么痛苦地活着！"患者总是在哭，视力越来越差，慢慢地什么都看不清楚。然而，家属也是有苦难言，老人住院的几年间都是家属在陪护，2个女儿、1个儿子都在上班，老伴心疼孩子，是照顾患者的主力，周一到周五都是老伴，孩子们轮流周末来照顾老人，病房空间小，晚上陪护者只能睡在窄窄的木板上，垫床薄被，老伴脊柱严重变形，走路也一瘸一拐的，回家后面对空空的屋子，躺在床上睡不着觉，捂着被子痛哭……几年下来家属也耗费了大量人力和财力，疲惫不堪。科里的大夫护士和患者及他的家属朝夕相处，家属也私下表示非常后悔当初的决定。但是，"既然亲人还活着，现在就只能这样维持"，谁也不舍得拔掉老人的呼吸机。最初，每天巡视病房，患者看到我们都会点头或作揖跟我们打招呼，有时通过小黑板还和我们聊聊天。组织了多次会诊，用了很多药，住院大夫为了他都不能下班，但是患者的情况还是越来越差，患者非常痛苦。

医学的本质是帮助，但医学不能避免死亡，尤其对于这种生命期有限的病人，死亡并非不好的结局。医务人员不仅仅是应用技术手段改变生命的自然进程，也应该注重对患者人性和灵魂的帮助，包括家属。我们也多次和患者家属召开家庭会议，就老人的病情反复沟通，无论医学怎样发展，生老病死的自然规律依然客观存在。家属最终接受了我们的建议，一致同意要尊重老人最初的选择，病情再次加重后，不再进行心脏复苏、血液透析等有创伤的治疗，让老人安静地离去。

这些内容即生前预嘱，指人们在健康和意识清醒的情况下，主动地、自愿地选择在生命走到尽头的时候，希望得到什么样的医疗照料，不希望接受什么样的医疗措施，比如不需要使用呼吸机、不做心肺复苏、不做管饲营养支持等来延缓死亡，而是要平静、自然、有尊严地离开。美国在20世纪70年代就制定了法律，允许不使用生命支持系统来延长不可治愈患者的临终过程，通过签署一份叫做生前预嘱的法律文件，以保障患者的自主权利。在许多国家及中国台湾，都有相关法律承认生前预嘱。在慢性病晚期患者、危重症患者入院时，医生均需了解患者入院前有无生前预嘱。根据患者的意愿来选择合适的治疗方案。然而在中国大陆生前预嘱还没有立法。

人的一生，或长或短，重要的并不仅仅是生命的长度，还有生命的质量。生前预嘱对患者来说是一种选择，更是一种权利。医务人员及患者的亲属都应该尊重、支持并满足他们的意愿，这也是对人、对生命和对科学的最大尊重。希望生前预嘱能更快地在我国推广，让更多的人关注死亡质量，完成生命最后的谢幕。

50. 协和医院老年科的门诊故事[①]

孙彤阳

【作者简介】 孙彤阳，北京协和医学院人文学院2015级硕士研究生。科技哲学（生命伦理学方向）专业。

误入医途的哲学系小白，坦率生活，喜欢读书，也爱热闹，坚信善与正义永远是最聪明的选择。

这是《舒缓医学》课程的门诊实习。当我到达门诊楼二层诊室的时候已经过了八点半，一位老先生正在和宁大夫[②]交谈，他是今天的第2位患者。由于我的突然闯进，说明情况后，马上换好衣服坐在宁老师的身后，开始了今天的观察。

一

没错，我的角色既不是临床医生，也不是实习的医学生，而是作为整场周三上午门诊的“观察者”，观察的对象就是整个诊室里在场的所有人。老先生在和宁大夫沟通好病情后，宁大夫对他的用药进行了说明和调整，目标就是尽量帮助患者达到希望的身体舒适状态。患者带来大量的化验单，宁大夫都要一一过目，用专业的医学角度去解读。但这种解读并不会全盘托出，包括接下来的患者，宁大夫都是用最浅显易懂的语言去告诉他用药的目的和作用，而不是说出大量的医学名词或者对某项指标的数字格外关注。这也许就是舒缓医学的特色之一，更加尊重患者的个体感受，而不再是以单纯的化验和检查结果作为指挥棒，即使它已经超出了我们通常认为“正常”的标准，但在这里“正常”不是最重要的，患者是否舒适是我们真正关注的。

当然宁大夫也会随着患者对疾病理解水平的不同做出相应的调整；对于某些已经有很强的专门知识背景的患者或家属，宁大夫也会说得更具体更明确。这种对医学术语的“翻译”能力是建立在医患互动的基础上，通过患者的回应对其接受能力做出迅速的判断，选择一种最合适的表达方式去沟通疾病。舒缓医学时刻体现其宗旨，正如舒缓二字所表达出

① 本文原刊于《中国医学人文》，2017年第3卷第1期第57～59页。

② 宁晓红医生，《舒缓医学》课程负责人，北京协和医学院老年医学科副主任医师。

来的温柔——“天下莫柔弱于水，而攻坚强者若之能胜”，中国传统思想中的智慧也在舒缓医学中得到了发扬。在可怕的强硬的疾病面前，舒缓不可不说是一股清流，冲破桎梏。

这位老先生也对宁大夫在整个门诊过程中的解答非常满意，并热切的嘱咐：“你们年轻人一定要多向宁老师学习。”

二

在今天等待的患者中出现了特殊的一位，一名躺在病床上的女孩，和她一起的还有三名家属和一名999急救中心的陪护人员。还是第一次在门诊碰到这样的场景，心里有点担心，不知道病患的情况是不是很紧急。瞬间小小的诊室被挤满了，宁大夫离开座位，站在女孩的旁边。原来这个女孩并不是首诊，但是第一次与宁大夫见面。宁大夫始终鼓励能行动或者有条件的患者应该亲自来到门诊。考虑到患者与家属之间依赖关系，往往患者都更听医生的话，而对传达医生意见的家属总是表示怀疑，但家人又担心患者的精神脆弱或者体力不支。可在宁大夫看来，患者有时候比想象中更坚强，更明事理，反而含混的表达和小心翼翼的保护会更让人敏感。

宁大夫会对每一位就诊的患者提出：“您希望解决什么问题？”到医院来看病的人难道不是希望把病看好么？可是每个人的答案却都是疾病以外的事，由于这个女孩还很年轻，因为肿瘤，她现在的活动范围只限制在这张病床上，甚至无法坐起来，她最大的希望是能回家。宁大夫的回答也出乎意料：

“回家是最容易做到的，现在医院能为你做什么呢？”

“她目前这个情况有时候还不稳定，担心在家得不到医疗保障。”家人回答道。

“如果只为了还不知道什么时候会发生的意外，而就这样一直在医院，也不是解决问题的办法。”

这个患者的家庭遇到了两难困境，一方面希望女儿能够达成回家的愿望，另一方面又担心在家没有医院这样的医疗环境。疾病对这个家庭而言是如此的可怕和捉摸不定，他们顽强地与疾病对抗着却仍不知这样的对抗是否有作用，这个过程又异常地劳心劳力。现实也许就是一场上帝掷色子的游戏，明天和意外哪个先来，我们永远无法提前感知，宁大夫的话无非是希望他们能够权衡这其中的得失，做出选择后用更积极的心态去面对现在发生的一切。

这位年轻的女孩又说出希望自己能站立，能走路的愿望，可现在对于她最急于解决的问题是缓解下肢的麻痹和疼痛，这正是此行的目的。宁大夫也表示，医疗肯定能为她做点什么，但很多愿望也是要慢慢来，很难一副药下去就药到病除。同行的姐姐是这个家庭的“翻译员”，会将宁大夫的医嘱都一一记下，整理出一份属于他们自己家庭的用药指南。姐姐非常开心地表示，很久没有看到妹妹像今天一样快乐了，因为她出了门，也见到了很多人，整

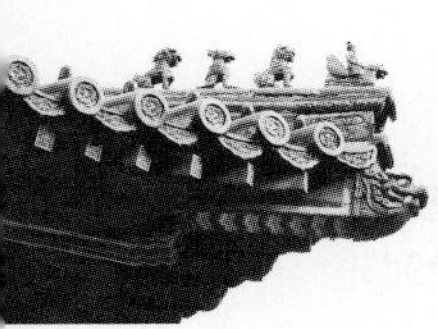

个人都开朗了很多。对于我来说，这一天见到的这个女孩，甚至丝毫感觉不到她的病态，而在床上无法移动的她，也只是看起来在休息，这应该是家人悉心的照料和护理的结果。在舒缓医学领域，护理的工作是异常重要的，医生的治疗在一定程度上仅仅是维持，并不能够完全治愈，而科学的护理会让患者有更切身实际的感受，即生命质量的提高。家人对女孩的这份爱，也许真的能舒展因痛苦和恐惧所带来的狰狞，留下一副安静的模样。

三

接下来进入诊室的是一位和我年龄相仿的女孩，她的身份是患者的女儿。父亲患有胰腺癌，这次却因为肺部问题，进入呼吸内科。她向宁老师咨询一些治疗方案，并表示自己心中的困惑。长久以来，她会想到父亲因为胰腺癌离开，但现在却又住进了从来没有去过的呼吸内科，她对父亲身上发生的疾病感到困扰，不知道究竟什么会夺走他的生命。仿佛因为“很小的”疾病离开，有点不甘心，也对这发生的一切感到筋疲力尽。宁大夫耐心地劝导了这个女孩，并表示很多人最后都不是因为最初的那个肿瘤而逝世，肺部感染同样很危险，不是个例。希望他们能有个很好的准备，对抗疾病是要一关关通过的，过了这一关还能走下去，即使过不去也要尽量活在当下，好好陪伴家人。

女孩离开后，进入诊室的是一个年龄大一点的女人，她的身份同样是女儿。显然她已经多次和宁大夫打过交道，此次门诊是为了对用药进行一些调整。这时候，她突然从包里拿出一本书——《最好的告别》，她拿出这本书交给了宁大夫，希望宁大夫能够阅读这部作品。说到书的时候，本来还比较平静的她突然眼圈泛红。在一年前，她的父亲还是能骑着自行车，生活完全可以自理的老头，现在却不得不面对迟早会到来的这场告别。患者经历了一系列比较积极的治疗，手术、放化疗却依然无法阻止疾病的发展，她以为父亲能够想开，知道尽力了，但最近她却感觉到她的父亲并不能释怀。是啊，生命如此美好可贵，谁愿意放弃呢？这位老人坚强地对抗着病魔，他不畏疼痛么？没有人愿意承受这些，但支撑他完成疗程的是希望，而医学的局限夺走了他的希望，所以让他恐惧的不是疼痛，甚至不是死亡，而是失望，是信念被剥夺。在美剧《纸牌屋》里，有这样一段对话：

母亲：你靠在窗台上睡着了，你爸爸会把你抱回床上。我嫉妒你。

克莱尔：嫉妒我和爸爸。

母亲：不，嫉妒你相信。嫉妒你相信你能让太阳升起。

四

宁老师的门诊有个很有意思的现象。对于一些无法亲自来就诊的患者，她会要求他们的家属录一段患者的视频带来，当然视频里要回答一些简单问题，比如你最近的感受和困扰，希望能达到什么状态，以及其他想表达的愿望。

一位60岁左右的男子就带来了一段他父亲的视频，交给宁老师。视频中的老人已经92岁了，画面里的他精神很好，但由于疾病，他并不满意自己现在的状态，希望能够通过积极医疗改善自己的身体。男子向宁大夫表示，父亲的血糖有点高，现在要控制一下他的饮食，宁大夫听到后马上纠正他，对于他父亲的这个年龄而言，血糖上数字的变化意义不大，如果为了控制在正常范围内而严格限制他的饮食，是没有必要的。对他来说，血糖可以控制得松点儿，本来食欲就不好，还是要吃点自己喜欢的东西的。

在谈话快要结束的时候，男子向我们大家提起，他父亲心里的愿望，他非常想张罗老伴的90大寿，老伴现在88岁，等到两年后，既是她的90大寿，也是他们结婚的65周年，这件事对他来说太重要了，所以老人总是希望自己能像以前一样，以更好的状态去完成这个夙愿。

在这短短半天的门诊里，简单的文字并不能足够表达我的心情，尽量还原了这几个场景，也是希望和大家分享老年科门诊的故事，以及舒缓医学中要传达的理念。在这里，人文关怀不是专业医学技艺外的装饰，而是真正地融入了医疗决策和医患沟通中。人的欲望不重要么？满足他们的愿望不重要么？舒缓医学或许为我们当今医疗的困境开辟了新的思路，全科的思维、足够的耐心、对身体疾病以外的关怀、病痛的缓解。在老年科门诊中，来到屋子里的每个人，也许都会有这样的感受：在疾病和死亡面前，不再那么雄心勃勃，而是用谦卑的心态去尊重生命，尊重个体，也许，只有迷过路的人才知道星星的意义。

51.姑息治疗：舒缓的生命之华

张修齐

【作者简介】　张修齐，北京协和医学院护理学院2014级护理学专业本科生。感兴趣的领域（研究领域）：老年人护理、人文关怀。曾获国家励志奖学金、校级三好学生、校级优秀学生干部等荣誉。任学校学习部副部长。2016年夏季获得赴加拿大Baycrest老年护理中心交流资格；创办“仁祈公益助医项目”获得第二届“互联网+”大学生创新创业大赛（北京赛区三等奖）。

“苟利国家生死以，岂因祸福避趋之”，努力学习众多知名前辈的无私精神、喜欢酥油饼、喜欢体味生活的青年学生。

2016年暑期，很幸运得到学校公派去加拿大多伦多Baycrest（贝克斯特老年护理研究中

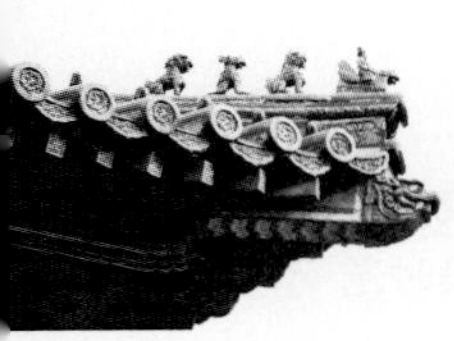

心，加拿大公立老年护理机构之一，具有全世界领先的大脑研究仪器和实验室，研究成果位于世界前列）老年人研究和护理中心学习的机会，学习过程中去了这座著名医学中心的6个科室，留下印象最为深刻便是“palliative care unit”，也就是姑息治疗科室。这个科室所展现出的对患者的关怀和体贴让人印象深刻，医疗团队不会因为患者大脑发生改变而忽略他们曾经拥有的诸多权利，也是尊重患者的体现。

姑息治疗，又被称为舒缓医学。其倡导的医疗方案与在中国常见的医疗方案相比，更加注重患者的个人意愿和舒适度，全面做到了以患者为中心。患者甚至可以拒绝忍受疾病的痛苦而选择安乐死。和国内相比，在加拿大的老年人都有更多选择医疗方式的自由。

和之前去过的其他科室不同，姑息治疗科室的护士和患者都显得更加安详，宁静。上午9点到达姑息治疗科室，护士已经结束给患者喂早餐的过程。姑息治疗科室的患者大部分病得都不轻。躺在阳光正好、干净整洁病床上的他们往往与环境形成不小的反差：或是喉咙中隐隐痰鸣音作响，一呼一吸间都不得安详；或是腿上坏疽生成，溃烂发脓格外惨烈；或是理智早已远去，只记得自己小时候的事情，像一个孩子一样希望见到母亲、获得母亲的爱和抚慰。患病者之前或是有着受人敬仰的职业，或是有着不菲优渥的家境，或是一家之中受大家爱戴的祖父祖母。这些经历过二战不断迁移、建设过城市、努力奋斗的人们，每一位的人生经历都是值得大书特书的，堪称一部史书。可当他们逐渐老去，病体沉疴，便只有在病房谋求上帝垂怜，早日离去和家人见面。在这种情况下，姑息治疗也就应运而生了。

而在科室一天的见闻中，给我留下印象最深的则是见证了有关患者和家属是否同意安乐死的讨论。在讨论中展现的对患者生而为人所做出的关怀给我留下较深的触动，医生、护理人员及社会工作者所组成的医疗团队不仅仅在意患者的健康，也在意患者应获的尊重和尊严。哪怕患者早已神志不清、语无伦次，他也应当获得知晓和讨论其治疗方案的权利。

安乐死讨论是在科室的会议室进行的。会议室不是很大，患者、患者家属、医生、社会工作者和患者的主管护士分坐在四方形的围桌旁讨论患者的情况。患者病情危重，已经到了神志不清的阶段。当医生问他是否真的要进行安乐死及是否了解安乐死和睡觉之间的区别时，令人难忘的一幕出现了。患者从胸口拿出了父亲的照片并轻轻亲吻，说他仿佛看到他的父亲母亲正在等着他，他非常想早点见到他们。看到这一幕，患者的家属们有些哽咽，并给我们看患者两个星期前还在庆祝生日参加家庭聚会时的照片。照片上的老头精神矍铄地坐在所有家庭成员的前面，快乐地做着鬼脸，坐在他腿上的则是曾孙和曾孙女们。四世同堂，家庭和睦，儿女孝顺，相信在照片拍摄的那个时候很难找到比他还要幸福的老人了。然而两周之后，巨变发生。患者身体各器官开始急速衰竭，与人交谈都开始变得艰难，本身患有的轻度认知障碍有发展成老年痴呆的迹象……在这种情况下，很难想象这位老人及其家属在遭遇这一系列巨变后的内心想法。或许安乐死对这位老人而言更多的是一种解脱，而不是死神的威胁。

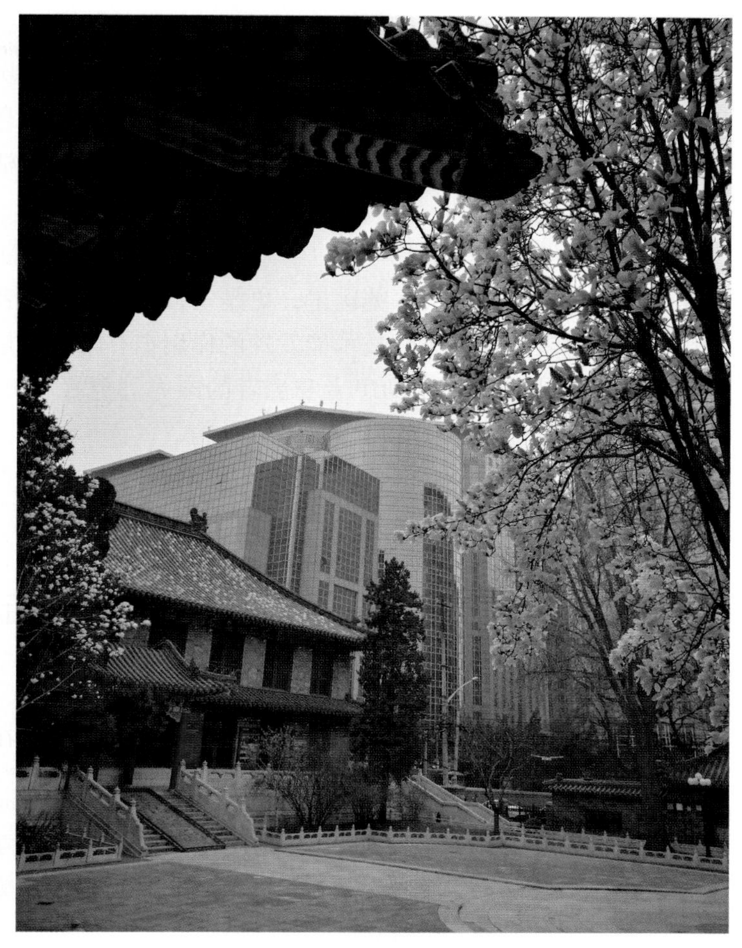

▲ **从玉兰花开处望去** 摄影：周一曼

与常人眼中对安乐死的定义有所不同，加拿大的患者可以选择在医院、社区医院甚至是家里的花园和家人的陪伴下进行安乐死。他们有权在任何时候选择终止安乐死，即便是之前确认签字同意之后。而即使是对于有着认知障碍的患者，医务人员也会一遍遍确认患者确实了解安乐死和睡眠之间的差别，以及确实是想要执行安乐死。对于这个环节，我当时还有些疑问：认知障碍和老年痴呆的患者即使是做出了决定，但由于他们短期记忆缺失，几天甚至是几小时后，患者就会忘记他们做出过这样的决定。对于这样的情况，又应该如何处理呢？在之后的高级实践护士（advanced practice nurse，APN，需要具有硕士学历和一定的临床实践时长，在临床中主要负责教学管理工作）讨论课上，来自姑息治疗科室的老师回答了我的疑问。在确认这样的患者做出了决定之后，之后的进程主要由直系亲属决定。或者根据患者在之前立下的遗嘱决定。倘若患者未曾立下遗嘱，尤其是患有老年痴呆的患者，则全权由患者的直系亲属为他们做出决定。

在Baycrest感受最深的不是医疗技术多么伟大，而是医疗技术的限度和人文关怀的可能。对于这些选择姑息治疗的患者，技术高超而又昂贵痛苦的维持生命并不是他们人生的第一要务。更好地维护生命的尊严和选择有质量的生活方式才是他们做出选择的原因。而我国的国情和加拿大相比又有着很大的不同。这里的医务工作者可以一个上午就只看2～3个患者，咨询临床护理专家（nursing Practioner，NP，需要硕士学历，临床经验丰富，可以处理较为复杂临床情况）老师，即使是急诊，一整天也不过70～80个患者。倘若患者想要选择安乐死，那么有关安乐死的讨论至少要进行6次以上，每次讨论时间都在2小时以上……看起来恍若天堂般的住院条件和人性化的医疗方案背后相对应的是患者漫长的等待时间，以及复杂的诊疗体系。这里的医疗工作者在注意治疗疾病的同时也分外注重患者的生活质量。医务人员所要做的，不仅仅只是减少患者本身患有的各种病痛，也需要让患者有尊严地活下去。不是作为一个生命苦苦被维持直至油尽灯枯，而是作为一个人能自由选择自己存活的方式。

曼德拉曾经在回忆录中写道，生命的意义不仅仅是活着。Baycrest姑息治疗科室向我们展示的，不仅仅是高超的医德医术，更是发自内心的对患者意愿的尊重和关怀。面对这些身患绝症的患者，即使医疗技术能发挥的作用很有限，可是，作为掌握专业技能的专业人员，医生和护士却可以帮助患者和患者的亲人们更好、更加不留遗憾地度过患者最后的人生。

52.陪伴是最长情的告白

赵俊鹏

【作者简介】　赵俊鹏，卫生部临检中心2016级硕士研究生。临床检验诊断学专业。本科期间曾担任团支书、班长。获得湖南师范大学之星、湖南省优秀毕业生等称号，获得国家奖学金、美国晨光奖学金、挑战杯国家二等奖、省一等奖等奖项。

天涯蝴蝶浪子曾在《陪伴是最长情的告白》中写道：不知你是否有留意过，美丽的花朵因为有绿叶的陪伴，更显得娇艳了；阳光有云彩的陪伴，与你我离得更近了；屋顶上两只小花猫懒懒地依靠着，能把人的心都给融化了。

我偶然在“中特”课上接触到一本特别的书——《相约星期二》，由作者米奇·阿尔博姆以用第一人称独白的方式，讲述了一个特别温情的故事。《相约星期二》贯穿着死亡、生命的价值、爱与救赎的叙事主题。主题之间相互关联：借助死亡诠释生命的价值；生命的价值在于爱与奉献；心灵救赎能让人超越死亡，实现生命在形而上意义上的不朽和永生。仔细品味后，发现不仅仅是爱情需要陪伴，亲情、友情甚至是师生情更需要陪伴。

故事主人公莫里·施瓦茨是一名大学退休教授，身患类似于霍金所患的绝症——肌萎缩侧索硬化（ALS）。这时老教授所感受的不是对生命即将离去的恐惧，而是希望把自己许多年来思考的一些东西传播给更多的人，于是与莫里15年未谋面的学生——米奇·阿尔博姆相约每个星期二上课，在以后的14个星期里，米奇每星期二飞越七百英里到老人那儿去上课。在这14个星期里，他们聊到了人生的许多组成部分，如何面对他人，如何面对爱，如何面对恐惧、金钱与文化、衰老与死亡等。最后一堂课便是莫里老人的葬礼，整个事情的过程及这14堂课的笔记便构成了这本《相约星期二》。

看完《相约星期二》，内心感触很深，陪伴的力量是伟大的，为了下周能准时赴约，给米奇上课，莫里好几次从鬼门关挺过来。最后莫里去世时，我也哭了，可能是触景生情，想到不久前去世的奶奶。

从小，我跟奶奶在一起时间特别多，算是奶奶带大的，奶奶格外疼爱我。因为从小到大，成绩一直不错，奶奶一直以我为骄傲。奶奶很多方面跟莫里很像，也是一个永远传递正能量的人。年轻时，她辛勤劳作，相夫教子，遭受不少磨难，并落下病根，以至于疾病缠身。她从1996年开始患病，20年里遭遇四次大病，四上长沙。后半生她一直与病魔斗争，特别顽强，好在子女孝顺，常年陪伴在侧，要不也早就去了。

奶奶走后，我也常常在思考人生的意义。就像书中所讲的那样，许多人过着没有意义的生活。即使当他们在忙于一些自以为重要的事情时，他们也浑浑噩噩的，这是因为他们

▼ **清晨** 摄影：贾莉莉

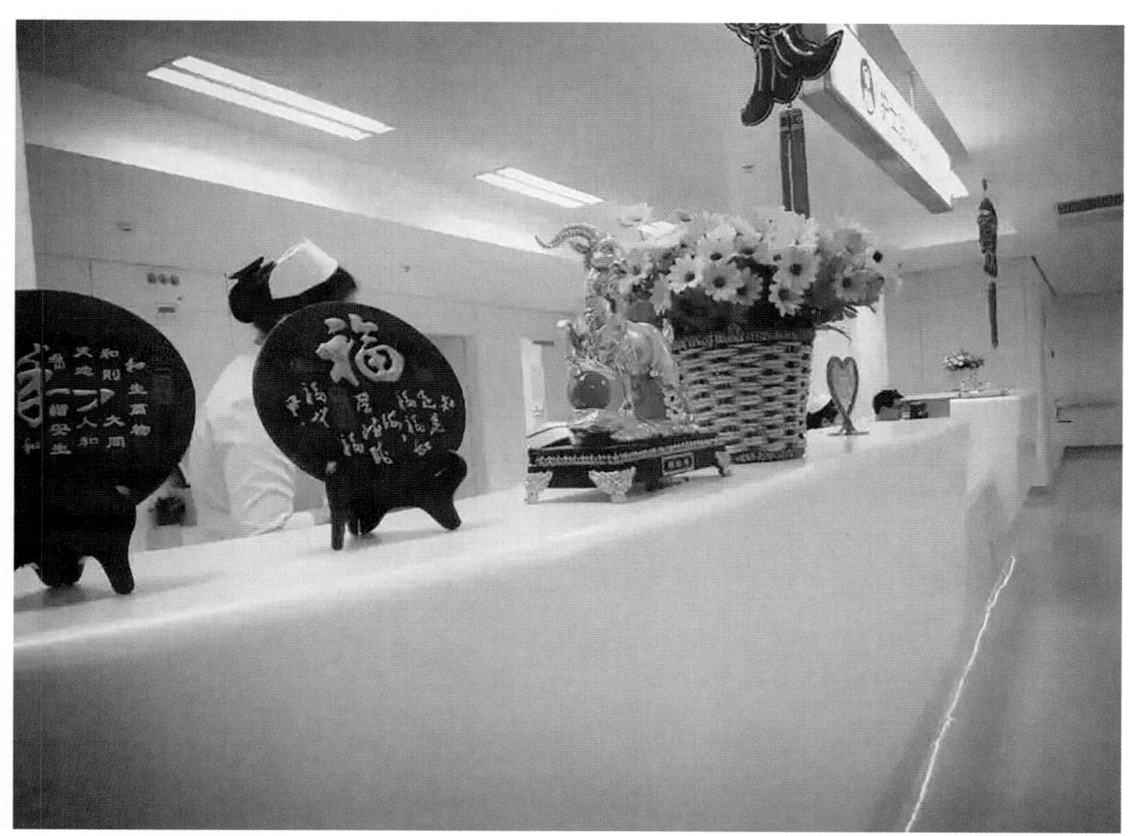

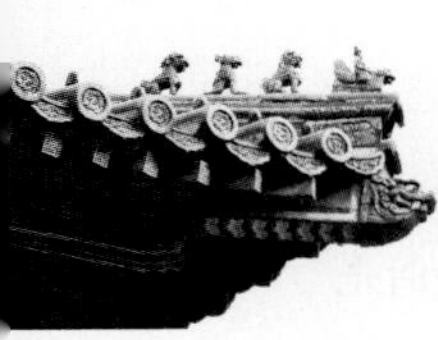

在追求一种错误的东西。你要使生活有意义，你就得献身于爱，献身于你周围的群体，去创造一种能给你目标和意义的价值观。爱是永存的情感，即使你离开了人世，你也活在人们的心里。我也时常在想，也许真的有那么一个美好传说，人去世之后都会化作天上的一颗星星，每天她都会在天上看着你。其实奶奶并没有走远，她一直活在我的心中，鼓励着我，激励着我。

去年，我有幸参加了安宁志愿团队督导会。北京协和医院宁晓红医生对于缓和医疗起源、发展、现状进行了详细的介绍。宁老师还讲述自己2013年2月成立北京协和医院安宁志愿团队的初衷。经历四次实习，通过面试之后，我成为一名安宁志愿者。因为亲身经历，对舒缓医疗与临终关怀有了更加深刻的认识，也慢慢知道陪伴对于患者来说意味着什么。

活动过程并没有什么高大上的东西，最主要就是陪病人聊聊天，跟他们一起做做手工，折一折千纸鹤，有时只是跟他们读读书、唱唱歌，做一个简简单单的陪伴者、倾听者，足矣。

每一次的活动经历，与患者的对话我都会记录下来。每一次都是一种满满的感动，可能就是一个简单的笑容、一次挥手问好、一个小小的千纸鹤，但是病人真的会很开心。这是件很有魔力的事情，你在给他们感动的同时，自己也在被感动。

曾经有一次活动，遇到一个16岁身患白血病的小妹妹。她非常坚强，她说要是她没有得病，现在已经上高中了，考大学就想学医，想学皮肤科。她还一股脑问我，哪个医院皮肤科比较好啊。从那双明亮的眼睛中，我看到她对未来的无限希望。我跟她分享了自己的学医历程，虽然学医很辛苦，但是世上无难事，只怕有心人。其实，不知道她能继续读书的希望有多大，但是我希望能给她正能量，因为我相信精神的力量是巨大的。

在国内，即使是在医疗工作人员中，仍有相当大一部分人对这一概念和学科严重认识不足；而在普通民众中，更是只认可积极抢救、回避死亡。我国因资金严重缺乏导致临终关怀机构少，设施差，我国市场需求仍很大。仅仅在北京、上海等一线城市陆续建立了临终关怀机构，不断发展，即使是在北京、上海，临终关怀床位也不过千余张。

相守是最温暖的承诺，陪伴是最长情的告白。的确，为什么我们不能改变一下观念，提前计划好自己的最后一刻，告诉你的亲人们，告诉医生们，在面对不可治愈的疾病时选择缓和医疗，像《相约星期二》主人公米奇、莫里一样，简单的陪伴，让每一个生命带着温暖与尊严谢幕。

53.记关于死亡的启蒙

江文文

【作者简介】　江文文，中国医学科学院医学生物学研究所2016级硕士研究生。生物制品学专业。从事疫苗生产开发方向的研究。

我对坟墓有着特殊的情感，或许是对故去的人与事有所眷恋。我经常会在一片墓地之中驻足，想象着这些已经沉默无语化为乌有的姓名曾有着怎样不为人知的过去，是辛酸多一点还是幸福多一点？是遗憾多一点还是知足多一点？后来我发现，自己对这些的猜想与迷恋是建立在死亡的基础上的，那么对于死亡，我能说些什么？

浑浑噩噩为人20余载，像大多数人一样，第一次对于死亡的感知是从亲人的离去开始的，给我关于死亡启蒙的人，是我的奶奶。

奶奶是个执拗、有家族情结的人，她不厌其烦地给我说先祖们的故事。她总说，一个人是不能忘根的，不然就飘远了。在奶奶的耳濡目染下，我对这些很有兴趣，而且还会去翻家谱，我愿意去记忆我的先祖，去记忆那些已经过去了的人和事。现在让我说我们家族，我能说到前面七辈，叫什么，娶的妻子叫什么，现在葬在哪里，而我们家族和我同辈的人，估计只有我一个记得这些了。后来我叔叔举家迁去江苏，要带奶奶去，让奶奶在那里养老，可是奶奶断然拒绝了，她只是说她水土不服，她再也不能说重话了，一句话撂出，任由叔叔说破嘴也没用。我叔叔终究举家迁去了，奶奶是伤感的，这个家已经支离破碎了，她终究没能守住。没能完成爷爷的心愿，把这个家族团结在一块。

漫漫人生，终究弹指即过。我现在回想，觉得7岁的我、18岁的我、24岁的我，都是在匆匆又匆匆的流年中到来又过去，而我奶奶也是在同样的流年中变老。我第一次察觉到奶奶老了是什么时候呢？我初中有记日记的习惯，我是在初二的时候就发觉了这点。在日记里记录的那个秋雨霏霏的傍晚，我放学归来，见到了我奶奶在秋雨中归来，她身披秋雨，面目模糊，一霎那我就感觉到了，时光像侵蚀物质一样在侵蚀她，而我蓬勃的青春和她形成了鲜明对比，和我一比，她可怜至极。而她此后的人生终究是越来越寂寞了。我有次回去，发觉奶奶的耳朵不好使了，好多都听不清楚，幸好眼睛还好，腿脚也还好。我再一次回去，她不但耳朵不行，腿脚也不利索了，走路都近乎挪了，我先让她走很久，我一会儿就追上了。当我再一次回去，却发现她的眼睛也不行了，太阳刚落下去，她就什么都看不清楚了。这一切都恍然如梦，太让人猝不及防了，她似乎是一下子就老了的，可是细细想来却不是这样，她老的每一步每一点都有迹可循，她是慢慢老的，正如我慢慢长大一样。可是我都忽视了，我犯了一个不可原谅的错，我忽视了她一直在老去。我因为求学，离故乡越来越远，离那下着雨的傍晚越来越远。我现在有种身份模糊，我还是地地道道的乡野之子吗？或许已染上了城市的喧嚣和光怪陆离，于是我不能区分。只有当我靠近她，我才清晰地知道，我的一生早就注定了，我永远也不会改变。在奶奶枯如树皮一样的脸上，我看到的是一种岁月，一种传承，一种延绵不绝，滚滚流去的血脉之河。我奶奶的确老了。

死，是个神秘的事情，可是对于我奶奶，死不过是一个还没有来但迟早会来的东西，她对此很坦然。而现在死也不顺心了，我们现在正在推广火葬，我奶奶生怕自己被烧成了一堆灰，一有风声传过来，她就吓得不行，只恨死得不是时候。我安慰她说，那么大年纪应该还能享受土葬，可是她依旧是惶恐的。我有时候在想，死估计不是最可怕的，因为已经做了几十年的准备，最可怕的是身后事，因为那时已经无能为力。

奶奶常说路要慢慢走。我相信她的话，路慢慢走终究会走到。我看龙应台的《目送》，上面有句话说：我慢慢地、慢慢地了解到，所谓父女母子一场，只不过意味着，你和他的缘分就是今生今世不断地在目送他的背影渐行渐远。你站立在小路的这一端，看着他逐渐消失在小路转弯的地方，而且，他用背影默默告诉你：不必追。这句话太绝情了，不是如此的，亲情不是如此的，亲情应是一个更宏大更复杂的命题，不是三言两语就能道尽的。它是和岁月、生命的一场冗长对话，是一次深夜举烛，黎明迟迟不到的，久久的交谈。父女母子一场，是世间上最大的缘分，距离、死亡都不是渐行渐远的理由。

说来遗憾，欠奶奶一顿饺子，令我到现在都无法原谅自己。

大二那年的大年初一，家里爸爸与叔叔他们在家打麻将，我无聊，便跑去奶奶那里看她。同往常一样，我坐在床前，听奶奶自说自话。突然，我问奶奶想吃什么，奶奶说：饺子。我说，明天去外婆家顺便带回来，让我妈煮。大年初二，去外婆家拜年，吃完午饭，不知道为什么，就急着拉我爸妈要回家，我爸仍坚持在牌桌上，于是我舅舅先送我和我妈回来了。回来后我去大伯家找两个哥哥玩去了，完全把饺子的事忘得一干二净。

初二下午3点多，奶奶离世，对我打击极大，欠奶奶一个承诺，余生怎么也不能实现，我感觉奶奶是带着失望走的。奶奶离世时婶婶手忙脚乱，不知道后事怎么安排，母亲不慌不忙，拿出准备好的寿衣帽，跪在床边给奶奶擦洗，穿戴整齐。奶奶像睡着一样安静，我在旁边看着，第一次知道死亡是悄无声息的。死亡从不与人打商量，奶奶生前怕火葬，死后却没办法插手与自己有关的任何事，任活着的人安排，入土为安。安的是活着的人，对于尸体而言，无所谓安不安。

也是奶奶的离去，我第一次看见我爸哭，像个小孩子一样。我拉着他的手说：爸，你还有我呢！后来我拿着奶奶的灵位，亲眼目睹了安葬的所有，更坚定了一句话：我们孤独地活着，必将孤独地死去，人生只是一场虚无。送走了奶奶，回到了家里，我更深切意识到了家人的可贵。我爸说他特别感动，还对我妈说，你今天搂着我，我才看出来你是有点爱我的！我想，或许人们都是这样，平时涩涩不会表达感情，除非发生重要的事，内心潜藏的所有情感才会爆发。我爸妈虽然也会争吵，可是到这种时刻便能发现，他们同甘共苦的这些年，其实一直是深爱的，平时大家从来不会去表达的。

面对奶奶的离去，我感到死亡为一个生命画上句点。对于死去的人而言，一抔净土，掩风流，也掩风尘。生时的风光与颠沛，尘埃落定之后，只会在地下汇成隐秘的缠绵，汇入因果轮回的大海。面对最终的死亡，我们都会一无所有。北岛在《失败之书》中写道："每块墓碑都会说话，主角消失了，故事并没有结束。"而我在面对一座荒冢的时候，又一次觉得，故事，也是别人的故事。

54.给死亡一丝温度

李勇勇

【作者简介】　李勇勇，北京协和医学院人文学院2015级硕士研究生。科技哲学（生命伦理学方向）专业。担任特聘兼职辅导员；组织和成立括羽协会，并担任会长；协助博雅合唱团正常运行。

不求显贵于世人，只求善意与感恩永存我心。内心宁静是最大的幸福。

2010年春天，恐怕是我最不想记起的一段时间。从那时起，高考似乎跟死亡有了联系，从此，最害怕听到的就是"高考"还有"死亡"了。

我的奶奶是个很普通的农村老太太，非常善良，非常喜欢帮助别人，是个爱笑的老人。奶奶特别疼爱孩子，小时候每次放学或放假，我都会先去爷爷奶奶家，不说话，就是陪着他们，很喜欢这种感觉。2010年，临近高考，三月份的一个周末我回家见到了奶奶，现在想来那也是我见到她的最后一面。我记得当时，家里人怕影响我学习，就将这件事对我瞒了下来。也许是亲人间血脉相连的一种感情吧，我总觉得发生了什么，我问家里人，却没人告诉我。后来在我的逼问下，哥哥终于告诉了我实情，奶奶突发心肌梗死，去世了。妈妈告诉我，奶奶的病很急，走得很快，面容很安详，像是睡着了一样，让我不要难过。但是，我懊恼家人为什么没有让我送奶奶最后一程，也恨自己。果然这件事情确实影响了我的高考，在离高考1个月内，我每天好像有10个小时在流着眼泪抬头望天，奢望能够在天空中找寻到奶奶的最后一丝踪迹。从那时至今，每每想起奶奶，内心依然如刀绞，

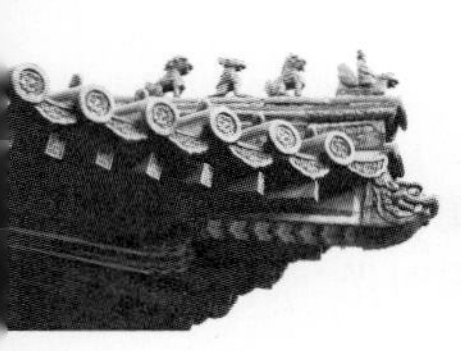

眼泪依然会不争气地落下来。好像也正是从那时起，我好像再也没有前十几年的坚强，眼泪会轻易飘落。也是从那时起，“死亡”二字在我心里极为敏感。

可能正如在乡间流传的那样，恩爱夫妻果然还是分开不了两年，另一半便会追随爱人的脚步离去。隔了不到1年，爷爷也走了。听妈妈说，爷爷经常跑去奶奶坟前哭一场，也经常站在田头望向奶奶的坟头，自言自语，好像在跟奶奶诉说着自己的思念。所幸爷爷走的时候，家人通知了我，虽然没有见到爷爷最后一面，但是能送上爷爷最后一程，也算是安慰。我记得我接到家里电话的时候，哥哥说爷爷病了，让我快点回家，我当时好像预感到了什么，眼泪止不住地往下流。我坐车回家的途中，已经猜想到了结果，可是依然心存侥幸，希望爷爷只是病重，而我回到家之后，我看到了灵堂，看到了灵堂上躺着的蜡黄、毫无血色的尸体，眼泪在默默地流，而身体却麻木到没有丝毫感觉，只能呆立在原地。

爷爷奶奶的亡故对我的打击很大，从那时起，我不敢听家人在我耳边谈起“死”字，我怕极了再有亲人离开我的身边，尤其是在我什么都还没有为他们做的时候。我对“死亡”又恨又怕，恨它夺走了我的爷爷奶奶，怕它像恶魔一样没有人情。从此以后，这两个字始终被我逃避着。

我现在虽然在医学院校读书，而我却不是一个医学生。初选大学之时，家人极力要求我选择医学专业，原因是好就业，而我决然避开了这个专业。我记得当时很多人问我为什么那么排斥学医，我的回答永远是“我害怕！”我确实胆小，我害怕学医必须面临的解剖课，我害怕面对一具具冰冷的尸体，因为这一具具的尸体意味着一个个离别。医学是很神圣的专业，“健康所系，性命相托”。而我也是一个粗心的人，我最怕的是我承受不起那些前来寻医者的生命的重量。

2017年2月，我有幸看到《死亡如此多情》这本书。起初是其书名勾起我品读的兴趣，在我心中，死亡是冰冷无情的，死亡意味着永远的离别，今生永不再见，而我是极讨厌别离的，死亡怎么会多情呢？书中内容是一个个从医者的亲身经历，一个个催人泪下的故事，触动人心，发人深省。从医者没有用华丽的语言，只是用一个个文字串联成一个事实，仅这些朴实的字句、完整的故事便足以让人感动落泪。书中有位医者的从医经历——患者放弃治疗3岁艾滋病患儿。这个故事讲述的是一个3岁半艾滋病患儿因卡氏肺孢子菌肺炎而入院治疗。经检测其艾滋病阳性，父母血检结果，父亲艾滋病阴性，母亲艾滋病阳性，其母亲因曾卖血而感染了艾滋病毒。小男孩经由医生努力治疗，终于病情有所好转。孩子的父亲却在医生的竭力劝阻下依然选择放弃治疗。主治医师看到孩子的父亲在走廊尽头抱头痛哭，大抵也能理解孩子父亲的无奈，可是她尽力救治的懂事的小男孩儿，明明再接受治疗几天就可以康复，虽然有艾滋病，但是最起码可以正常生活十几年。而孩子的父亲当天晚上就带孩子出院。时隔5年，该主治医师仍想知道小男孩儿的安危，但是始终没有勇气打电话进行询问。也正是经历了这件事情，这位主治医生放弃了从医。医生亦是凡人，有血有肉有感情，也有无奈，在生命面前依然难以淡然自处，尽管专业的特殊性要求其必须时刻保持理性。而我是个感性的人，我想如果我是医生，小男孩儿是我的患者，我也会悲痛、无奈，也可能会选择逃避吧。我终究还是无法面对死亡。

记得2016年，我第一次接触“舒缓医学”这个词，是北京协和医院老年科宁晓红医生开设的《舒缓医学》课程。我记得有一节课就是关于死亡，是教人如何接受死亡。那节课开始之初，我心里是排斥的，强制自己不要去听。但是后来我慢慢听进去了，大概是老师说服了我，在我心中打开了一丝缝隙。死亡并不可怕，可怕的是不得善终。很多终末期病人忍受着巨大的痛苦，因为家人的不舍及不惜一切代价，导致病人最终孤独地躺在ICU病房、浑身满是插管，孤单、痛苦地等待死亡降临。对于终末期患者来说，死亡已不可避免，再去做无谓的努力，不如像书中第二篇中所诉那样，减少病人痛苦，让其在最后的一段时间完成余下的心愿，在家人的陪伴下离去。死者善终，生者有时间做准备接受死亡，帮助亲人完成余下的心愿，少一些遗憾，对病人和家属来说，都是件好事。

如今，我开始直面死亡这个话题，而不只是去逃避。

生而为人，必然经历生老病死，每个人的一生都会经历很多生死，死亡也有温度。

我很庆幸奶奶走的时候，亲人都在身边，她也没有遭受太多的痛苦，走的时候面容安详。希望奶奶在天堂没有痛苦，一切安好！

55. 一死生为虚诞，齐彭殇为妄作

李　佩

【作者简介】　李　佩，来自山东菏泽，中国医学科学院病原生物学研究所2016级硕士研究生。病原生物学专业。研究领域：冠状病毒的进入及复制机制。本科连续四年获奖学金，兰州大学第六届“医学之王”知识竞赛总冠军。

我渺如沧海之一粟，如果有来生，愿能长成一棵树。座右铭是安能摧眉折腰事权贵，使我不得开心颜。

多数人生而惧怕死亡，每个人生而走向死亡，所以说死生亦大。说起来第一次经历死亡，现在回忆起来整个过程依然清晰，每一个细节，每一句对话，每一个动作仿佛都历历在目。我想这个经历可能是我今天走上基础科研之路而远离临床的主要诱因之一。

借着这个机会，我想记录一下这个人生的第1次。我现在坐在电脑前码这些字，思绪却已经飘回我本科期间实习所在的医院。大四上学期结束后过完寒假，在经过一系列的入

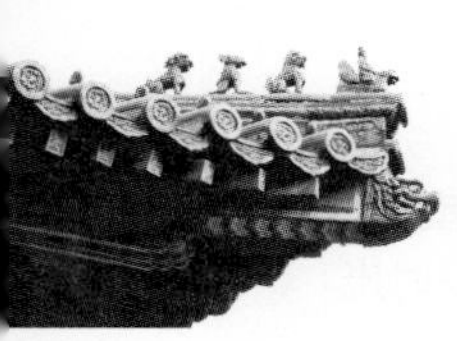

院前培训之后，我紧张而又兴奋地以一名实习医生的身份接受临床实习培训，想想自己日后可以成为救死扶伤的大医生不禁满心欢喜。这时候我对医生这个职业并不拒绝，相反，我充满热爱。

我被分配的第一个实习科室是肾内科，我的带教老师是肾内科副主任刘老师。刘老师德艺双馨，和蔼可亲，对待病人也很无微不至，一丝不苟。但由于平时很忙经常要上门诊和参加病例讨论和院里的很多会议，我只能跟着刘老师查房，听他开医嘱。真正带着我去接触病人，比如问诊、换药、开透析单子的是一个研究生师兄，我称他为王师兄。实习第一天，我傻傻地站在科室门口看王师兄在干什么，这时候进来一位65岁的老大爷，老大爷个子很高，人也挺精神，看着就是很有文化的人，他并不是我想象中弱不禁风的病人模样。他问我："刘主任呢，我的那个尿检结果怎么样了？"我说："我也是第一天进这个科室，还真不知道，你是刘老师组的病人，那我帮你问问王师兄吧！"这位患者斜睨了我一眼，不屑地说了声："哼，实习生！"我自然有一种热脸贴了冷屁股的感觉，也感觉自己火一样热情的内心被泼了一盆冷水。还好，我心理也算强大，并没有把这些当做什么要紧的事情，屁颠屁颠地跟着王师兄在整个科室里跑来跑去，欢快得像一只小鸟。被王师兄接管之后，我慢慢学会开一些简单的医嘱，写透析记录，开会诊单子，值班报告等，对于这些不起眼的小事情，每一件我都很尽心，而且很快乐。

那时候我每天早早爬起来去科里，我赶在病人早上服药前去给他们测量血压，因为对于肾内科来说，监测病人血压和出入量直接指导他们的用药。我要赶在刘主任查房前把血压测量的结果交给王师兄。一量血压我才知道，我们1床住的VIP病人就是昨天斜睨我的那个老大爷。老大爷的主诊断是慢性肾炎综合征，血压控制挺好，130～140mmHg，他也认出了我是那个实习生，便没好气问我："量得准吗？"我的内心其实是有一股火的，心想：哪个医生不是这么一步一步从实习生走过来的？实习生怎么了？实习生就应该被人瞧不起吗？但是我依然压制住了自己，忍受他莫名的怨气。以后的每天早上我都去给这个老大爷量血压，送检查，送透析，接触慢慢多了起来，每次我都以热情的态度回应，我们之间的关系也逐渐变得融洽起来。老大爷的病情却一直反反复复，血压时高时低。而且我发现当他得知自己血压升高之后，他的眼神充满着紧张和恐惧，之后几天血压控制一直不够平稳，主任也在不停地调整药物治疗，直到有一天病人在查房时有些寒战，当时所有人都没有特别放在心上，我也并不知道这次寒战意味着什么。说来惭愧，自己的知识和能力有限不能准确地判断这次寒战对病人的影响及原因。我也是第一次体会到什么叫做病来如山倒。疾病犹如一头猛兽，它就是那么来势汹汹，中午病人就进了ICU。他走了的3天里，我都在想也在查阅各种资料，这次寒战跟疾病的进展有什么关联，为什么当时师兄以那种方案给病人治疗？哪些环节可能出现了问题？3天后中午12:00左右我正要去吃放，1床回来了！ICU主管大夫简要跟王师兄介绍了一下治疗情况及患者要求，王师兄马上通知我参与抢救。其实王师兄知道病人是根本救不回来的，每一个大夫包括主任都知道救回来的可能性微乎其微，第一次参加到这种抢救，我心中也是五味杂陈。心肺复苏时我不停地挤压气囊，脑海中一片空白，我只知道他不能走，这位我每天早起去量血压的老大爷不能走！可我还是眼睁睁地看着他的心电图慢慢地拉成一条直线，他走之前也处于重度昏迷，可以说整个过程中病人都是无意识的。我也不知道他是什么时候离开人世间的，一个人的死亡绝对不是一个时间点可以界定的，这是一个过程，一个生与死较量的过程，一个人内心挣扎与煎熬的过程。

因为在ICU，家属无法见到病人，病人是在我们科离开人世的，他的女儿如愿见到了父亲最后一眼。抢救结束后，我拿着厚厚的一沓转出病历，拖着软绵绵两条腿回到办公室。我感觉如果人有灵魂的话，他还没有走远，他跟着我进了办公室，他就站在离我不远的地方看着我整理他的抢救记录、转入转出记录。那一沓厚厚的病历里面还夹着一本中医保健手册，我看见了他对生命的渴望和对人世的眷恋。当时的我能真真切切地感受到他的灵魂在我身边，可能你觉得我在满嘴胡扯，我知道那应该只是我的幻觉。老大爷问我他病情是怎么回事，怎么就救不回来呢？我语塞泪目，沉默低头，无言以对。我无法想象，我入科时还精神饱满、斜睨我的老大爷就这么转身走了，我追着他，他走到了走廊里，我看到了他在年前给我们科写的感谢信；我追着他，我看到了给他测量血压的血压计；我追着他，可是我再也追不上了……

▼ **和** 摄影：夏艳杰，瞿建宇

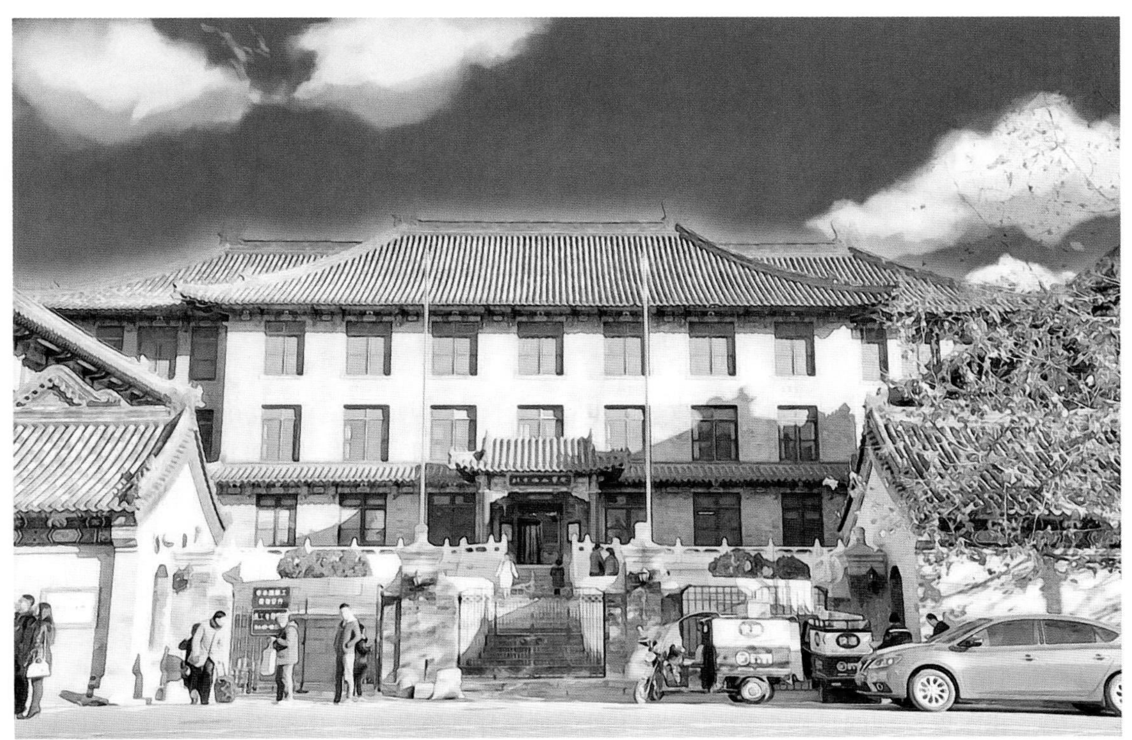

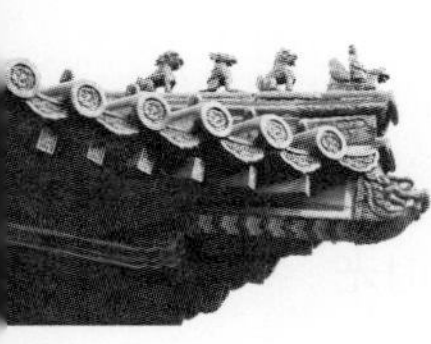

可能是我这种人真的不适合当医生，对于老大爷的死我依然无法释怀，我那时候就觉得这条路可能不是我今后奋斗终生的路。后来在保研时，我选择了放弃临床。现在我以当初进入临床的热情和心境投入到基础科研之中，唯一欣慰的是我再也不用关注一个个有血有肉有感情的个体的生死。现在的我依然觉得人的力量如此渺小，人在死亡面前不堪一击，无论多么伟大的医生所做的一切都无法阻止任何一个个体走向死亡。后来在我被问及为什么不继续学习临床时，往往不知道怎么回答。我没有充分的理由，因为我并不是极其厌恶临床，不是因为嫌临床累，也不归因于如今的医疗环境，我现在依然无法准确回答这个问题。

是我对死亡的恐惧？似乎不是，我怕的是无法直面病人渴望生命的眼神，我怕的是永远不能给他们一个确切的回复。现在我以一名非临床专业的学生来反观临床专业的教育，我不知道别的学校或者我们国家对于医学生的死亡教育是怎样的，至少这一块在我所接触的范围内一直处于空白。

现在，我已经头涔涔而泪潸潸了。临文涕零，不知所言。

56.疾痛的故事

杨淑贤

【作者简介】　杨淑贤，中共党员。中国医学科学院药用植物研究所2016级硕士研究生。中药学专业。本科期间曾获国家奖学金，国家励志奖学金，优秀学生干部奖学金，“圆梦中国”公益项目华北赛区第三名，优秀共青团干部，社会实践优秀个人等荣誉。

这是由一个美国著名医学人类学家阿瑟·克莱曼写的一本书，书名叫做《疾痛的故事》，作者将自己多年来在热情从事的事业中所学到的东西写出来，使医护人员积极有效地处理疾痛导致的心理危机，向患者、他们的家人和医护人员解释说明。

我所要写的也是疾痛的故事，是我所认知的疾痛的故事。我深刻地认识到，疾痛不仅属于身体，而且连接着自我和社会。对于病人来说，生活环境的巨大改变，疾痛像一块海绵，在病人的世界中吸走了个人和社会的意义；对病人来说，社会生活不再那么重要，疾痛才是他们眼前性命相关的大问题。

最令我印象深刻的是慢性疾痛。慢性病有时是伴随终生的，长期折磨着病人，让病人生不如死，整日吃各种药物，做各种检查，这种疾痛深深地感触了我。书中例举了好多慢性疾病的病人，让我犹如身临其境。疾痛的长期性，并非简单由病理过程产生，它是生活在与其他人有特定关系的相互制约的环境的产物。如果对患者生活的环境加以了解，系统地收集和诠释，将会对长期疾病患者的治疗产生深远影响。此外，疾痛对家庭的影响不同，有积极的有消极的，文中肌肉营养障碍症的例子再现了疾痛不仅折磨着患者本人，而且也折磨着整个家庭，而慢性淋巴癌的例子使即将离婚的夫妇复合并家庭团聚。

而发生在我身边的则是我姥爷的去世。我家住在农村，姥爷年轻的时候就患有高血压、脑血栓这样的慢性病。但是60岁的姥爷一直给予亲人的都是正能量，每天吃药控制血压、血脂，打针，只是极其容易感冒，自己忍着，受着。脑血栓发作那年，我并不记得是几岁的时候，他差点不能走路，差点瘫痪。在患癌症之前，姥爷拥有乐观的心态，每天还能坚持在村子里转悠一圈，锻炼身体，和年纪相仿的老人一起探讨儿女的事。那时的他，虽然也有各种疾痛，各种身体不适，但是，他从来都是一个开明的、有知识的、不想给儿女带来负担的、充满正能量的老人，我依旧记得姥爷那安详、灿烂的笑容。

就在得知姥爷患上食管癌后期的这段时间里，我看到的、感受到的真的让我至今不能忘怀。我记得那个时候，姥爷下咽困难，一开始是还能吃一些半流质食物，到后来水都喝不下去，姥爷逐渐消瘦、脱水、无力，持续性的胸痛、背痛、便血。我真的吓坏了，从来没有经历过这些。还算健康的时候，姥爷身高178cm，体重170斤。生病的时候，我看到的是皮包骨头、瘦得简直可怕的老人。这是我人生第一次经历身边亲人将要离我而去，我感到很无助，很渺小，所有的努力感觉都是白费的。那时，姥爷还期待着我去北京读研究生，这样子的情况，我不知道还能不能满足他的心愿。家里经济条件差，到后来的住院费都不能支付，姥爷知道自己可能只剩下最后的那些时光跟我们在一起。所以，到后来，姥爷坚持回家，等待死亡的到来。我知道，做出这样的选择，得经历多少心理斗争。再到后来，姥爷都不能说话了，我们只能靠唇语来猜他到底想要什么，然后就给他什么。一开始得知这个病的时候，姥爷也接受过各种放疗和化疗，那种疾痛估计也只有姥爷自己心里最知道了。

在最后的时光里，姥爷坚持回家，不在医院，姥爷一直很乐观地面对生死，也没有对家人百般苛刻或者表现出求生欲望很强，我感觉姥爷已经想通了，他就觉得早点去世，早点结束这一切，早点结束这般痛苦，对家人和自己来说，都是一种释然。就这样，我们尊重了他的选择，我们轮流照顾他，一直陪他走到了最后。这也许是姥爷所期待的，不在医院离开这个世界，而在家里安静地离开。我也认识到，当生病时，有家人陪伴到最后也许是最温暖人心的决定。当今的社会环境下，也许承受的压力越来越大，这时候就越需要我们坚强，坚强面对，调整情绪。一个坚强的人，并不是说能应对一切，而是能忽视所有的伤害。

我不知道，自己以后也是否能像姥爷这样释然。但自从我学了临终关怀之后，我就认

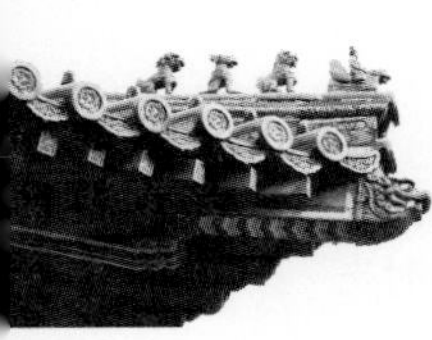

为临终关怀是作为一种新的医疗服务，弥补现行医疗保健体系忽视临终病人需求的缺陷，符合人道主义精神和人类生命发展的需求，从而使医疗保健体系更趋完美。其重点并不在于根治某种疾病，而在于尽量减少病人的痛苦，使病人得到最小的创伤。

我现在才懂得，对于临终者，最大的仁慈和人道是避免不适当的、创伤性的治疗。各种有创的抢救，给予各种放疗化疗，是一件多么愚蠢的事情！

在和团队一起进行老年照护志愿活动中，我也开始注意到处在疾痛中的失能老人们，他们缺少陪伴，缺少交流，缺少心灵的沟通，他们处在疾痛的深渊中，并且难以自拔，而且有的甚至是惨不忍睹！我们团队通过具体的几个实例将老年人的需求展现出来，以便于更好地去了解老年人。走近这个群体，探究服药依从性问题、基本生活日常问题、心理情绪照顾问题、医药体制问题、自我保健和照护问题。以年轻人志愿者的身份，去面对面地和老人进行交流，通过和他们聊聊天，来切实感受当下老年人心里的想法与需求，这里的意义就显得平凡但不庸俗。当把这次活动从头到尾的经历串成一个故事，然后讲述出来，就会发现自己从未有过的五味杂陈在采访的那一刹那似乎都会释放出来。

参加老年照护志愿活动及亲人离开的经历，是对自己的一种洗礼。处于疾痛深渊的人心里往往很孤单，没有安全感，没有归属感。我想说，陪伴，是最长情的告白！而且，疾痛的故事还在继续，处处可见，只有当我们了解，才会去行动，而只有去行动了，才会产生改变。

第五章
潜心问道（三）：重温经典

57. 医　　路

邹定峰

【作者简介】　邹定峰，北京协和医学院基础学院2016级硕士研究生。生物化学与分子生物学专业。研究方向：生殖与肿瘤。

曾梦想白衣披肩，拯救万千生灵。可未想心生悲悯，见不得，看不得。如今白衣依旧，科研前路无涯无悔，执着筑健康堡垒，只求当下。闲暇时分，安然于岁月一隅，享乐之唯美，读书之百态，触生命之脉动，且行且静且感恩！

初闻此书是在本科入学不久与一位慈祥的老医生聊天中获荐。初晓书名时并不为然，以为是一本心灵鸡汤，而转念想来作为一名资历颇深的专家医生给晚辈推荐的书必有独到之处，遂去图书馆搜寻许久后找到这本奥斯勒医生所著的《生活之道》。一个刚敲开医学大门的年轻学生，翻开前言才触摸到这位现代临床医学之父奥斯勒医师的事迹和“人生”。这本书并非按常规来叙述奥斯勒医师的人生，而是精心收集了20篇奥斯勒医生演讲的演讲集。每读完一篇，就如穿越时空在现场聆听奥斯勒医生的教诲一般。虽时隔百年，但如今看来每一篇依然给现代的医学生、行医者，甚至社会中每一个成员带来深思。文字中作者将其深厚的古典人文涵养带入医学领域，触角遍及医疗伦理、医疗与人道关怀及医病关系，字里行间洋溢着他对生活的独到见解与其行医的哲学，着实让人心生敬意！

此书前篇主要收集的是关于医护患生活之道的讲演稿，对于初入医学的医学生而言确

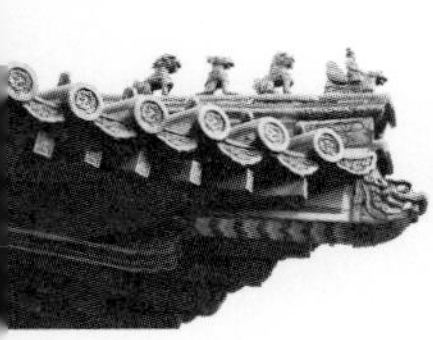

为养分丰富的精神食粮。与希波克拉底誓言不同，它详细地给我们讲述了一名医学生该怎么去成为一名真正的医者，就如《塔木德》之于犹太人的生活准则，《生活之道》也为我拨开了眼前的重重迷雾。用柏拉图的话说，由精神和品德所构成的人格，就是长期养成的习惯。作者所提倡的生活之道，是追求思路的清明，心地的善良与内心的平静，这些生活之道应是一种每天身体力行的功课。虽然医学生的教育首要在于医术的养成，但除对医学知识的不断探索外，更应辅以人文的修养，这应是作者对于初入者的期盼。如作者所言，“行医是一种艺术而非交易，是一种使命而非行业，在这个使命当中，用心要如同用脑”。用心的前提是我们能理解病人的处境、考虑病人的感受，其次才是用一颗热忱、无微不至、关怀的心，一颗在生死之际却沉稳应对的心来从事这一行业。在临床工作中，我们会遇到各种各样的情况，如何做到冷静应对，需要扎实的基本功、坚实的理论基础及丰富的临床经验。而这之前，医学生除不断学习医学知识外，更应加深人文修养，以形成良好的习惯，也应该就是作者所述的生活之道。

后来正式进入临床实习，跟在老师后面接诊病人，才逐渐发现以前所学的知识完全不够用，也逐渐明白作者书中反复强调的身为一个医师，无论内外科，最重要的特质莫过于沉稳和责任心。保持沉稳，拥有“丰盛”的宁静，让我们有能力去包容我们所见的不幸的人，有能力理性客观地去救助身患疾痛的人。犹记得，有一次在肾内科，一名中年男子患有肾癌而家属和主治医生均未告知患者实情，患者只知道自己所患的是肾炎，每次查房都能见到患者饱受癌症折磨而消瘦，妻子强颜欢笑，但总是不断鼓励和安慰患者。所有的这些努力都是为了让丈夫能够配合治疗，为了让他相信能够治好而保持积极的态度。看着他眼里闪烁的求生光芒，在那一刻，我为生命的脆弱而深深动容，同时也感到自己的渺小和无能为力。合格的医者应该在晓生命之轻时懂生命之重，应平静沉稳地去化解他们的病痛，如若无法除去身体疼痛也要减轻心理苦楚。作为医者，我们需要的不仅要有治疗疾病的能力，还有解决病人问题的能力，这些在之前的书本是无法接触和模拟锻炼的，而在临床中这些问题却赤裸裸地暴露在眼前，特别是在如今整体医患之间矛盾尖锐的背景下，这是对于我们医生的人文素质极大的考验。

奥斯勒曾指出，医生必须对抗三大敌人，一是会使人沦为庸医的无知；二是冷漠及所造成的不必要的死亡；三是堕落与人格上的缺陷。其中最危险的应为冷漠，无关人文修养是否深厚，也无关专业知识是否缺乏，而是医者内心再无温柔谦和，只顾追求自身利益，无法体察患者的苦痛。越是在这样的时代背景下，作为医者更需认清自己的内心，我们虽为凡夫俗子，食五谷杂粮，除承担着家人创造幸福生活的责任外，更履行着减轻病人苦痛的职责。作者在一百多年前，已经将我们需要的人文涵养融于每一个字符里，不论是在当时的讲演中还是在流传后世的文字里，它们时刻让我警醒着医生职业的责任及意义。伟大的教导与教育，体现在人对美感、哲学及智性追求上，而这种追求不仅属于个人，更是属于全人类的不朽，而奥斯勒医生对我们的启示正是做到了这点。

如今，进入研究生生涯，从临床转入了基础科研，面对的问题已不再是前面所叙及的种种，然而我依然庆幸自己还在生命科学领域，不时会接触那些关于一线临床医生和患者之间的故事，依然有幸用自己卑微的余生之力为普众生命服务。重温此书，再回想，其实不论是从医者的角度，或是患者的角度去看，我们所面临的问题也会赤裸裸地暴露在我们面前，因为有一天我们也可能会成为别人眼中的患者，而那时我们更应该拥有一颗沉稳包容的心去面对疾病、面对医者、面对发生在身上的一切，养成一种思路的清明，心地善良与心灵平静的生活状态，不着眼既不可追又不可及的过去与未来，而着眼于清清楚楚摆在手边的事情。终此一生，不断接受来自生命的挑战，超越生命的磨难！

58.有爱便有生活

亢玉婷

【作者简介】　亢玉婷，中国医学科学院阜外医院2016级流行病与卫生统计学专业。研究高血压防治工作。本科期间曾连续获得三次国家奖学金、一次一等奖学金。一枚学霸。

如今，随着娱乐圈“00”后小鲜肉的崛起，“90”后的我们逐渐意识到我们真的长大了；虽然我们仍能坐在教室享受学习带来的乐趣与希望，但是不可否认的是，在我们学习能力、人格与三观逐渐成熟的时候，我常常想生活是什么？我们终究会离开学校，到那时候，我们该如何生活？于是，我们想到从现代临床医学之父——奥斯勒那寻求答案。

《生活之道》的作者威廉·奥斯勒，是全球知名医学院校霍普金斯大学医学院的创始人。本书为其20篇演讲合集。《宁静》是奥斯勒对宾州大学医学院毕业生的演讲，奥斯勒说：“沉稳是在任何情况下保持冷静与专心，是暴风雨中的平静。”沉稳是医生为了保持清楚的判断，避免忧形于色或惊慌失措导致病人失去信心，必须做到的事情。一个医生，只有真正懂得对人性尊重和对生命的热爱，才会注意自己的言行与表情。一名教师，正因对医学教育有无限希冀，才会对即将远行的学生说：“身为医师，最重要的特质莫过于沉稳！”

不要活在昨日的错误和失意中，也不要担忧明天可能带来的不安与恐惧，而应该使出自己全部的心力来承担今日。看到这句话，仿佛听到了远在家乡的父亲的教诲。刚入新集体的我，困惑于如何提升自己，为何至今没有进步？它就像一句座右铭，融入我的内心。只有对生活的极度热爱才会害怕虚度每一寸时光。“人需要学会去爱”，不是说说而已，真

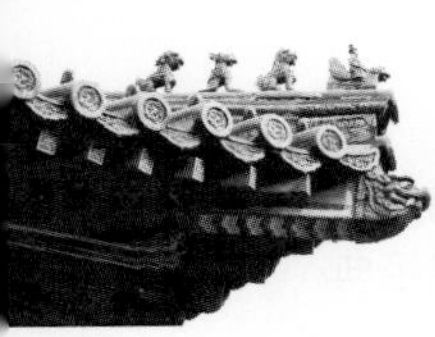

正的热爱生活，热爱身边的每一个人，愿意去聆听，去切身感受身边的人情冷暖。只有这样，即使身处象牙塔，也不失对生活的尊重，3年之后，走出协和，我愿意去做一个有温度、有力量的协和人。

以前总对书籍提不起来兴趣，但直到现在我才知道，生活离不开书籍，因为其中藏着作者的智慧、人生态度与生活哲理；我们之所以不喜欢读书，是没有像现在这样静下心去读阅读，去真正启发自己，让自己从中学到自己欠缺的精神，以此解开长久的困惑。也许这才是那句话正确的释义吧——“你的气质藏着你所读的书与走过的路”。只有深入阅读、精读的人，去激发自己思想的火花，探究心底长久的困惑，才会真正爱上阅读，在书籍中汲取前人的智慧，让我们在生活中获得那份宁静与沉稳。这份素质若强行去装，只会让自己看上去傲娇虚伪，更重要的是，无法探知自己心底最真实的想法。

习近平总书记曾在讲话中教育党员应该以问题为导向，学要带着问题学，做要针对问题改，把合格的标准建立起来，把做人做事的底线划出来。这让我觉得，与奥斯勒的“真正圆润的沉稳少不了丰富的经验”有异曲同工之妙。经验来源于问题的解决，对问题的一丝不苟、沉着应对即沉稳。这样，即使面对再多挑战，我们也能理性地发现问题、解决问题，而不是消极抱怨。做人做事都应该有敬畏之心，将标准底线划出来，那是现实与梦想的切割线，是我们对生活的热爱与尊重。

生活之道，我想便是学着去爱吧。带着问题去工作学习，带着理解与人相处，带着困惑去书中寻找答案，想必不会失望的。你觉得呢?

“在你们积习已深的灵魂中，温柔敦厚，生活也就失去了价值”。奥斯勒这样提醒我们，我这样提醒着自己。

我很高兴，在距2017年还有不到5个小时的时候，能对读书有了更深的理解，通过读书对人际关系的困惑有了更深入的理解。希望2017年在付诸行动的时候，能想到2016年困惑的自己，坚持下去，希望未来会更好，也希望我们能变成自己想要的样子。

59. 好的科学，较好的医学，最好的实践——读《医学史》《剑桥西方医学史》有感

李珂雅

【作者简介】　李珂雅，中国医学科学院医学实验动物研究所2016级硕士研究生，病理学与病理生理学专业。本科专业为麻醉学。从事领域：基础医学，方向为神经退行性疾病的机制研究。2014年9月作为志愿者参加中华医学会第22次麻醉学术年会；现为北京协和医学院记者团媒体部成员，医学实验动物研究所学生会成员。

对新鲜事物充满好奇心，活跃于社交软件，致力于尝试的精力丰沛小diamond。

作为一名医学生，我对医学的了解是浅薄的。由于一开始对这门专业并没有投入过多的热忱，当希波克拉底的医学誓言反复刺激已经成为习惯，当南丁格尔的事迹被广为传颂，当专业课老师屡次展示出1846年波士顿马萨诸塞州总医院的手术图片时，我对这些内容的了解也仅限于浅表。正因为如此，一直觉得掌握临床上教科书里能为我所用的这些内容，那就够了。然而，现代医学是无穷尽的，这就要求我们全身心投入学习，尽可能压榨自己的休息时间。转过身来看，突然发现，自己已经很久没有再翻开曾经喜欢的那本书，已经很久没有再播放早早就列入清单甚至完成下载的电影，也已经很久没有和非医学专业的人们互通各自所长。正是对人文知识的匮乏，在研究生阶段，我迫切地想要寻得一门人文学科课程加以补给，怀着这一愿望的我，走进了《医学史》的课堂，在老师的力荐下，我也翻开了洛伊斯·N·玛格纳所著的《医学史》与罗伊·波特主编的《剑桥插图医学史》。

兴许是我对本科所学的麻醉学专业拥有的情结，而外科医生正是麻醉医生最亲密熟悉的合作伙伴，在翻阅两本书时，我着重阅读了外科的相关内容。

我印象当中的外科医生，是会在晨间快速而精准地完成查房后奔向手术室的人。他们牢记接受手术患者的相关疾病信息，根据病情需要对手术方式有充分评估，消毒、洗手、穿无菌衣、戴无菌手套，冷静处理术中突发情况，且总能化险为夷。他们在无影灯的映照下就是主角，巡回护士、器械护士、麻醉医生配合着外科医生力求每一台手术成功。然而，谁曾想到，传统的外科医生地位是低下的。书中提到，希波克拉底誓言说过医师应该避免外科而让其他人去实施手术，因为它是来自手的工作而不是脑的工作。更为出人意料的是，在那个时代背景下，外科医生的竞争对手居然是理发匠。甚至与外科医生相比，这

些理发匠、走方郎中们就那些复杂而危险的手术而言更为擅长。因为接触病体，外科医生被描绘为污秽的，而外科器械让他们承受屠夫或是虐待狂的骂名。当然，事物不是静止不变的。就外科本身的发展而言，约翰·亨特绝对是起到了至关重要的作用。作为一名外科医生，他并不是像前人一样无思考地机械重复着手工作业，而是把精力和金钱花在研究上，致力于外科重大课题如炎症、休克、血管系统疾病和性病等的研究，发表了四篇重要的论文，这使得外科从一门技艺上升为科学。

科学，意味着发现问题并解决。彼时，疼痛是为外科第一大难题。由于麻醉剂尚未出现，外科医生的主要业务是小的修补术、放血术、拔牙，他们从事的体腔外科范围狭小，为了减轻病人的痛苦，外科医生不得不在有限的手术范围中追求速度。关于这一点，书中的描述令我震惊："传说中的一个外科医生在做截肢手术时切了他助手的两个手指头、一个观摩者的两个睾丸——这是那个时期外科手术的代表。"而为了分散病人对术中疼痛的注意力，起初外科医生会用"对准病人的下巴猛然一击"、反刺激剂、按压神经或动脉、放血等方法。在麻醉科的实习经历让我知道，麻醉医生在手术过程中所确保的就是在无痛背景下，病人生命体征平稳。以上方法，在当时没有完好监护设备、输血等技术尚未发展的情况下，很明显地，会给病人机体稳态造成不可预估的不良后果，同时也是不可控甚至是得不偿失的，无法保证手术的安全实施及病人的生命安全，不符合外科手术的要求。有那么一群人，确切地说是气体化学家们，开始嗅闻各种化学气体，在这个过程中，乙醚的镇痛作用逐渐凸显，而在1846年10月16日，马萨诸塞州总医院牙科医生威廉·托马斯·格林·莫顿将其运用于外科手术，使得病人在完全处于安静状态下取出口腔部肿瘤。这就是前文所提到的麻醉学老师们屡次提及的事件，麻醉时代由此开启，外科在这之前受到的桎梏也因为这次尝试，得以破除。

自从引入麻醉之后，外科手术的节奏变得不那么狂乱，但是相应地，由于延长了破损的皮肤暴露在外界环境中的时间，更因为当时医学界普遍缺乏的无菌意识，患者感染的概率大大提高，"病人在手术台上死亡的可能性比战士在战场上死亡的概率要高"。当时在格拉斯哥皇家医院担任外科医生的约瑟夫·李斯特因病人的高死亡率而惊恐，将其归咎于医院周围有毒蒸汽的主流论调并不能使他满意。直至从法国生物学家路易·巴斯德的一篇论文里得到灵感，意识到术后的高死亡率与细菌感染有密切关系。于是，李斯特用石炭酸作为杀菌剂，术后死亡率大为减少，外科第二大难题得到有效解决，且自从杀菌术引入，外科学就由传统外科学时期进入了现代外科学时期。当出血——外科的第三大难题被攻克后，外科便迎来了它的黄金时代。至此，在与疾病的斗争中，外科医生不再孤身作战，成为我们现在所看到的与各方面专家队伍浴血奋战的一员。

回望外科学的发展史，我们不难发现，起初这是一门工匠技艺，由于身在其中的人们有了思考剖析，使之上升为科学。因其特定的职能，是医学的一部分，也正是由于众人的实践与探索，逐步完善，才成就了现代严谨、精准、高效率的外科医疗。

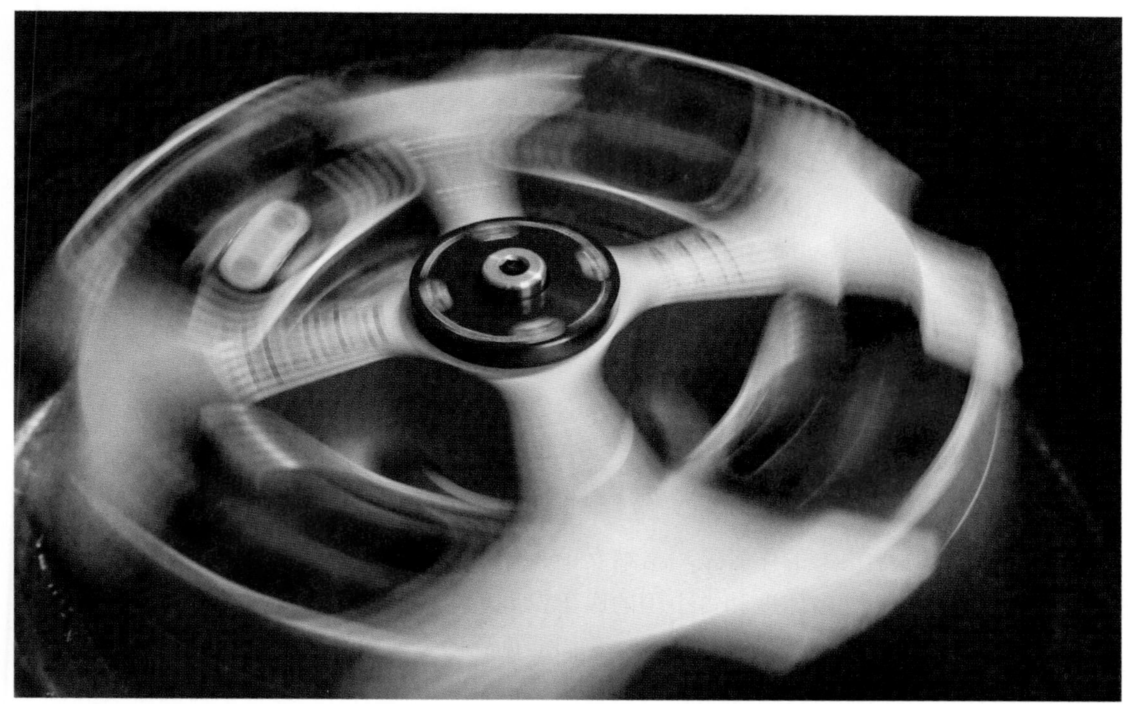

▲ **离心实验标本** 摄影：张景君

医学，因其特定的职责，如此近距离地接近生死，贴近大众而较之其他科学更为崇高。而实践，是提升抑或是实现它对大众的惠泽最好的方式。在阅读这两本外科学相关著作时，我深深地体味到发现问题从而在实践中解决问题对于学科历史发展至关重要。正如书中对李斯特的评价，“李斯特不是一个深邃的理论家，但他是一个富有经验的外科实践家”。这一点同样适用于医学这个大体系，医学的历史正是因为有无数的李斯特们，才得以成就。我们今日所见的，甚至是在教科书上阅读都觉得很巧妙的处理方式，正是因为李斯特们的探索与推演。这些努力与尝试，让人们远离病痛折磨，延年益寿成为现实。

医学史，即一部实践史。我们知晓了前人的付出，知晓了被广为应用的临床技能的来源。以史为鉴，可以知兴替。

60.近现代医学腾飞，中医将何去何从？

陈林林

【作者简介】　陈林林，中国医学科学院医学生物学研究所2016级硕士研究生。生物化学专业。

爱读书，爱旅游，爱运动。

皇皇巨著《医学史》的作者是玛格纳女士，作为土生土长的美国友人，对古埃及、美索不达米亚、古希腊、古印度和古中国的医学发展历史了解得这么详细，并且对其中各自的文化传统和哲学思想都有一定的见解，我们能见到的是鸿篇巨制的各个段落和娓娓道来的细节畅谈，但功夫在诗外，作者背后的付出肯定是难以想象的。这种学习的态度和做学问的精神实在是我们年轻一辈学生的榜样！

本书大致按历史年代和不同主题的形式展开记录。从古至今，从西方到东方，将数千年的医学发展历史浓缩在一个前后连贯且富有趣味的描述中。比较各个古文明的医学，几乎都是起源于巫医的结合，如美索不达米亚的祭司和占卜，古印度的佛学，古中国的伏羲、神农、黄帝等。而且对于医学理论的解释，也都是宣称来自神灵的安排及玄而又玄的哲学和所谓四种体液的构成。但随着千百年来人类文明和社会的发展，不同古文明医学经过实践的重重验证和进化发展，它们的结局却是基本相同——最终湮没在历史的长河，亦或是虽流传至今，却日渐式微。

综观全书，我最感兴趣和最想讨论的是西医即现代医学是如何逐渐发展壮大起来，并迅速替代了如中医、印医等古文明流传下来的本土医学文明，而成为人类医学应用和发展的主流道路。而且面对新科学体系和医学思路的传入，我们本土的文化和医学传统究竟应该何去何从？

本书第九章——临床医学与预防医学中提到，18世纪是现代医学的基础和少年时期。并讲到，那时科学的医学基础刚刚建立起来，启蒙运动的哲学思想正在激励着人们构建理性的医学体系、了解预防疾病的使用手段、改善生活条件、向更多百姓传递知识等。尽管对启蒙运动的理解各不相同，但大家公认的一点是启蒙思想让大家理解到人类有能力让先天理念得到理性分析和开放性争论。读到这里，我不禁明白，也许启蒙运动真正最伟大的地方不是发现或发明了什么，而是解放了当时人的思想，去掉了禁锢在人们头脑里关于宗教和狭隘封建传统的枷锁。反观我国，所谓的思想解放却是百余年都不到，并且曲曲折折地到1978年才勉强真正提出。

接着讲到，西登哈姆强调关心病人、海曼·布尔哈夫恢复临床教学、莫尔加尼研究疾病且规范解剖学，以及诸多启蒙家、改革家如约翰·彼得·弗兰克改善医院条件和公共卫生基础等，一系列有思想、有理想、有追求的学者把他们在启蒙运动中解放的思想运用到生活的实际行动中去，踏踏实实地为现代医学的发展打下基础。除此之外，文艺复兴所宣扬的人文主义精神，极大地提高了人在社会历史中的地位，并且主张自我价值的体现，崇尚理性，反对蒙昧，将大批民众从封建思想中解救出来。英国哲学家培根的名言——“知识就是力量”激励了一代又一代人的探索精神。

因此，启蒙运动带来了社会思想的解放；资产阶级革命导致了资本的积累；现代科学的发展给出了理论的基础；工业革命的发生推动了生产的发展；解剖学的发展为现代医学提供了最基础的人体知识……现代医学的诞生与发展正是基于以上政治、经济、人文、科学等诸多因素的碰撞与结合，最终促进了现代医学极大的发展，起到了一加一大于二的效果。

再反观彼时的中国，封建思想、落后统治、低水平科学、传统医学观念等种种负面因素的协同作用下，现代医学的诞生几乎是毫无可能性可言。而且更严重的是，数千年的传统医学流传至今却还是找不到出路并日渐奄奄一息，甚至还遭受到国人的谩骂和抨击，难以想见何去何从。

本书第三章的“现代中国医学实践”段落，简述了新中国成立以来，毛泽东主席关于中医去向的言论与政策，一直到现在都毫不过时，而且也是拯救中医、实现中医现代化的必由之路。

我以为，屠呦呦先生创新性提取青蒿素的传奇历程就已经为我们的传统医学提供了一个方向。屠先生的灵感和基本理念是来自中医著作，而提取的工艺和产业化推广却是现代严谨的科学探究，这就把中医的相关精华嫁接到现代科学这个参天巨树上，并进一步通过严谨的验证和总结，实现取精华、去糟粕的目的。我相信屠先生重拾中医的例子只是一个开始，随着时间的推移，更合适、更恰当、更科学的方法肯定会越来越多。而那时，我们的传统医学才会在胸怀科学精神的学者团结协作中，不断为世人所知晓、了解并发扬光大。

61.读《剑桥西方医学史》有感

于　珍

【作者简介】　于　珍，北京协和医学院基础学院2016级硕士研究生。病理学与病理生理学专业。研究领域：核酸适配体的开发与应用。

科研新生代的一员。热爱医学，风雨不羁，立志为基础医学研究出一份力！

《剑桥西方医学史》以大众的目光和专业的视角考察了2000多年来人类社会中疾病、健康与医学的历史及其相互关系，回溯了从古至今医学史上所取得的辉煌成就和重大事件，同时它也关注医学史上的发现和争论及困扰医学进步的问题。与一般医学史著作不同的是，本书对于疾病与治疗、医学科学与社会、病人与医生给予了同等重要的叙述，体现了医学史研究内史与外史相结合的现代风格。由于自己不是临床专业的医学生，我就自己生活中的体验谈谈我对读这本书的感受。

在书的前言里作者写道："医学确实已经征服了许多严重疾病，缓解了疼痛，但它的目标已经不再如此清楚，它的授权已变得混乱。它的目的是什么？它在哪里停止？它的主要责任是无论在什么情况下都尽可能地维持人们活着吗？它的变化已经使人们更健康地生活吗？医学有时似乎主要由对发展它技术能力感兴趣的精英所领导，而他们很少考虑医学本身的目的和价值，甚至个体的痛苦。"所以，我不禁想问，医学的目的到底是什么，尤其对现阶段发病率越来越高的肿瘤患者的治疗，"过度治疗""不当治疗"对患者而言，是求生为重还是生命质量为重?

很多时候，医生给病人带来的危险甚至要超过疾病本身。即使在18世纪的新大陆，一位医生还怀着嘲讽的口气揶揄当时流行的"冒险疗法"：他们一般的治疗方法是一致的——放血、呕吐、发疱、用泻药、镇痛等。如果病情依旧，就重复用过的措施，直到病人死亡。到了19世纪中叶，医学界开始有惊人的发现：某些疾病是自我限制，不治而愈的。1876年，哈佛教授Edward H Clarke证明了伤寒患者在没有医疗干预的情况下可以自行痊愈，并且不治比接受当时流行的草药、重金属、热敷等疗法恢复得更好。这让我联想到，现在的癌症治疗、前段时间的魏则西事件、免疫疗法未经国家食品药品监督管理总局（CFDA）的批准就在临床滥用等等。癌症是不治之症，但现代医学也发现，部分癌症在有些人身上，也可不治而愈。很多我们不了解的疾病，所谓的积极治疗未必就对患者有益。

在最后一章“医学的未来”中，作者认为科学技术是把双刃剑，应看到其负面效应。“在很大程度上，作为一个治疗者的医生已被作为一个修理躯体的技师所取代。尽管人们从这种形式上获益多多，但许多人对此并不满意。他们需要在精神上和人道上得到关照，需要医生能缓解他们的忧虑。那种汽车修理师在告诉你曲轴损坏时所表达的同情方式对病人来说是不够的。”作者还引用1980年伦敦大学律师肯尼迪的论点：“现代医学已走向了错误的道路，医学教育不可能培养出病人通常所需要的、能关心人的医生。”进而作者指出：“因此，医学面临一种挑战，既能充分应用技术又不丧失人道，才是一种令人满意的卫生保健体系。”

随着理性和科学开始进入了医学实践中，人们渐渐有了设施良好的医院、训练有素的医生、疗效神奇的药物。借助医学，人们征服了许多原先无法治愈的疾病，不仅延长了人类的寿命，而且提高了人类的生命质量。不同的时代治疗方法不一样，同一个时代不同医生对于同一个患者的诊疗方案甚至也不一样。我们现在崇尚的个体化医疗，一定程度上希望医生因患者而异，针对不同患者的不同病情给予合适的治疗方案。比如中晚期肿瘤患者，到底采用积极治疗、保守治疗还是姑息疗法带瘤生存，这与患者本身的意愿有关，也与医生多年经验给出的最佳建议有关。归根到底，我们希望，医生的意义可以使疾病对患者的危害或损伤减小，而不是由于医生的个人治疗方案错误使疾病加重。

现代医学的发展在更有效地解决人们病痛的同时，也带来了很多问题。由于科学医学也就是西医体系，在诊断和治疗疾病方面严重依赖各种精密的检测仪器和医疗器械，导致病人的检查和治疗费用不断攀升。另外一方面，医学在解决人类生殖难题和延长病人生命上所取得的进步也带来了社会伦理道德的困境。自从世界上第1例试管婴儿出生以后，诸如由体外授精产生的已被授精和冷冻阶段卵子的归属问题及代理母亲问题都是我们在运用此项技术时要考虑的因素。而安乐死则是“科学医学成功地延缓了死亡的悖论性的逻辑后果”，因为“更长寿命的礼物很可能是无价值的，如果最终它不得不付出疼痛、无能力和丧失尊严的话”。在明知康复无望的情况下，花费巨资尽力延长病人的生命究竟是一种仁慈还是残忍？当然，病人的家属总是期待奇迹会出现，这种心情是可以理解的。但是，我们是否考虑到病人的意愿呢？所以，从晚期病人的角度出发，我个人是赞成安乐死的。不过，究竟在什么样的情况下可以实施安乐死及用什么样的程序来保证安乐死不会被滥用都是需要首先解决的问题。

生命是神圣的也是神奇的，人体的每一个器官、每一处组织都是有着其独特功效，是造物主经过精心设计的。医学在不断发展，医术也在不断进步。读史使人明智，读医史，我们也要理性地避免从前医学发展过程中方法思维的错误，在今后的医学实践中以人为本，为病人谋福利，为生命续传奇。

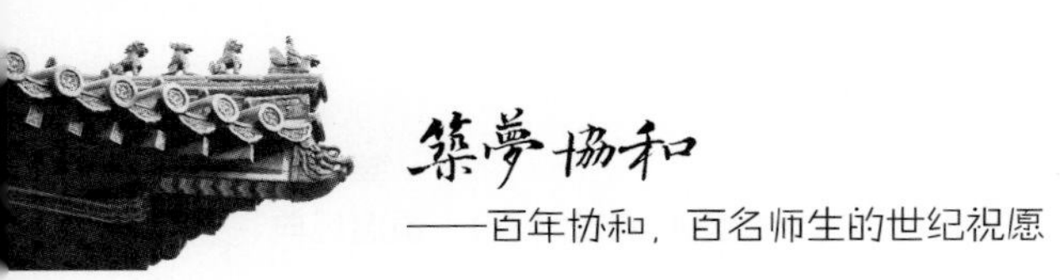

62. 临床医学的诞生引发的思考

赵延延

【作者简介】　赵延延，中国医学科学院阜外医院2016级在职硕士研究生。流行病与卫生统计学专业。国家心血管病中心医学统计部统计副主管，统计师，主要从事临床试验的研究设计、数据管理及统计分析工作，承担并参与了数十项包括国家课题、国际多中心流行病学研究及多种专业的药物和医疗器械临床试验项目，并参与起草了CFDA部分产品的临床研究指南，在职期间连续两年获得“先进工作者”荣誉称号。

不知不觉已读完《临床医学的诞生》这本书，涉猎了前言，细细品读了第一章空间与分类；第二章政治意识；第三章自由场域；第四章临床医学的昔日凄凉；第五章医学的教训；第六章征候与病例；第七章看与知；第八章解剖一些尸体；第九章可见的不可见物；第十章热病的危机。读完临床医学历史便有了一些思考。

首先，福柯是个富有魅力的人。作为尼采最伟大的信徒，作为后结构主义大师，他终其一生都力图让人们明白人的理性是多么的有限，而人又是多么的狂妄，被誉为真理化身的话语和知识又是多么的专制和残暴，以至于我们都沦为了它们的奴隶无法自由呼吸。

该书是关于医学史的研究，讨论临床医学的现代存在意义，也是一部临床医学产生和发展的历史。在福柯看来，“临床医学经常受到赞扬，因为它注重经验，主张朴实的观察，强调让事物自己显露给观察的目光，而不是用话语来干扰它们。临床医学的真正重要性在于，它不仅是医学认识的深刻改造，而且改造了一种关于疾病话语的存在可能性。”而在我看来，临床医学历史体现的是它的产生、演变和发展与哲学之间密不可分的联系。

在“空间和分类”这一章，福柯着重描述了在18世纪科学降临时代，疾病开始被分类。每种疾病都有其归属，并且有纵向和横向的关系（空间化），也开始有了解剖学的地理空间概念。由此，医生可以使用他们的“目视”之权力和方法。而取代人性是对于病程的观察，就像是看着一个植物生活史的方式来对待疾病。那么是什么使得这种权力和方法存在至今？福柯在其后几章给出了答案。

在“症状和征候”一章中，福柯觉得临床医学对目视的需求不亚于博物学。在某种程度上，两者皆相同：要求去目视观看，去分辨特征，去认出相同的东西和不同的地方，并且按照种和属去分类。他在书中写道：“咳嗽、发热、胸痛、呼吸困难的症状本身并不是胸膜炎。但这些症状就像字母一般，几个正确搭配后，会形成一个单词。临床医学不仅仅是古老的医学经验主义的复活；它本身具有生命力，是分析方法的首次应用，是归纳和演绎的伟大成果。它与哲学具有直接血缘关系。临床医学通过把语法结构与或然性结构引进病理领域而成为在哲学上‘可见的’领域”。也就是说福柯认为系统化、科学化的方法使得“目视”之权力和方法生存至今，使得18世纪的临床医学具有了现实意义。那又是什么使得主题化的形式完美地表现出来呢？

福柯在“看与知”一章中继续写道，他发现在病人床边，一切理论都陷入沉默，取而代之的是观察和经验。在临床医学上，可见的一切被改造成语言、文字，借由教科书、上课等方式传授给学生，希望由这管道让这“可见”的经验流传给下一代。但在改造的过程中，是否不会流失讯息？看得到一切不代表知道全部。所以可见都能被表述，但可以再次正确转化成经验的可见吗？临床经验用这种方式包装起来，使之变成可以探索的新的空间。我们用触觉、视觉、听觉来接受其中的秘密，所有可感知的皆被呈现。而在可见被更好地表述并再次转化成经验的可见过程中，尸解起了至关重要的作用。

在“解剖尸体”这一章，福柯探究了死亡和临床医学的关系。提到医学，人们总会联想到死亡，而死亡和哲学又总有着千丝万缕的联系。死亡作为一个绝对的观察生命的视点

▼ **牺牲** 摄影：杜俊喆

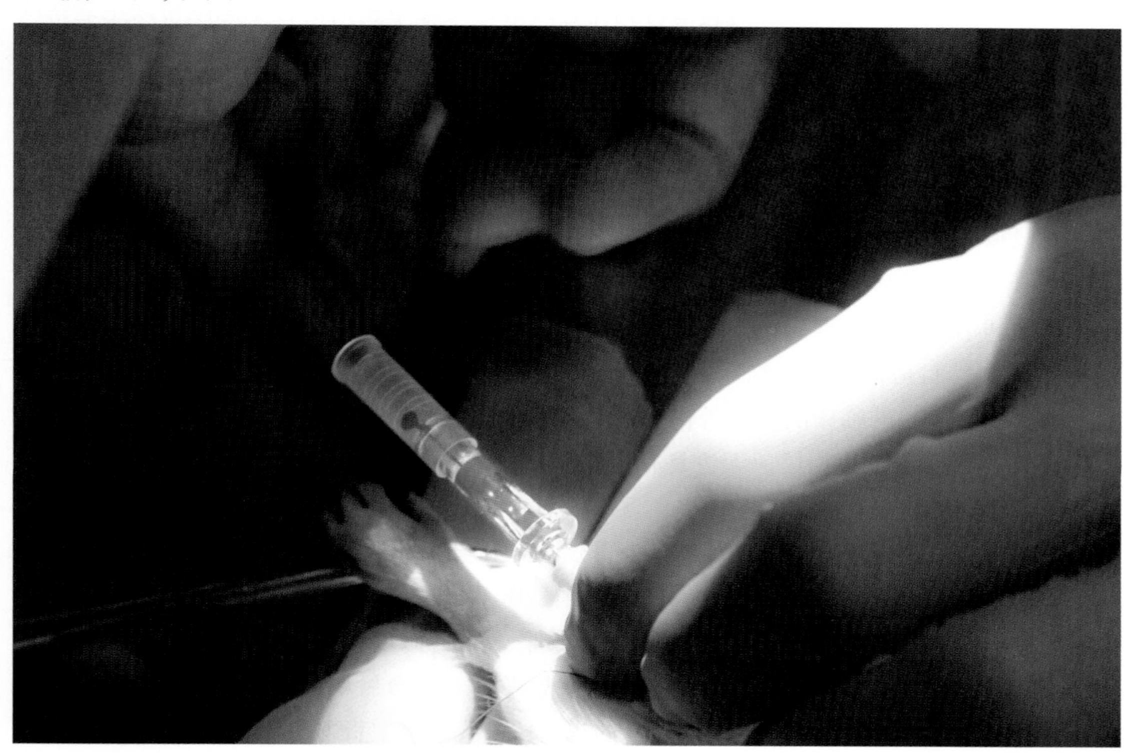

和打开生命真相的开口。但是死亡也是生命在日常实践中与之对抗的东西；在死亡中，生命体很自然地分解自身：因此疾病就丧失了作为偶然事件的古老地位，成为生命与死亡关系中的内在的、恒定的和流动的维度。鉴于这层关系，医生的科学和哲学家的科学具有相同的起源和相同目标，二者的血缘关系不可抹杀。

福柯最后得出结论："临床医学的形成不过是知识的基本配置发生变化的诸多最明显的证据之一。很显然，这些变化远远超出了从对实证主义的草率解读所能得出的结论。但当人们对这种实证主义进行深入的研究时，就会看到有一系列图像（即上述各章所谈到的问题）浮现出来。这些图像被它隐匿着，却是它的诞生所不可缺少的。"

因此我们不难看出，福柯从考古和系谱的角度，用哲学的方法将临床医学的产生和演变解构在我们面前。他给予我们的启示，并不仅仅是临床医学的历史，更是要我们学会从哲学的角度来发现问题、思考问题、解决问题。因为医学与哲学自产生起就是紧密联系的、相互促进的。哲学作为世界观、价值观、方法论，不仅指导着人的社会、经济、政治活动，而且也指导人的科学研究，指导着人们对人的机体、健康、生命的认识和研究，支持和促进着医学的发展。在我看来，这其中涉及两方面问题。一方面，我们要善于运用哲学方法论来指导我们的医学研究，使得临床医学得以很好地发展和延续。医学史上许多重大发明、发现无不闪现出哲学思维的光芒。我国著名血液学专家王振义教授在治疗白血病儿童时并没有使用当时国际通用但效果一般的顺式维A酸，而是运用辩证思维，大胆地启用了全反式维A酸，使该患者的病情得到完全缓解。文章中逆向的哲学思维帮助王老解决了M3型白血病的治疗难题。哲学不但在临床医学的形成过程中起了至关重要的作用，更不断地推动着它的发展。但另一方面，我们却不能不觉察到，在关注"无限繁殖的病理事实"的同时，我们还需要关注病患本身。系统化、科学化的归纳和演绎使得我们能更准确、更快速地诊断和治疗疾病。而如果我们就病论病，只根据临床体征而不顾患者感受，或者说只接收"目视"的方法和结果，那么由此产生的后果可能是致命的。我们知道，现代临床医学已经发展到循证医学阶段，而不再单纯依靠传统的经验医学。其体系核心是所有的诊断和治疗都要有证可循，有据乃行。由此我不禁想到，如果我们只遵循循证医学的原则，那么我们是否会少了临床经验的积累，少了对待病人的关心和与病人之间的沟通呢？那么我们做出的临床决策是否仍是最大程度上有利于病人呢？或许，这些问题要留待今后得到解答。不过我相信，无论是临床医学还是哲学都会有所发展，只有不断地发展，才会不断地完善。

综上所述，福柯这本书并非仇医，只是提及了对于临床医学诞生当时的社会背景，以及医院建立的结构上的分析，还有一些临床医学所不可避免的缺失。对于医学知识的构成提出了说明，对于经验和观察的方式有了些推理，跟医师好坏无关。不过，阅读此书确实使我对于临床医学与哲学之间的关系有了一些思考，对于今后如何处理好医疗和科研有了一些感悟。或许这是才华横溢却不幸陨落的福柯留给我们的宝贵财富。

63. 隔着癌症问自己
——读《众病之王 · 癌症传》随笔

高　阳

【作者简介】　高　阳，中国医学科学院肿瘤医院2016级硕士研究生。细胞生物学专业。研究领域：癌症信号转导，癌症及癌旁细胞衰老相关分子机制。

来自中国农业大学，在医院学习，爱好社会心理学，努力提高写作能力中，希望将来做个中学老师。

礼节性介绍一下《众病之王 · 癌症传》这本书的内容。全书主体分六章：黑色体液淤积不化、缺乏耐心的战争、如果我不会好转你会拒绝收治我吗、预防就是治疗、正常自我的扭曲态、长期努力的硕果。作者从癌症的历史开始，从对癌症的认识与应对过程入手，以充满人本主义的语言描述西医的自我完善、社会活动如何影响疾病研究与诊疗、流行病学视角下对疾病的预防、癌症病因学分析及直到成书之时癌症相关研究的进展。

疾病是有隐喻的，懒癌、直男癌这样的用语从一个侧面告诉我们癌的隐喻像是癌症一样顽固。患者或者说公众对于癌症的理解影响着癌症的治疗进展。癌症天然带有恐惧色彩与无法逃避的死亡这样的隐喻，精神与情绪的崩溃将给治疗带来极大的负面后果。

作者意图讲解癌症是什么这个原始而现实、简单又复杂的问题。书名以癌症传代癌症探索史，是试图去理解其人格，破除其中的神秘色彩。肿瘤有着几乎和人类历史相当的漫长历史，所以癌症本身是贯穿整个医学史的，癌症传本身就折射着整个现代医学发展史。

对癌症的探索历史处处体现着西医对自身的不断完善。

这部书细述了西医面对癌症时的无奈与不屈，展示了其中一些人的所作所为，有在今天看来充满智慧的判断，有令人忍不住敬佩的跨越时空的坚持，也有纵观历史从未遗落的人性闪光，更有许多出自权威的在今天看来可笑而无知的行为或论断。

体液学说、放血疗法、以毒攻毒，西医的早期历史像所有现在被称为替代医学的医学体系一样，处于持久的迷茫和奔放的想象之中。但当像维萨里和马修 · 贝利这样的解剖工作者们越来越多不加修饰与评述、原原本本去讲自己所见描述的时候，西医开始超越了自己的传统理论转向实证与逻辑。事件无法理解时，只去记录描述，不做论断，绝不轻易用虚妄的理论或是概念去解释，假说始终是假说。这样才能给后来者思考的余地，而不是使

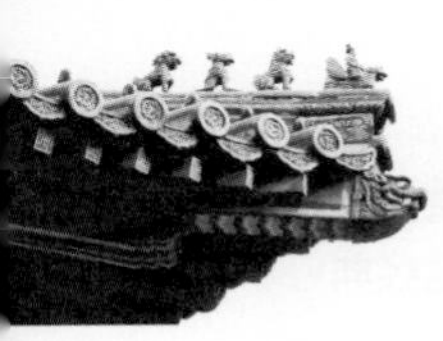

后来者被拘泥于先入之见中无法破冰。

术后癌症的原位复发是原发肿瘤残余所致，切得再彻底一点！摘掉乳腺，切除胸小肌，切除胸大肌，深入胸腔，切除锁骨直至锁骨下的淋巴结和腺体。探索的路上从来不缺少持久的迷茫和奔放的想象，外科之父霍尔斯特德的根治术论断，想当然构建起自己的逻辑思路，将乳腺癌手术引入歧途，这在今天看来或许是比体液学说和放血疗法更为荒谬而可怕的解释，但这些在当时都以权威的力量流行于世。

是先有目的，再去筛选药物，确保安全有效再去使用？还是先合成各种新的化合物，然后在使用中去看看他们有什么用？化疗工作者们安心于在小药剂室里实验，而不是像应用化学家一样执迷于给每一种或有意或无意找到的化合物寻求用途，但应用化的抗生素研究却催生了一大批可用的药物，是给病人使用不成熟的抗生素而使一部分人活下来，还是因为抗生素未必安全而聊表同情，孰优孰劣仍未可知。伦理的抉择需要自己的底线。哪怕这一年将会死于癌症的病人无法等待，但医学始终有其固有需要坚持的伦理观与行为范式。但或许染料与抗生素折射出应用化学的思考，能看到应用转基因学的远见。

诸如此类的种种，这些正是癌症领域的探索发展之路，以及一代又一代肿瘤研究者的不懈努力，这些时间连缀起来描绘出的画面本来就是他们的意义所在。前人的每一步每一点坚持感召着后来者。在前人走过的路之外的每一步，都是相同重要的探索，有着等重的历史意义，历史给予每个探索者最平等的尊重。毕竟探索本身是没有方向的，就探索而言，过程比结果更重要。

如何向别人解释医学面对癌症的无能为力，如何理解生物学工作者的无能为力。就我自己的个人体验，生物学研究论文开篇总是伴随一句话，对某项内容，我们仍知之甚少。那么每当我们提及自身的意义时，将面临几个重要的台阶，科学向技术转化，技术向工程转化，工程的产品寻求其应用。应用是有价值的，但科学与应用之间的距离时常给科学工作者一个沉重的问题，在生物学这门没有计算，实验操作简单的学科里这一点尤甚：生物学有什么用？换言之，生物学工作者在干什么？这一点，在社会评价不愿意倾向于这些工作者的时候尤甚。要容忍甚至于悦纳自己的无知与无能为力。

科学是一项繁琐而枯燥的廉价工作，在所谓常识、学界权威、社会信念和经费分配的夹缝里顽强生长。知之甚少，是一种无奈，也是一种谨慎。结论始终是为时尚早的，生物学不像医学一样始终背负着迫切的重托重任，因此而更需要时刻清醒于每一条看似完美的逻辑。这在每时每刻思考肿瘤免疫学的时候都深入骨髓地提醒着我，免疫学是现在看来一切疾病的最终解释，但是试图将希望寄托在现有的肿瘤免疫学上为时过早，PD-1的肿瘤盘尼西林时代吹捧更像是一场学界的自我催眠。

但背负重任的医学需要结果，病人并不在意医学探索过程。远方的目标不是用于让我们在当前执着于结果的。我们的目标是认识癌症，理解癌症，与癌症共处。与疾病共处，而不是攻克消灭什么，与感冒、糖尿病、高血压共处，我们只是让相互相处得更加温和。

或许真的能攻克什么，也或许那是必然的归宿。不执著于一时的进展与突破，过程才是我们所坚持与在意的。毕竟，有人记录历史，就没有人徒劳无功。

64.《众病之王：癌症传》读后感

范张玲

【作者简介】 范张玲，北京协和医院2016级研究生。感染内科科研型硕士。研究方向：感染性疾病。

接受小组任务后便开始从头至尾阅读了这本书。作者悉达多·穆克吉是一个肿瘤医生。在他行医过程中，因为需要不断地向患者解释癌症的来龙去脉而诞生了写一本关于癌症这种疾病传记的想法，并把它非常辉煌地以365千字付诸实施，2010年6月成书在美国出版，2011年获得美国图书界最卓越的奖项普利策奖。

全书对癌症的历史纪录、我们人类对癌症的理解和知识进展、手术、放疗、化疗、基因等各种疗法的诞生及演变、癌症的统计与预防、在美国围绕癌症开展的一系列社会、政治活动按时间顺序做了全方位的叙述，也穿插介绍了艾滋病的发展及对癌症的影响，戒烟运动及癌症对这运动的推动，贯穿全书的是作者本人一个急性白血病病人被诊断、治疗和最后结局的故事。

作者从收治一位急性白血病患者作为开头，梳理一百多年来人类社会发现癌症、研究癌症乃至与癌症抗争的历史发现。人们耗费了如此多的人力物力，失去了那么多的生命，在治疗方法上不断推翻又不断重建。随着癌症原理的一步步揭示，基因层面的深入研究，癌症的治疗从手术、化疗、放疗，发展到精准的靶向治疗，降低了病人的痛苦，提高了癌症治愈率。不过依然有不少疑问，癌症究竟是怎样发生的？为什么我们体内会有致癌基因？癌症细胞的耐药性是怎样形成的？基因组计划能带来哪些改变？这些问题充满了挑战。时至今日我们依然不明确癌症的发病原理，我们的治疗手段说不清是真正有效还是出于偶然。书中最后一章的结语叫“没有人徒劳无功”，相对健康来说，疾病是另一个世界，虽然我们惯于对其视而不见，但这个世界对他的抗争可谓波澜壮阔，有坚强的患者，有力排众议的大夫，有与利益集团对抗的教授……在与癌症的角力中，他们每一个人都为我们争取了更多的时间，也许现在只是停在原地，但没有人徒劳无功，只要不懈努力，总有一天，会可能扭转我们与癌症间力量的对比。

书中的很多先驱如病理医生魏尔啸，能够突破常规思维模式，挑战新的理论与发现，就如同巴斯德当年力排众议开创了无菌术。科学的发展需要这些伟大的人们，能够在学界的质疑甚至排挤下坚持并证明自己的观点。这一精神是现在科研工作者少有的。以后的科研工作中应该谨记多思考，养成批判性思维。

站在读者的角度看待作者的这本书，洋洋洒洒约37万字的一本书，作者根据自己的所学所见所读，将癌症的发展历程及人类对癌症由无知到逐渐深入的认识并与之战斗的历史，系统又有逻辑地写了出来。从大学到现在，我读过的专业领域的文章也已经有一定的积累了，但绝对做不到把他们都联系在一起，用自己的语言写出来。记得有听同学说过任何一个伟人（或者说有突出成就的人），其一定是多方面型的人才，不只是自己的专业精，别的专业也懂，此外他们还有一个共同的特点是思维强大，文化知识背景丰富。进一步说，得懂哲学。

此次读书报告给我印象最深的是组长高阳同学，他看待事物总会最先盯着最重要关键的点，脑中对要分析的对象产生一个全面的格局，能够全方位看待一件事，并深刻剖析其内在原因，并能联想到相应后果。拿这次读书报告为例，我们小组讨论各抒己见的时候，大多数同学只是扫视了本书的题目和前言，没太多深刻印象，然后直接入正文开始逐字去读。而组长不是，题目，被我们忽略的文字，在组长眼里是值得回味的重点。癌症传，只有描写人的时候才会说什么传。其中蕴含了作者写这本书时候的一种感情在里面，用他的话说是印度式的悲天悯人情怀和美国式的英雄主义情节。明明是一本研究进展性的书，换种角度成为一个肿瘤医生描述自己面临工作的一些处境与思考。我想这应该就是有些人对读书没有兴趣而有些人对读书痴迷的区别之一吧。书中自有颜如玉，书中自有黄金屋。但如果自己本身只关注现实中的种种，而忽略书中的文字和意境，那么就永远也无法领略生活，说得太严重了，但是肯定是没有读书人活得充实。

这次的读书报告，感受颇多。生活中自当以这些有优秀品质的人为榜样，不断吸取经验教训，充实自己，提高自己。

65. 浅尝《最年轻的科学——观察医学的札记》，深思当代医患关系

李晓茜

【作者简介】　李晓茜，中国医学科学院医药生物技术研究所2016级硕士研究生。微生物化学专业。

我是一个热爱运动、热爱舞蹈、热爱生活的东北女孩，能够在协和继续我的学业是幸福的，希望自己的梦想能在这里绽放。

《最年轻的科学——观察医学的札记》是由美国杰出的医学家教育学家刘易斯·托马斯博士编写的。刘易斯·托马斯出身于纽约的一个医生世家，毕业于哈佛医学院，曾经在许多著名的大学医院行医，并且主持医学研究和领导教学工作。他亲身经历了20世纪医学的重要发展时期，做出过许多创造性业绩。在阅读本书时触动最深的是本书中关于医患关系的讨论。当今社会医患关系紧张，各地医患冲突频发，这本书中的很多观点仍然值得现在的我们深思与借鉴。本书从几个方面为我们揭示了医患关系的形成之因，也启示了解决之道。

在文中第二章“出诊”中，关于托马斯与他父亲的谈话写道，“可是他（父亲）和我所谈的总的大意，却是让我及早明白，在他的医疗生涯中，使他最为不安的那个有关医学的方面：需要帮助的人那么多，但他能为他们所做的却那么少”“一个医生不只应该对这种情况有思想准备，而且还应该准备好诚实地对待这种情况”。从某个方面我们可以看出产生医患问题的一个重要原因是医生与患者数量对比不均衡，医生人数不够而患者数量过多，造成有些患者不能及时得到对应的医生的救治，而医生方面也需要应对大量的患者，产生极大的压力。

在第五章“1937年的实习大夫”中也提到，“第二阶段3个月是门诊实习大夫（Extern），有两项主要任务：每天早上去门诊，大多数时间坐在桌子旁边聆听那些愿意到市医院门诊的老年病人的倾诉。”第七章护士中描述，“那项任务就是和病人密切接触。在完成护士整天所做的各项任务，做了所有那些要她们从事的艰巨的、有时是要求过高的各项工作中，她们还具有独一无二的机会去成为大量苦难凡人的益友。她们整天整夜聆听病人的倾诉，她们使病人和病人家属得到安慰和信心，她们待病人像朋友，并且受到病人的信

赖。失去这部分工作是护士界普遍最深的忧虑，也是国内新型及扩大的护士学校负责课程设置的专业人员的最大忧虑。”这两处文字告诉我们一个很好的解决医患关系的方法是医生与患者进行沟通，让患者对医护工作者产生信赖。只有医护与患者进行了沟通互相了解互相理解，才能在根本上解决医患冲突的问题。

同时毫不隐讳地说，“他对医生本人不患重症感到‘遗憾’。因为如果那样，医生本人就无法体会患者的恶劣处境，无法真切地感受一个人面临生命危难时的悲伤与恐惧，亦即无法‘如同己出’‘感同身受’地去呵护、体恤对方。”在第六章“水蛭、医生和其他”中，托马斯从医生称呼的由来等方面以戏谑的口吻写道，“医生那个leech（医生，水蛭）则除了收集血液之外，还收敛钱财。”然而在文中托马斯也提到，“虽然大家都不大提到钱，但大家总是为钱而担忧”“虽然大家都认为行医是个可靠的谋生行业，但都不相信行医能致富，最不相信的是医生自己”“医生是最好的职业，但不是挣钱的最好方法”“当大夫是很艰苦的工作。所有男子汉（在那些哈佛的班级里没有女生）都对工作说了一句半句：工作时间长，没有休息时间，假期太短。他们对1937班的劝告是：准备做艰苦工作吧，不要想发财”。这些都是在告诉我们，对于医生这个职业其实我们普通人的认识是很片面的，我们总认为医生是“吸血的水蛭”而没有看到医生背后为我们的付出。

当今中国，医患关系紧张的根本原因或多或少也与上述各方面相关。我认为，大致包括以下几方面。医生与患者数量对比不均衡：一方面是由于我国医务工作者培养机制有待完善和医疗资源分布不均；另一方面，病人过度相信那些有名望的医生而不信任小医生，这就导致大医院人满为患，一些小医院门可罗雀，甚至一些小感冒也要去大医院就医，结果价格高了，病人又抱怨。其实小医院一样可以治疗，而且价格又低。造成患者由于不能及时得到救治而忧心忡忡，医生面对大量患者也会产生极大的压力，矛盾也就此而产生；医疗服务过程中医患沟通不够，缺乏人文关怀。医疗技术和人文关怀是医疗服务的两个方面，传统医学模式只注重疾病的生物治疗，却对社会与心理关注度不够。有些医生只重视“病”，不重视人，在诊疗时过分依赖仪器，与病人沟通少，缺乏人文关怀，从而引发医患关系紧张。在患者方面，医患之间存在认识上的差异。病人对医学专业知识了解不全面，在治疗没有达到自己期望的效果时就会认为是医生的责任，而医生就成了病人宣泄的对象；医务人员工作压力大，容易引发职业倦怠。医患之间信任不足，医务人员的职业倦怠是一个重要原因。

医护工作者和患者之间缺乏情感交流和沟通的技巧。对医务人员，除了要与患者多沟通外，还应掌握一定的技巧，进行有效的沟通。同时医务人员应该履行知情同意的法律义务。知情同意是患者自主权的重要体现，侵害患者知情同意权是引发医患纠纷的常见原因。总体来说，我们应该建立贯穿治疗全程的医患沟通制度；规范医患沟通内容，提高医患沟通效果；加强医务人员的沟通技能培训，提高医患沟通能力和技巧；树立“以人为中心”的宗旨，努力提高医务人员人文修养；丰富医患沟通形式，延伸沟通内涵；完善医疗制度等。

《最年轻的科学——观察医学的札记》记述了从20世纪早期至70年代作者亲历的美国医疗职业的变化、科学研究活动和医学的进步，内容丰富多彩，深入浅出，生动有趣，哲理浓厚，启迪思考。全书在科学研究和临床思维、医学伦理和人文关怀、公共卫生和大学管理诸方面都有很多真知灼见。此书不仅可以增加我们对现代医学发展、医疗职业、医学教育和科学研究的实际了解，而且使人增长智慧，加深对时下我国医学和医疗现实的认识。这本书既是托马斯关于医学院、医院故事的回忆录，又是20世纪医学发展的简史。意大利医学史家卡斯蒂格略尼说：“医学思想始终保持着明显的历史统一，只有具备了对过去历史的知识和了解，才能明白和判断今天的医学。”

66. 对于个人与医院管理的反思与愿望

王佩伦

【作者简介】　王佩伦，中国医学科学院医学信息研究所2016级硕士研究生。社会医学与卫生事业管理专业。研究方向为公立医院改革。研究领域为医疗保险及公立医院补偿。

作为卫生管理专业的学生，从大一伊始，梅奥的名字便不断在耳边响起。梅奥诊所是世界最大的私人医疗机构，也是全世界医疗界乃至管理界最成功的医疗实践。升入研究生，又一次在推荐书目中看到了《向世界最好的医院学管理》这本书。

《向世界最好的医院学管理》一书由贝瑞与塞尔曼共同创作。前者是美国市场营销学会前主席，身兼医学人文关怀教授，于2001～2002年以访问学者身份在梅奥进行研究。后者是梅奥市场部前任董事，在梅奥工作长达16年，在医疗护理市场营销和品牌建设方面著有多部作品。两位作者均在服务营销、质量研究领域造诣极高，并对梅奥具有深入了解，通过对梅奥宗旨、特点、发展方式的展示，诠释何为梅奥，梅奥为何与众不同。同时本书出版之时恰逢中国医改之际，可以互相比对，学习与批判。

值此良机，通过系统地了解梅奥诊所，我在个人管理与医院管理方面收获了一些感悟与反思。

重视价值观、文化等精神意识所带来的个体实质激励与驱动

众所周知，梅奥诊所的核心价值观是：以患者为中心。它是梅奥医院构建的核心，也是每一个梅奥人态度与行动的规范标准。而在此并非要讨论这一价值观对医院水平与医疗质量的改善，而是其对于个人的精神激励价值。

梅奥的成功与员工高水平的服务提供与认真投入的态度密不可分。而驱使所有梅奥员工的动力不是收入有多高，而是一种精神上的价值自我实现。梅奥仅招收与梅奥的价值观、目标相符的员工，只有这样员工才能在积极愉快工作的同时也实现梅奥的目标。每一次行动都是一次内心愿望的实现，每照顾好一个病人都是一件极有成就感的事。因此，梅奥杰出，不是通过对员工约束而实现的，而是一种与员工的价值观共鸣。

反观个人，研究生仅是一个阶段，是我们探寻人生真谛的渡口。我们需要不断寻找，不断抉择，找到自己真正应该做的事情。梅奥让我意识到一个重要的选择影响因素，就是这种内在的价值观激励。当我们找到真正想做的事情，便能做到知行合一，获得精神的原动力。我记得本科时一位老师，每天白天要完成行政岗位上的工作，在下班之后仍然会埋首办公室继续自己的课题研究直至深夜。攻关难题时早七晚十二扎根办公室的乐此不疲，收到模型测试结果时的兴奋不已，那是一种实现自身愿望与价值追求的喜悦，虽然可能在其他人看来这样的生活太过辛苦，但对他而言这并非负担。因此，我认为收入、社会地位等只是一种引申需求，而实际上的深层次需求是我们真正想做什么。只有选择了跟个人价值观与实际期望相符的未来，才更有可能持续的投入与奉献。

完善细节，追求卓越，让优秀成为一种习惯

梅奥质量满分的重要保障之一是对于细节的“苛求”。梅奥要求每一位员工每一次面对患者都保证“一百分”的形象与行动，不存在任何侥幸和偶然，甚至是鞋带脏了也会受到批评。在我看来，对细节的要求是一个尽善尽美，不断完善的过程，在这一过程的循环往复之中，梅奥成为最好的医院，每个人也会成就卓越。比如我经常因为拖延症而熬夜，使得第2天面色憔悴精神无力。按照梅奥的要求，这些都是不被允许的。当我努力做好每个细节时，我就不得不对自己进行改变。如想要保有最好的精神面貌，那么就需要我安排好时间，改掉拖延熬夜恶习。若要达到完善每一个细节的结果，便需要不断调整，从而便实现了卓越。

“一半是患者，一半是医院”——实现“患者利益”与“医院利益”和谐共融

近日看到一则消息，美国一项研究表明，提升患者满意度可导致死亡率提升。然而，由多年的结果作为支撑，梅奥却做到了满意度与医疗质量的双高与平衡，个人认为这是由于梅奥很好地演绎了双重角色，从而实现了患者利益与医院利益的共融。

梅奥不管是医院建设、医院制度，还是人员要求的设立均基于“以患者为中心”，即需要每一位梅奥人设身处地做一名“患者”，表达个人的希望。而在另一方面，每一位梅奥员工都在不断地追寻个人的卓越，作为一名“医务人员”，希望可以不断扩展知识，完善技术，实现自身价值，不断探索能力界限。

一个个梅奥的员工汇聚为梅奥的整体，作为医者，梅奥有着自己的坚持，始终保证医疗的正确与科学。在这一前提下，梅奥也不断地站在患者的角度，为患者的利益进行开拓。两者在互相牵掣制约之中，实现突破，进而相辅相成。

▼ 要对得起这只实验兔　摄影：张景君

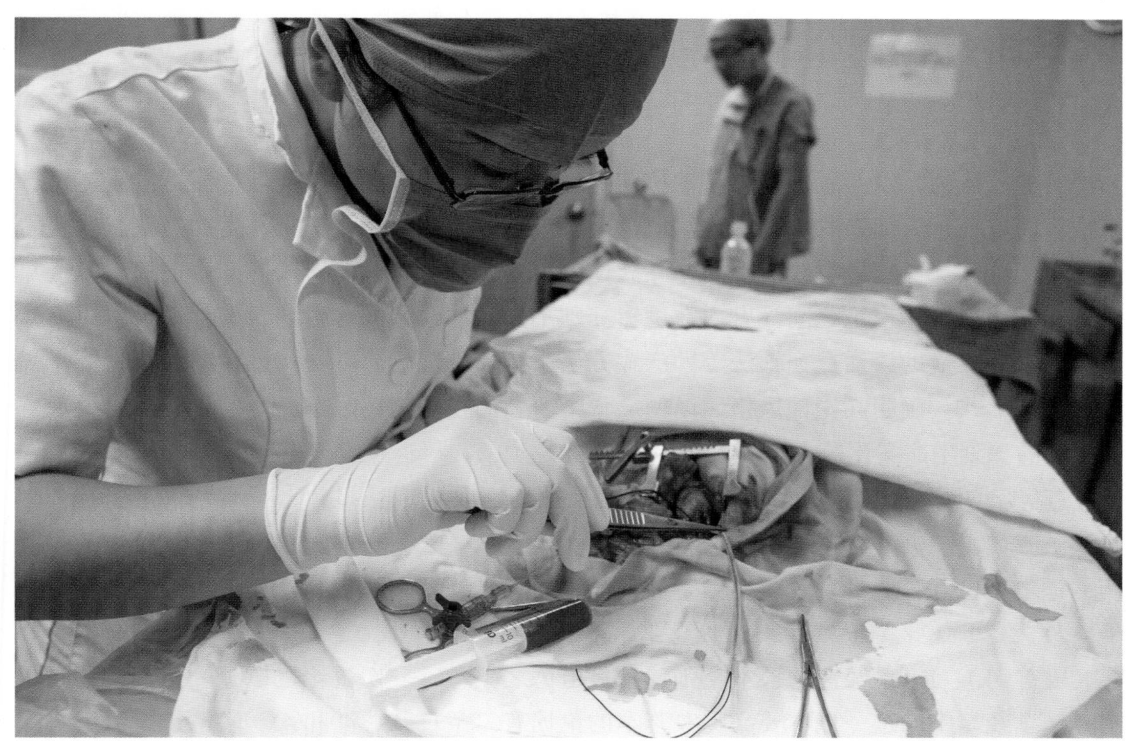

梅奥的局限性：缺乏公平性与可及性

书中提及，想接受梅奥的服务需要申请，梅奥会筛选申请，只接待其中的一部分。这会造成一些申请永远得不到回应，对于这些申请，梅奥的服务是不可及的，也是不公平的。

而我国医院，虽然存在“看病贵、看病难”的问题，但可以通过尽早排队、特需门诊等方法实现三甲医院看病目标，这在一定程度上保证了高级别医疗服务的可及与公平。梅奥虽有世界领先的服务质量，但却限制了接受人群。

《向最好的医院学管理》这本书全面详细地展示了梅奥医院的理念、特色，对于个人管理、医院管理提供了思路与方法，也带来很多专业相关的启示，引人深思，相互借鉴，批判提升。

67.解析《孝经》之论证风格

张新庆

【作者简介】 张新庆，北京协和医学院人文学院教授。研究兴趣：生物技术哲学、生命伦理学和医疗政策研究。

不少人认为，以亚里士多德和柏拉图为代表的古希腊哲学崇尚推理论证，讲究逻辑严密性；而以孔子为代表的中国古代儒家论著虽说语言表述精炼、优雅、生动但缺乏严密的逻辑性。诚然，儒家最有代表性的作品《论语》是以师生对话的形式展开论述的，但这并非意味着这些精辟言论之间没有内在逻辑。殊不知，与孔子同时代的西方哲学思想源头苏格拉底也主要借助谈话、穷竭法等助产式方法来阐释真理的。本文将以《孝经》为例，解构其论证形式，阐明其论证风格，以便从一个全新的视角阐述《孝经》的含义及传统孝道所揭示的深刻生命文化蕴含。

《孝经》的“开宗明义章第一”旗帜鲜明地指出：

子曰：①“夫孝，德之本也，教之所由生也。……。②身体发肤，受之父母，不敢毁伤，孝之始也。③立身行道，扬名于后世，以显父母，孝之终也。④夫孝，始于事亲，中于事君，终于立身。⑤大雅曰：“无念尔祖，聿修厥德。”

段首句①乃《孝经》的根本主张：孝是道德之根本，一切教化之根源。孔子又是如何阐释《孝经》中的这一根本要义呢？基本的论据有三条：②、③和④。段尾句⑤引用《诗经·大雅·文王》篇的话说："不要忘记先祖，努力发扬光大他们的美德"，倡导后人应该行孝。这段开宗明义的论断的逻辑结构跃然纸上，开宗明义，一目了然，令读者赏心悦目，也诱发继续读下去的强烈愿望。

另外，"广要道章第十二""五刑章第十一"分别从正反两个方面进一步明确了"孝"乃所有德行之根本。在"广要道章第十二"中，子曰：教民亲爱，莫善于孝。教民礼顺，莫善于悌。移风易俗，莫善于乐。安上治民，莫善于礼。在"五刑章第十一"中，子曰：五刑之属三千，而罪莫大于不孝。最大罪责莫过于不孝，此乃天下大乱的祸根。不过，针对"夫孝，德之本也"这一基本道德立场，"开宗明义章第一"并未给出充分理由，算是埋下伏笔，似乎作者有意给细心的读者预留了思维的空间吧。在《孝经》的其他章节中给出了三类直接有力的证据。

论据一：爱、敬父母乃人之天性，天经地义

《孝经》在"圣治章第九"中指出：天地万物，人最为尊贵。这一论述与孟子的"人为贵"思想一脉相承。在"圣治章第九"中，子曰：天地之性，惟人为贵。在所有德行中，孝道最大，因为敬重父母。子女对待父母，自幼小便是承欢膝下，侍奉双亲；随着年龄增加，敬爱之心倍增，人人皆有亲近父母的天性。如果一个人不爱、不敬自己的父母，背离了人之天性，违背了道德礼法，逆天理。由此可见，从这个全称肯定命题推导出全称否定命题也是成立的。在此，《孝经》强调孝敬父母乃天经地义之事。在"三才章第七"中，子曰：夫孝，天之经也，地之义也，民之行也。天地之经，而民是则之，则天之明，因地之利，以顺天下。

论据二：行孝乃人人有责，无始无终

《孝经》的"天子章第二""诸侯章第三""卿大夫章第四""士章第五"和"庶人章第六"等章节分别阐述了天子、诸侯、卿大夫、士人和庶人的孝道。将德行教化施之于黎民百姓，使天下百姓遵从效法，这是天子的孝道！诸侯要"在上不骄，高而不包。制节谨度，满而不溢"。卿大夫穿戴、言语和行动要遵循先代圣明君主礼法准则。士人要做到的是：故以孝事君则忠；以敬事长则顺。谨身节用，以养父母，此庶人之孝也。故自天子至于庶人，孝无终始，而患不及者，未之有也。这些章节思维缜密，环环相扣，层层推进，无可辩驳地论述了"行孝乃人人有责"的人生哲理，在逻辑推演方面无懈可击。

论据三：孝为先，孝治天下

敬爱父母，就不会厌恶、慢待别人的父母。子曰：爱亲者不敢恶于人，敬亲者不敢慢于人。君子修身养心，谨慎行事，避免过失。在"君良出妻"这个故事的寓意是：假若破

坏了家庭团结，视为奸贼，宁肯休妻。在“感应章第十六”中，子曰：孝悌之至，通于神明，光于四海，无所不通。孝悌之道，可以感动天地神明。孝治天下，可避免严刑峻法。德孝加于百姓，刑于四海，盖天子之孝也。走到敬、乐、忧、哀、严的道路，就是正道而行的孝行。走到骄、乱、争的道路，就是背道而驰的逆行。行孝道，名声宣扬后世，否则背负不孝骂名；让先人蒙辱。天子敬爱父母、教化百姓，天下效仿。《诗经·大雅·仰之》篇中说，天子有伟大的德行，四方的国家都会归顺他。《孝经》引经据典，再次强调了“孝治天下”的治国理念，令人折服。

简言之，《孝经》的论点和三类主要的论据归纳如下，详见表1。

表1　《孝经》的论点和论据

类型	内容表述	《孝经》出处
论点	夫孝，德之本也，教之所由生也	开宗明义章第一、五刑章第十一、广要道章第十二
论据一	爱、敬父母乃天性，天经地义	三才章第七、圣治章第九
论据二	行孝乃人人有责，无始无终	天子章第二、诸侯章第三、卿大夫章第四、士章第五、庶人章第六
论据三	孝为先，孝治天下	孝治章第八、广至德章第十三、广扬名章第十四、谏诤章第十五、感应章第十六、事君章第十七
推论	如何行孝	纪孝行章第十、丧亲章第十八

本着知行合一的观点，既然“夫孝，德之本也，教之所由生也”，那么，人们该如何行孝呢？为此，《二十四孝》列举了古代尽孝的24个典范。这些行孝典范在《孝经》的“纪孝行章第十”中得以概括总结。子曰：孝子之事亲也，居则致其敬，养则致其乐，病则致其忧，丧则致其哀，祭则致其严，五者备矣，然后能事亲。也就是说，孝子对父母双亲的侍奉要践行孝道。在日常家居时，要竭尽对父母恭敬，在饮食生活奉养时，要保持和悦愉快的心情去服侍父母；父母生了病，要带着忧虑的心情去照料；父母去世了，要竭尽悲哀之情料理后事；对前辈先人的祭祀，要庄严肃穆，毕恭毕敬。这五方面做得完备周到了，方可称为礼法不乱，对父母尽了最大的孝心。

最后，笔者对二十四行孝典范故事进行了逐一分析后，进行了内容归类。其中，八个故事旨在说明“居则致其敬”，十个故事说明了“养则致其乐”四个故事说明了“病则致其忧”，两个故事说明了“丧则致其哀”，但没有一个行孝故事涉及“祭则致其严”。对二十四行孝故事的归类详见表2。实际上，归纳演绎是逻辑推理论证中最常见的方法。对24孝典范的归类，有助于人们更好地记住这些感人至深的行孝故事。

表2　二十四行孝典范归类

行孝类型	二十四孝行典范
居则致其敬（8）	孝感动天、弃官寻母、芦衣顺母、啮指心痛、为母埋儿、刻木事亲、行佣供母、扼虎救父
养则致其乐（10）	扇枕温衾、恣蚊饱血、为亲负米、戏彩娱亲、拾葚供亲、怀桔遗亲、卧冰求鲤、涌泉跃鲤、乳姑不怠、涤亲溺器
病则致其忧（4）	亲尝汤药、哭竹生笋、尝粪忧心、鹿乳奉亲
丧则致其哀（2）	闻雷泣墓、卖身葬父
祭则致其严（0）	无

虽说二十四行孝故事中并没有涉及慎终追远之事，但在《孝经》“丧亲章第十八”中对“祭则致其严”有充分论述。子曰：“孝子之丧亲也，哭不哀，礼无容。言不文服美不安，闻乐不乐，食旨不甘，此哀戚之情也。三日而食，教民无以死伤生，毁不灭性，此圣人之政也。丧不过三年示民有终也。为之棺椁衣衾而举之，陈其口簋而哀戚之。擗踊哭泣，哀以送之，卜其宅兆，而安厝之……春秋祭祀，以时思之。生事爱敬，死事哀戚，生民之本尽矣，死生之义备矣，孝子之事亲终矣。”如此一来，养生送死的大义都做到了，才算是完成了作为孝子侍奉亲人的义务。

或许，《二十四孝》所列举的孝经父母的典范故事在时代变迁中，有些已经显得不合时宜，难以让身处自由开放时代的人们去直接模仿，但这些生动活泼、给人印象深刻的故事的精神实质却代代相传，传达了孝经所倡导的不灭的人文价值。“双鹤助哀”的故事更是让人觉得，行孝可感动天地。

人类进入21世纪，当代人对行孝、尽孝有了多元的认知方式，也诱发了人们对下列问题的深入思考：独生子女应该如何赡养父母？如何看待“啃老”和“空巢老人”？如何理解“父母在，不远游”的古训？等等。在物质文明高度发达、人口快速老龄化、家庭关系有功利化倾向的今天，“夫孝，德之本也，教之所由生也”仍然应该成为当代人立身行事的重要价值取向之一，传统孝道包含的感恩之心、养亲、敬亲、尊亲等文化精髓也应该传承并发扬光大。

68.仰之弥高，钻之弥坚
——再读《论语》有感

相　林

【作者简介】　相　林，北京协和医学院护理学院2016级护理学专业本科生。

外表安静内心热情，向往自由。喜欢阅读与记录，热爱这世间所有美好的事物。

当得知我们小组抽中的人文著作任务时，心里“又爱又恨”。《论语》，自打识字起就接触的文学作品，为我们所有人熟悉；但又是因为接触得太早，太多的人给这篇著作冠以“枯燥无味”“教条”等帽子。但不论如何，大家都决定用成年之后的眼光重温经典。

翻开复古简约的封面，享受着扑面而来的书香，我再次与这部老经典相遇。

仍记得人生中第一次与它相遇是在小学一年级的课堂上。“子曰：‘三人行，必有我师焉。’”“品德老师说，三个人在一起行走，其中有一个人一定是我的老师哎。那你们谁是我的老师呢?”回家路上三个伙伴用那时候的见解投入百分专注交谈。虽然那时候并不是很理解字字句句的含义，但是还是学着电视里小朋友背《三字经》那样摇头晃脑地把基础语句背了下来。

再次接触《论语》已是在中学，那时候我已不再是那个疑惑“你们仨谁是我老师”的小孩，升学的压力渐渐地落在了我的肩上。“请同学们把我要求掌握的句子完整地背下来，一个错别字都不许出现。”那时候虽然有了理解与思考的能力，但繁忙的学习生活压得我无暇钻研《论语》里字字句句的含义，只是简单地背诵与默写，之后便投入其他科目的题海，于是我与《论语》再次擦肩而过。

而今，经历过高考的洗礼与成年的蜕变，我坐在大学的自习室里，再次捧起这本熟悉又陌生的经典著作。我读《学而》，读曾子“吾日三省吾身”的谦逊与静谧；我读《为政》，读孔子“君子周而不比，小人比而不周”的豁达与智慧；我读《里仁》，读孔子“不患无位，患所以立。不患莫已知，求为可知者”的淡泊与低调；我读《述而》，读孔子“不义而富且贵，于我如浮云”的宁静与高远；我读《泰伯》，读孔子“学如不及，犹恐失之”的谦逊与谨慎……静心深入地琢磨研读，我挖出了更深层的收获感悟。忽而觉得其更高大深邃，我怎么挖也挖不透，怎么钻也钻不完；忽而越发觉得自己越来越渺小，知识越来越崇高了。正所谓“钻之弥坚，仰之弥高”吧。

《论语》带给我的远不只精神层面的彻悟。身处首都，生活在快节奏里，是《论语》教会我静心，使生活充实而有意义；身处人生中距离理想最近的年纪，是《论语》教会我明确目标并为之努力；我本是一个算不上勇敢的姑娘，是《论语》教会我敢于尝试敢于追求……是《论语》改变了我，使我渐渐变成自己希望成为的样子。

我在《论语》的世界里缓缓踱步，走走停停，惊叹于论语的深蕴博大之余，心里不免出现这样的惋惜：与我相识十余年的《论语》，我竟今天才真真正正地走近它。

合上书本，思绪百集，18岁之前的我，与真正的《论语》之间究竟隔着什么？是年少时老师的浅层教育，是中学里繁重的应考制度，是时代下社会的浮躁气息，还是懵懂中自己的愚昧无知？我无从解答，但是这里面没有原因但又似乎都是原因。我是一个普通平凡的女孩儿，我的成长轨迹与身边的大多数朋友相似，我们这一辈青年与经典之间只是隔了那薄薄的一层纱窗，也许是年少时老师父母的一句点拨，也许是中学时学校家长的一份理解，也许是时代下踏实沉稳的一丝气息，也许是长大后独立思考的幡然顿悟。

这些也许都已成为过去，而现如今，如果我们不做出改变，我们与经典依旧相隔。如今捅破这层纱纸，只能靠我们自己了。我们已经18岁，是可以独立思考的成年人了，唯有扶正观念，端正态度，如若心向往之，定一苇以航。

“如今你面前是一个无穷无尽的思想宝库，终于到了你自己全权抉择的时候了。”我心中的声音在呼喊。我当然会做出我的选择，我如饥似渴，像一个饿汉，但请接受身为求读者的我笨拙的、迟到的但是最最虔诚的膜拜。

迈入大学，成为一名可以自己掌控时间掌控自己人生航向的真正的成年人，不管之前我与经典之间经历了什么，错过了什么，我现在都有大把的时间和精力，把我的注意力、我的心放到它身上。大学生涯，多读读类似《论语》这样的经典，定会使我受益终生。我曾与这些古人留下来的思想精华擦肩而过，如今我定会将它们紧握，绝不松手。

很幸运在大学生涯之初便有幸“意外地”再读《论语》，也很幸运《论语》这一书带给我了不一样的感悟。最重要的是，它告诉了我，身为新时代的大学生，应该如何对待经典。

69. 一本读了十年的书
——读《苏菲的世界》有感

苏夏雯

【作者简介】 苏夏雯，北京协和医学院公共卫生学院2016级公共卫生专业硕士。研究领域为国家慢病示范区评估、国家公卫医师规培教育。

一个喜欢仰望星空，歌唱美好的公卫人。

在我15岁时，父亲曾将这本《苏菲的世界》作为生日礼物赠送于我。没有想到，这本书一看就是十年，其中断断续续也算是看了好几遍，说它是我最喜欢的一本书真的一点都不为过。在今年的“中特”课程书单里，我又意外地看到这本书出现在老师的推荐目录里，十年前初收到礼物时，那些惊喜与感动的回忆又出现在我的脑海中。

“我是谁?”“世界从何而来?”这是书中故事起初，主人公苏菲收到的两封信的内容。然而这两个问题这么多年一直时时萦绕在我的脑中，难以被轻易地回答和释怀。世界仿佛重新出现在我的面前，我并不确定我会知道什么，我也不确定我会发现什么，可是我知道，过程有时候比结果更重要。14岁的少女苏菲看见镜子里的自己疯狂地眨眼，想要知道自己究竟是谁，不知不觉，她已经走进了哲学的世界。我也追随故事主人公的脚步，跟随她一起，开始了我的第一次哲学之旅。

这本书内容丰富，通过书信、提问、对话等形式引发读者思考，同时又兼备着许多生动的例子，将整个西方哲学以更简明、易懂，并充满趣味性的形式和文字做了梳理和描述。整本小说本身就是个充满悬疑和剧情的故事，到了后半部分更是把故事自身作为最重磅的例子融入了要介绍的哲学思想中，比如上帝和世界的关系，还有如潜意识对行为的影响等，都十分精妙。

笛卡尔说：“我思故我在。”有关于自我的意义，年幼之时，我就曾对此问题产生过疑惑：“我”是由分子和原子组成，但在出生前和死亡后，这些分子原子又属于谁？意识不是原子也不是分子，那又是什么？为什么“我”的意识会装在这个身体里，能指挥这个身体，能看见听见别的事物？自己的名字，这个常被自己或亲人念叨着的几个字究竟代表什么？看到别人有我没有的某样物品，有时就会非常羡慕，希望能够变成他，那么变成他以后，除了会拥有这样东西，还会有什么其他的不同？对于千千万万个人来说，就有千千万万个“我”，也就有千千万万个这样的问题，那么“我”在他们眼里又是什么样的？他们又是如何看待自我的？

有人说，生命如同一艘船，它的意义就是运载基因到下一个港口。其实我并不完全赞同这句话。相信身处在当今这个世界的人们也都不会仅仅满足于此目的，无论有没有意识到这一点，每个人都会用其各自不同的方式来寻找和补充自己生命的意义。经历过一生，死后也许会留下些许痕迹，但其终究还是会消失于无形。正如纪录片《人类消失后的世界》里展示的那样，如果人类消失，不出一万年，整个人类存在过的任何证据都会无影无踪，而这一万年相对于宇宙来说，简直是沧海一粟。所以不管是生命还是自我，存在的过程才是关键。

在书中我了解到一些萨特的观点，无神论的存在主义，是以人类为出发点，人是唯一意识到自己存在的生物，人的存在比其他事物的存在更重要。“存在先于本质”，人没有天生的本性，也没有不变的本性，追求广泛的生命的“意识”是没用的，这不同于虚无主义，也就是“没有一件事情有意义，怎样都可以”这个观点，人必须学会创造自我的意义来寻求每个问题自己的答案。在一个没有意义的世界里，人们会感到疏离。虽然我们没有能够自由选择是否来到这个世界的权利，但是作为自由的个体，我们在生活中要不断地做出选择，并为做的每件事情负责，不存在永恒的价值和规范，使得我们每个不同的个体做出的不同选择更有意义。

在某一方面我很接受萨特的观点，但也并不代表他就是“对”的。这也是《苏菲的世界》这本书带给我思维方式的一大转变。在阅读本书的起始，我总是在思考谁的观点更对更有道理，可后来才发现，我这样的思维模式本身就是不全面的，很多问题都是没有最优答案的，更多类似的问题也是同样，其实这也正符合了书中提到的休谟的不可知论。

夜间天气较好的时候，我常会仰望星空，头顶繁星无数，伴着点点星光我总会回想起自己走过的这些路，也常常体会生命真的是有太多的意义可以探寻，同时也充满着太多的不可思议。哲学源自人类最本源的好奇心，是思考的极致。感谢十年前与这本书相遇，让我始终保持着思考和好奇继续去了解和探寻这个世界。

70.孩童哲学家
——读《苏菲的世界》有感

沈凡暄

【作者简介】 沈凡暄，北京协和医学院护理学院2016级护理学专业本科生。

热爱读书、行走和音乐。喜欢观察陌生的街道和各色的人群。相信善恶终有报。

小时候坐在妈妈的自行车后面，喜欢仰头看天。天空那么广阔深邃，神秘而遥不可及。不由自主地赞叹，也心生好奇，朵朵白云后面有什么呢？世界究竟从哪里来？”

只可惜那时候不懂这些就是哲学，也没有人指引我继续探究下去。孩童无与伦比的好奇心和洞察力在琐碎的生活中消磨殆尽。

中学阶段的思想政治课上，可以说百分之九十讲的都是马哲。我们在课堂上所接受的哲学教育，其实是十分片面的。这也导致很长一段时间内，我对哲学的认识也只停留在“马列毛”的层面，也不可避免地给哲学贴上了“枯燥无味”的标签。

直到我遇见《苏菲的世界》。阅读不过短短几行，忽然间那种幼时对世界的好奇，对宇宙的敬畏感又回到我心头，原来这就是哲学！原来哲学也可以这么有趣！

《苏菲的世界》是一本世界广泛认可的哲学启蒙书。世界上的哲学大师很多，著作浩如烟海，《苏菲的世界》也许比不上那些权威深刻的哲学大作，但论“将哲学带到每个人身边”，这本书的成就无可争辩。

“你是谁？世界从哪里来？”这样的问题，也许是每个幼童都曾幻想过的问题吧？《苏菲的世界》就由这样稀松平常却含义深刻的问题入手，从主人公——14岁的少女苏菲——的角度，用浅显易懂的言语，为读者勾勒出了一幅哲学史大观。同时，《苏菲的世界》又称得上一本悬疑小说，离奇的事件一件接着一件，扣人心弦。

这本书最奇特的地方莫过于，整本书就像一个哲学课堂，给人如临其境之感，少女苏菲可以是任何一个人，而书中的哲学老师艾伯特如同就坐在你面前，睿智深邃的双眼闪着光，一步步指引你深入哲学的殿堂……看书时我时常发出这样的惊叹：“苏菲想的和我想的一样耶！那哲学老师是如何解释的呢？”于是迫不及待地往下看。丝丝入扣，层层深入，哲学再也不是“枯燥乏味、高深难懂”的代名词，而是让人忍不住靠近深入，一探究竟的宝藏。这样高妙的作品，要求作者既有深厚的哲学知识储备，又有扎实的写作功底。

作家出版社出版的这一版《苏菲的世界》还有一个很吸引我的地方，就是这本书目录的设计。每一章标题后都添加了意蕴深刻的副标题，随意摘选几个，如“德谟克利特斯——世界上最巧妙的玩具”“达尔文——满载基因航行过生命的一艘小船”“那轰然一响——我们也是星尘”……每一个都深刻隽永，意味深长。

读完这本书，我对哲学的发展有很多思考。现代著名哲学家周国平先生获赞誉无数，可以说是当代哲学大师了，可他却将自己4岁的女儿奉为哲学老师。他说过，每一个孩童都是了不起的哲学家。但这世界大多数的人，随着年龄的增长，丧失了哲学思维，成为艾伯特少校口中“兔子毛深处”的人，安于舒适平庸。这是很可悲的事实。也有人说，现今这个时代，伟大的哲学家几乎绝迹。人们在繁冗俗世中越陷越深，忘却了头顶那片深邃震撼的灿烂星空。大多数人丧失了深入思考的能力。

我想，学习哲学，并不是要我们变成苏格拉底、柏拉图式的哲学大师，更重要的是养成一种思考的习惯，掌握更多的思维方式。现在社会普遍有一种“哲学无用”的思想，“哲学系毕业找不到工作”似乎已成为社会共识。而《苏菲的世界》这类哲学启蒙书的存在，正是为了让人们消除误解偏见，认识真正的哲学。

作为医学生，未来的医务工作者，我们每天接触相似的病例，重复相似的工作，不免对工作失去激情，对一切习以为常，囿于思维定式之中。学习培养哲学的思考方式，对世间一切保持着如孩童一般的好奇心，世界在我们的眼中永远是新奇模样，我们将活的如同杰克·凯鲁亚克笔下的达摩流浪者，“永远年轻，永远热泪盈眶”。

希腊文中哲学“Φιλοσοφία”（philo-sophia）即“爱智慧”，不免引人深思。希望每个人都能了解哲学、学习哲学，永远不丢下那颗对世界充满好奇的孩童之心。愿每一个在生活汪洋里碌碌随波的人们，都可以早一些遇见《苏菲的世界》这本书，重拾那份幼童的哲学之心。

第六章
关注社会（三）：医乃仁术，必具仁心

71.“诡异”的膀胱①

汪　磊

【作者简介】　汪　磊，北京大学吴阶平泌尿外科医学中心主治医师。专业方向：泌尿系统恶性肿瘤的微创手术治疗。毕业于北京大学医学部，外科学博士。2012～2014年于北京协和医院外科系统接受住院医师规范化培训，获称“北京协和医院优秀住院医师”。兼任中国抗癌协会泌尿男生殖系肿瘤专委会青年委员会副主委。获首届“全国中青年泌尿外科医师临床科研技能大赛”一等奖，“第四届新视野国际青年泌尿外科医师腔镜技能大赛”冠军。2016年获“首都优秀青年医生”称号。

人生无常！

一个人或许正在平步青云，却已然病入膏肓，不久于人世；又或许一生多病，却老来得福，得以怡享晚年。

---

① 本文故事中的病例曾在美国医学专业期刊*Medicine*刊发，全文见A Large Bladder Tumor Covered with a Thick "Shell" of Necrotic Material：Misdiagnosis of a Patient With Spina Bifida. Medicine（Baltimore），2016，95（16）：e3443. 中文名《隐藏于厚重“外壳”之下的真相——记一例脊柱裂患者的巨大膀胱占位》。该文引发了国际泌尿外科学界的关注，本文作者即这篇学术论文的第一作者。该病例还曾借助“吴阶平泌尿外科医学中心微信群”交流平台在全国专家中展开深度讨论，讨论中的想法和建议对后续的疾病诊疗发挥了重要作用。

下面要说的这位患者李阿姨，她的患病经历就颇具神奇色彩。

浑浊的尿液

大约2年前，李阿姨因为反复尿液浑浊被收入泌尿外科病房并由我负责诊治。一位60岁左右的阿姨，面色晦暗却努力保持着礼貌的微笑，声音略低，透着一丝因常年看病而表现出的疲倦。这便是我初次见到李阿姨时的印象，一个典型的肾功能不全合并贫血面貌的老年女性。

李阿姨一生多病，出生后不久便被诊断为先天性脊柱裂、脊膜膨出，并接受了手术治疗。先天性疾病影响到了她的神经发育，其中支配膀胱的神经功能缺陷使得她从小就时而尿意急迫甚至尿裤子，又时而排尿费力解不出小便。这种神经源性膀胱的症状伴随了她一辈子，并且逐渐影响到了肾功能。4年前她由于左肾萎缩完全失去功能而接受了左肾切除的手术，之后又因为彻底不能自己排尿而长期带上了导尿管。

在那之后，她的尿液便逐渐变得浑浊起来，严重时尿液里充满了灰色细小的絮状物。考虑到长期带导尿管的患者的确容易发生逆行尿路感染而出现这样的表现，门诊医生便常规给予尿液化验、膀胱超声等检查，证实尿路感染后开具了抗炎药物治疗。虽然用药后尿液会变得清亮些，但停药后又很快加重，就这样反反复复过了两年，直到这次把她收入病房仔细检查。

隐藏在“厚重外壳”下的真相

入院后的李阿姨显得淡定而平静，常年和医院打交道的经历让她对病房里的一切都不陌生。由于她的病情复杂，我也常到她的床旁补充询问一些以前发病的细节，试图从中寻找到蛛丝马迹。慢慢熟识后，她也愿意家长里短地跟我聊起很多旧事，并说这病带了一辈子，嘱托我可得给好好治治。

尿液化验里发现了大量的白细胞和细菌，验证着尿路感染的判断。超声检查提示一个“被尿液充盈良好”的膀胱，里面有一些絮状的物体，也并不难用漂浮于尿液中的感染絮状物来解释。由于李阿姨只剩下一个右肾，且肾功能不好，因而在做CT检查时我们没有使用对肾脏功能有损害的增强造影剂来做增强扫描，而选择了普通的CT平扫，结果也没有什么特殊发现。

晚查房时，李阿姨着急地问我CT结果怎样，我说“还不错，膀胱充盈得蛮好的”（注：做泌尿系CT或B超检查时，为了使显像效果好，需让患者憋尿以使膀胱充盈），又不经意地加了句“这两年您都带着导尿管，没有锻炼和使用膀胱，我还担心膀胱里存不了多少尿液呢”。这时，只见李阿姨面露疑色，说：“汪大夫，我的导尿管始终是开放的，并没有夹闭导尿管让膀胱里憋满尿液啊！”

这句话不由使我打了个机灵。导尿管没有夹闭，膀胱里面的尿液理应都流到了尿袋里，怎么超声和CT还显示膀胱里面充满尿液呢？第二天，我抓紧给李阿姨安排了膀胱镜检查，这是使用一个细小的内镜通过尿道进入膀胱，直接查看膀胱里面的情况。而这膀胱镜的结果，不由得使我惊上加惊！

膀胱里根本没有什么尿液，而是被一个巨大的球状物体所占据，这个球体直径足有10cm，与膀胱各壁并不相连，表面是灰色毛糙的絮状物，这些絮状物部分因为松散而从球状主体上脱落，这足以解释之前尿液反复浑浊的原因。

那么，这个球体又是什么呢？以前查阅文献时曾看到过“细菌球”的报道，大意是膀胱内死亡的细菌叠加起来形成微小的球体，日积月累，如同滚雪球般可长至很大。由于这种“细菌球”密度很低，超声和CT上的表现与尿液类似，并且由于它的体积巨大，完全占据了膀胱而使膀胱腔内没有了真正的尿液与之对比，便产生了“膀胱充盈”的假象。之前的种种疑问可以得到合理解释，难题似乎已经迎刃而解！

那么接下来要手术切除这个“细菌球”，不然反复感染难以彻底消除。我们为李阿姨选择了创伤最小的手术方式，使用精密而又细小的电切刀从尿道进入，将“细菌球”一小片一小片地切除取出。手术进展很顺利，2个小时后我们已经将这个巨大的“球体”切除了一半，到达了它的核心。然而这时，戏剧性的一幕发生了。

我们看到了细小的血管！

这就意味着这是一个有血供的肿物，“细菌球”是由细菌的坏死物堆积而成，它是不可能有血供的。

肿瘤！这个想法几乎同时闪现在参加手术的几名医生脑中。肿瘤可以有血供，但必须是由从膀胱壁发出的血管供应，这样就应该有个蒂连接着肿物和膀胱，如同连接胎儿与母体的脐带。果不其然，后来我们在膀胱的后顶壁，也就是之前膀胱镜完全无法观察到的地方，发现这个“蒂”！

切除的组织送病理化验后也证实了肿瘤的存在，而在肿瘤的外层包被着的，是那厚厚的、呈灰色絮状的坏死物！到此，终于揭开了这个疾病的神秘面纱：李阿姨由于患有神经源性膀胱，对于逐渐长大的膀胱肿瘤毫无感知，加上发复发作的尿路感染，使得细菌坏死物在膀胱肿瘤上覆盖了一层又一层，使肿瘤完全失去了它本来的面目和表现，这才出现了之前诊治上的曲折与误判。

肿瘤长到这个份上，膀胱是一定不能保留了。后来经过充分的准备，在主任的亲自操刀下，我们为李阿姨进行了根治性膀胱切除和淋巴清扫术。病理的结果喜忧参半：忧的是肿瘤生长迅速，已经浸透了膀胱壁的全层，到达了膀胱外的脂肪；喜的是手术还算及时，尚可以把膀胱及膀胱外脂肪里的癌细胞完全剔除，而淋巴清扫的结果也没有发现癌细胞扩散。如果再晚一些时日，以这个肿瘤的生长速度，手术恐怕就难以切除干净了。

结 束 语

时间过得很快，一晃已是术后两年了。由于需要严密复查，李阿姨也时常来我的门诊，每次她都会悄悄拿出一些好吃的放到我的诊桌下，而且不停地唠叨着："汪大夫，我可真是要谢谢你！要不是你帮我查出这个病，我现在恐怕……你看，我现在肾功能也正常了，也不贫血了，体重都长了30斤呢。虽然（由于输尿管皮肤造口）要带个尿袋子，但丝毫不影响生活啊，比以前带着导尿管，甚至比年轻时尿得不痛快都强多了！"

每到这时，我都会笑呵呵地看着她，心里无比"享用"着这说了无数遍的唠叨话。

由于李阿姨的病实在罕见和特殊，后期经过整理后我将这一病例发表到了美国医学期刊Medicine上，为此还获得了医院的嘉奖。

李阿姨的故事讲完了，有时我会想，这治病救人有时与侦探破案颇有几分相似。而这"破案"的最大动力，不是嘉奖，而是源自你内心深处对患者的同情和对这份事业的热爱。

不忘初心，方得始终！

72. 安得倚天剑，驱病效先贤
——诗词5首

李乃适

【作者简介】 李乃适，男，医学博士（中国协和医科大学医学系八年制，1992～2000），理学博士（荷兰格罗宁根大学医学中心分子遗传学系，2012～2013），北京协和医院内分泌科副主任医师，硕士生导师。曾获西藏科技进步二等奖（排名第三）。《威廉姆斯内分泌学》副主译。

第一首：七律　出征

五月京城花正喧，沙斯肆虐竟空前。
飞来横祸倏忽至，不测风云港粤延。
千古病原堪落寞，百年瘟疫难比肩。

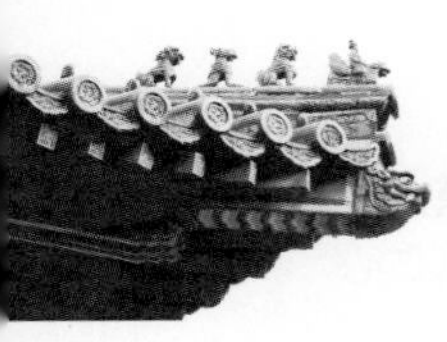

临危受命何人惧？济世悬壶自等闲。

（2003年）

第二首：浪淘沙　端午节沙斯值夜感怀

佳节又端阳，长夜未央。快哉雨畅更风狂。雨过天青遥见月，喜觅清凉。
岁岁盼端阳，鱼美粽香。沙斯值夜倍思乡。屈子丹心何所望？国泰民康！

（2003年）

第三首：浣溪沙　SARS五周年感怀

又至端阳糯粽香，蹉跎五载叹流光。沙斯值夜盼秋凉。
夜雨旋消炎暑热，月明犹照小轩窗。随风飘逝旧时伤。

（2008年）

▼ **逍遥游**　摄影：杜俊喆

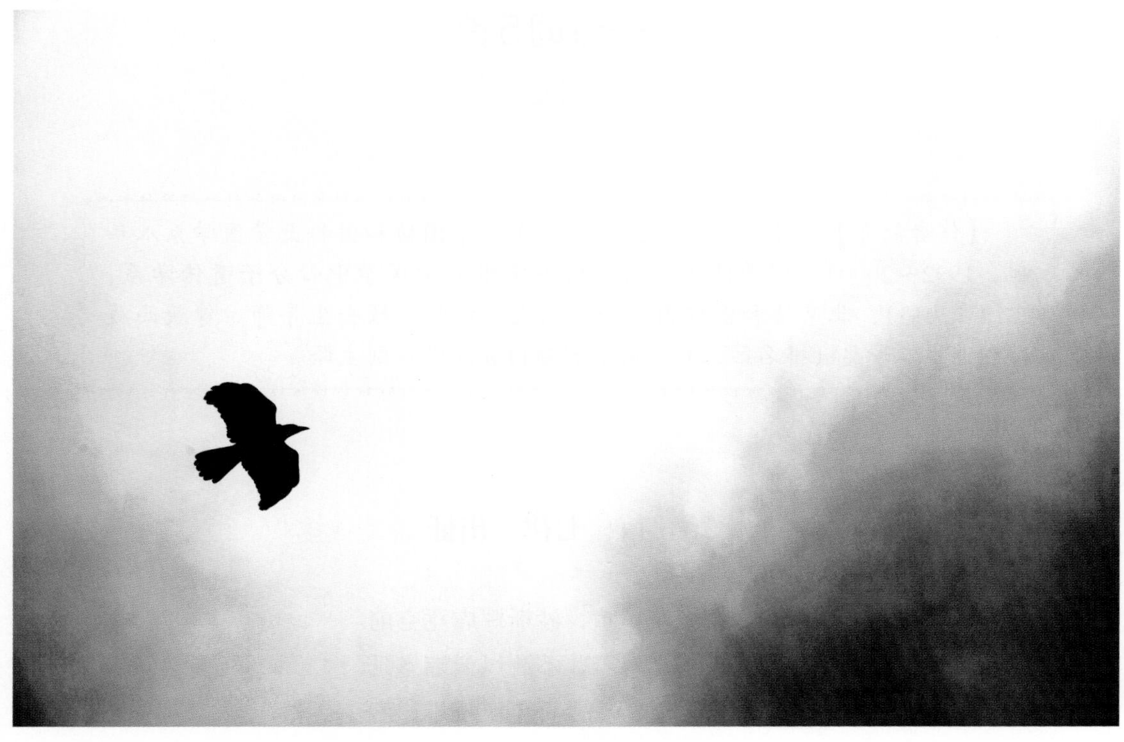

第四首：山花子　荷兰留学感怀

万里西行北海边，格村求道道弥艰。雪案萤窗浑不惧，恨流年。
数海茫茫寻贝甲，文山赫赫采琼璇。七百昼宵终遂愿，乐鱼鸢。

（2014年）

第五首：水调歌头　协和西门月夜感怀

弹指百年近，月夜看飞檐。
雕梁画栋犹在，风雨历驰年。
骑凤仙人翘驻，雨燕呢喃飞舞，喜逅一时闲。
素月绘清影，阆苑落人间。
徘徊处，灯攒簇，照无眠。
医坛圣殿，代代学子梦魂牵。
沥血呕心如故，高屋建瓴筹幄，欲履杏林巅。
安得倚天剑，祛病效先贤！

（2015年）

73.忘记洗脸的皮肤科医生——门诊工作二三事

毛笑非

【作者简介】　毛笑非，2015年毕业于中国医学科学院北京协和医学院，获皮肤病与性病学博士学位。现工作于北京协和医院皮肤科，主要从事激光治疗、美容、药物过敏反应等领域的研究。

自认为是一名怀有“人文气质”和“匠人精神”的小医生。作为皮肤科“美女医生”的代表曾参加百年协和微电影的录制。

进入皮肤科数年后，我有了单独出门诊的机会。从开始的忐忑不安，到现在的侃侃而谈，我越来越找到了皮肤科门诊工作的节奏和皮肤科医生应有的“范儿”。每一位推门而入的患者，在我眼中就像一位久未谋面的老友，带着他（她）特有的烦恼和期许，走入我这间小小的诊室。

故事一：羞涩的巧克力

他是一位身高180的帅气青年，有着令人羡慕的外貌和工作。第一次见到他，是在激光门诊的诊室，口罩遮面的他看上去异常沮丧。

"可以把口罩摘下来吗?"我小心翼翼地问。

口罩摘下，赫然显露出面颊上触目惊心的白斑。他情绪低落，不愿多言。

"反正我是治不好了。"他嘟囔着。

在我的说服下，他开始了定期的激光治疗。随着疗效逐渐显现，他也变得越来越开朗了。在一周3次的治疗过程中，他会偶尔害羞地给我和护士讲起他的工作，他的家人，他的快乐和烦恼，就像一位亲切的邻家小弟。

一天治疗结束后，他问了许多疾病相关的问题，还是期期艾艾地不肯走，突然之间他从衣服兜里掏出一大块带着体温的板状的巧克力，猛地塞进我的白大褂衣兜，之后飞快地夺门而出。

惊讶之余，嘴馋的我和护士们分享了那块巧克力，羞涩的巧克力，真是美味。

故事二：伤心落泪的周三午后

她是一位端庄的中年女性，被周身的湿疹困扰了数年。给她用了常规治疗，两三周过去了，病情并没有明显缓解；每次解开衣服，都见到皮肤上长长的指甲抓痕和密密的血痂。

她每周三下午必到，虽然治疗进展缓慢，但是她毫无怨言，态度一直是温和客气的。

终于有一天我忍不住了，问道："您日常生活中有什么不开心的事吗?"因为皮肤病和情绪密切相关，这位患者虽然用了不少药物，病情却不见起色，所以我怀疑患者有情绪上的异常，导致皮疹迟迟不见好转。

谁知不问还好，一问她竟泪晶莹于睫："毛大夫，请问您今年多大岁数了?"

我如实相告，她竟痛哭失声，原来，她在6年前失去了她唯一的爱女。

"她和你岁数相仿，我总想着，她要是活着，也像你这么大了。"

面对这位失独的妈妈，我无言以对。原来她每每夜间想起爱女，总控制不住自己，皮肤瘙痒抓得很厉害，所以病情一直不见好转。

当天回家后我把这位患者的情况告诉了妈妈，妈妈沉默很久，最后说："下次见面，帮我拥抱一下这位阿姨。"

故事三：请叫我少年老成

一对母子走进了我的诊室，母亲看上去三四十岁，显得紧张又焦虑，说话夹七夹八，不得要领，儿子八九岁的样子，走到桌前稳稳坐下，一派淡定平和。

与其他母子组合不同的是，问诊的时候这个小小少年完全不需要母亲代答，一应问题自己回答，答得准确严谨，言简意赅，条理清晰。因为皮疹长在手臂上，他在炎热的夏天也会穿长袖的衣服。

他的皮疹比较少见，我安排了他做了皮肤组织活检和病理诊断。

“要切一块肉哦，还要缝针，怕不怕？”我坏心眼儿地逗他。

“不会，能够确诊就好。”好小子，嘴唇抿得紧紧的，一副小大人模样。他抬眼看我一眼，好像在说：“到时候诊断不出来什么病看你怎么办？”

我心里不由得小紧张了一下。

两周后病理结果出来了，确实是一类少见的苔藓样皮肤病，对症治疗后效果显著。

再次就诊时我得意地问他：“怎么样，我厉害吧？”唉，他少年老成，我倒变成了个小孩子。

他紧紧攥着我送他的一只普通的黑色水笔，露出了他这个年纪特有的灿烂笑容。

工作到现在，纵使有过一些委屈和不开心，我还是每天怀着满满的期待去上班，与其说我治愈了病人的疾病，不如说是他们治愈了我的生活，因为在我的眼中，病人不仅是病人，他们更是人，是具有完整生活的人，亦是他人的父母、子女、兄弟、姐妹。我为他们的悲苦而忧，为他们的欢乐而喜。在每一位病人的来去之间，我也得以分享一份他们的喜怒哀愁，窥一眼他们的悲欢离合。我衷心热爱这种生活，也在诊治疾病的过程中体味着人间百态。

今天刚刚看了一位19岁的小妹妹病人，她因为面部皮炎很是苦恼，看病过程中她羡慕地问：“怎么样才能像你一样皮肤那么好？”

我一惊，不由得很惭愧地说了实话：“其实早上出门太急，今天忘了洗脸……”她哗一下笑出声。这就是我，一个经常忘记洗脸的皮肤科医生。

74. 一顿饭，要了一条命，毁了一个家

杜英杰

【作者简介】 杜英杰，中国医科大学附属盛京医院麻醉科。2014年毕业于北京协和医学院，获麻醉学硕士学位。在读三年均获研究生一等奖学金，并获称“北京协和医学院优秀毕业生”。兼任中国心胸血管麻醉学会围术期感染控制分会委员，专业方向为心脏手术围术期的脏器保护。2016年被评为中国医科大学附属盛京医院优秀共产党员个人。

致力于向社会大众宣传麻醉科普知识，尽全力做一名阳光温暖的麻醉医生。

一直不愿想起在重症监护病房（intensive care unit，ICU）内，那个我管了1个多月的患者王先生及与他有关的一切。不愿想起他日渐消瘦的面孔，慢慢干瘪的身躯，逐步萎缩的小腿，通情达理而对他心怀歉意的爱人，年过七旬却温文尔雅的老父亲，以及他去世前一天我在远处给前来探视他的声音温柔、身材清瘦的妻子和已经没有一点力气、只能靠着大剂量升压药和呼吸机维持基本生命体征的他拍的那张合影……这全部都特别清晰地封存在记忆深处。写这些文字时已是深夜，眼角泛着泪花。这眼泪可能源于世事无常，源于医学的局限，源于做医生的无奈，源于一顿再正常不过的饭菜竟然要了正值壮年男子的命，花了整个家庭七十几万的积蓄，破坏了一个幸福的家……

即使在病情危重的情况下，只要王先生意识清醒几乎不会乱动，对医生及护士的所有操作都积极配合，能感受到他良好的修养；即使忍受着巨大的病痛，只要他意识清醒，且能通过写字和他妻子交流的时候，他总是努力关心着每一个家人，能感受到他对家人深深的爱。很多时候，我都要去做那两件本该令他们全家很不愉快的事情——下病危通知和催缴费用，但是他的家人一直彬彬有礼，节制悲哀的情绪。我们都喜欢他和他家人，特别希望他能快点好起来。

还没有向您介绍王先生的入院病情：中年男性，2016年7月1日以腹泻5天，突发意识不清1天收入院。6月26日和家人聚餐、饮酒后出现腹泻，排水样便5～6次，次日于某医院就诊，诊断为急性胃肠炎，给予保胃及抗炎治疗后回家观察。在得病之初，王先生的妻子仅以为是简单的食物中毒导致的腹泻，在他表示不舒服时，还戏说他可真惜命，把他一个人丢在家里呆了一天，自己照常去上班。但两天后他未再出现排便，且出现周身不适，

口渴，食欲差，腰部疼痛，尿少，进食后呕吐，以上症状于3天内逐渐加重。6月30日晚出现一过性意识不清2次，就诊于我院急诊科，予以对症支持治疗后效果欠佳，意识不清逐渐加重，同时出现凝血功能障碍、肝衰竭、肾功能不全及心肌损伤，收入ICU。

从进入ICU即刻，开始全方位积极的支持治疗。几乎未曾间断的泵入升压药，持续机械通气，尝试了各种覆盖范围广泛的抗细菌及真菌的抗生素，交替进行的血浆置换、血液灌流和血液滤过治疗，不断输入各种血液制品。为了促进肠道功能恢复，多次请消化内科及中医科会诊，使用了目前临床上所有可能的促进排便的中药及西药，甚至每天鼻饲可能会对肠道功能有益的养乐多（一种含有活性乳酸菌的乳饮品）；而且动用了我们全院各科室顶级专家的力量进行了全院会诊，包括中医科、消化科、普外科、感染科、血液科、肾内科等。总之，我们用到了所有能用的治疗措施，利用了所有能够使用到的资源，做了能够想到的所有检查。有些指标确实在逐渐恢复，如心功能、肾功能逐步改善，从开始的昏迷恢复到多数时间意识清楚，但是由于插管不能说话，患者可以通过书写文字与家属及医护人员沟通。

大多数时间都是患者的妻子，这个瘦弱的女人，全天24小时在ICU门外，等待着有关他的所有消息。他的妻子曾忍不住几次和我说起她的愧疚，没有在最痛苦的发病之初陪在他身边。所以，她努力珍惜每一秒探视的时间，竭尽全力帮助患者延长生命，减轻痛苦。即使很多药品需要自费，每天的费用在2万左右，家属一直全力配合各种治疗。参与治疗的医护人员都愿意相信年轻力壮的中年男子，在全国一流的三甲医院，接受着最高端的治疗，而且家属全力配合，一定会解决这一顿饭引发的“命案”。

事与愿违，患者的肠道功能从刚开始完全没有排便，后来转变为血便或者干脆可以说是在不停地大量便血，肝功能受损不断加重，同时凝血功能越来越差。直到入院的第23天，北京某医院全国范围内最知名的一位专家来到床边进行了会诊。专家怀疑，也仅是怀疑，患者是感染了一种极其罕见的细菌——大肠杆菌O157。目前我国根本没有检测方法，更没有治愈的案例，他仅在国外学习期间听说过这种病例。之所以能活到今天，是因为ICU给出的支持治疗非常有力，而且家人一直积极治疗，出现的所有问题都在尽全力应对。专家建议家属放弃治疗。

那天，主任特批王先生所有的家人到医院之后，可以随时进来探视（ICU病房内的探视时间有严格限制）。我本该站到床旁陪伴家属探视，那天，只是在远处望着那些红着眼圈但极力控制情绪的每一个家人，轮流到他床旁。他妻子为他整理头发，擦拭脸颊，拥抱躺在床上的他；他哥哥在耳畔轻声告诉他家中一切顺利，紧握弟弟的双手，久久不愿松开；他老父亲眼神里仍然满是温柔和希望。每个人都努力表现得和往常一样，极力控制情绪，平静地对他说着鼓励的话语。

我是麻醉医生，在手术室内也曾遇到过几次生死攸关的时刻，但我们绝不会坐以待毙，一定会有所行动。我从没有面对过如此安静而无能为力的画面。会诊后的整个下午，

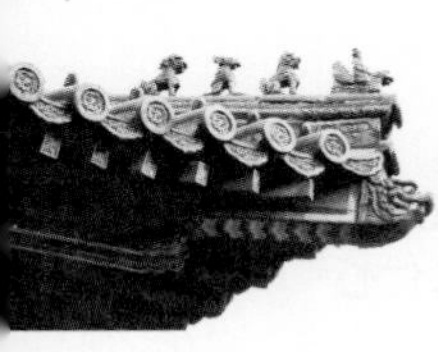

我望着王先生的床，看着家人进进出出，躲在角落里默默流泪。我的泪水不能被同事看见，害怕同事笑我不成熟，更不能被家属看见，家属会质疑我的专业性。

专家和家属交代过后，我找到家属，商量是否放弃治疗，转回普通病房，拔掉全身的管子，在家人陪伴下走完生命的最后一段安静的时光。家人几经犹豫，坚持在ICU继续目前的治疗，不愿主动放弃。下班后，我望了望王先生的病床，期待明天还能看到他心跳的曲线。

第2天，在更衣室遇到了夜班护士迪迪。她轻轻地说：他昨天晚上走了，家人都陪在身边。我和迪迪两个人，轻轻地拥抱之后，默默坐在那里，什么也没说。王先生不是我们的亲人，我们像亲人一样，希望他能活着。

您一定要问，王先生到底吃了一顿什么饭？这顿饭和这致命的病又有着什么联系？我特别详细地询问过他妻子，那个饭店中高档次，卫生和食品安全理应没问题。而且，一同吃饭的还有上至80多岁的岳母，下至十几岁的儿子，共有十几个人。其他人在吃完后没有任何不适。菜品中，没有可能有毒的菌类，没有可能有毒性的小龙虾和各种海鲜，更没有奇珍异兽等。与其他人唯一不同的是，王先生喝了两瓶冰啤酒。

这顿别人吃后都没有任何不适的饭菜，导致了小概率事件的发生。可能恰巧他的某一口饭菜感染了什么病菌，或者唯独他的餐具上有察觉不出的问题，或者是那两瓶啤酒和食物发生了反应，再或者是他的体内缺少了什么酶，导致这顿饭对其他人没有问题，而足以让他肠道衰竭、肝衰竭，最终造成多脏器衰竭，要了他的命。

医学发展至今，不但很多疾病病因不明，而且很多治疗也仅是对症。正如冯唐在《我为什么不当医生?》一文中提到的第一个原因："怀疑医生到底能干什么。多数病是治疗不好的，是要靠自身免疫能力自己好的。"年长的ICU专家也说，即使那些最终治愈的病例，也仅是因为各种支持治疗给了身体恢复到正常的机会和时间。

我是一名麻醉科的年轻医生，临床经验十分有限，理论知识仍需深入。有过这次经历后，劝诫自己和同行们：作为医生，我们能做的可能很有限，尽全力把这有限做好；面对生活，世事无常，且行且珍惜。

（真诚感谢为本文提供专业性校对的中国医科大学附属盛京医院ICU病房吴兴茂主任医师和贾佳医师。）

75. 医生的金标准

张学威

【作者简介】 张学威，毕业于北京协和医学院，介入放射学专业。擅长中枢神经系统罕见疾病的诊断，腹、盆部肿瘤的诊断及介入治疗，参与垂体增生、结节性硬化等罕见病的临床诊断及研究工作。精通磁共振原理及各种类型磁共振机器的参数序列设置，参与国家自然科学基金及北京协和医院青年基金各一项，掌握常用的脑功能成像后处理软件，精通医学不同图像格式的存储，图像的校正、配准及归一。发表多篇中英文学术论文。

还记得一位医生的墓志铭“有时是治愈，常常是帮助，总是去安慰”，或许这道出了医学的真谛。安慰、帮助、治愈这几个词时常出现在我脑海中，似乎成为我从医生涯的主旋律。

我跟读者分享两则病例故事，都跟病理有关。

先讲第一个故事。在处理患者CT报告的时候，曾遇到这样一个病人，双肺多发结节影，椎体骨质破坏，PET-CT提示肺癌伴全身多发骨转移，患者到多家知名医院得到一致答案：肺癌晚期，无需进一步治疗，相当于被宣判死刑，只能回去“享受”生命中的最后时光。但由于患者下颌骨骨质破坏，疼痛加剧，遂到我院处理。处理过程中，发现有些问题并不能完全由肺癌这一疾病所解释，建议到免疫内科就诊。免疫内科专家详细询问病史，认真查看病人资料，最后考虑为韦格肉芽肿（一种原因不明的自身免疫性疾病）。患者本人十分高兴，似乎从死亡边缘被拉了回来，接下来，免疫内科通知他住院。

患者家属来取胸部CT报告，准备入院治疗。我详细询问了病史，查看了病人所有的影像学检查，心中有些疑问，然后与患者家属商量，将患者所有资料请我的导师再看看，患者家属欣然同意了。

第2天，我导师看过患者资料后，认为不是韦格肉芽肿，结核不除外。于是，我打电话给患者家属，希望能给他提供帮助，如果是结核病，那么治疗方案将会千差万别。不巧，患者本人接了电话，我把会诊结果和他说了一下，建议他进一步检查，并推荐了一个知名病理科专家给他。不曾想，患者误会了我的意思，以为我不让他住院了，情绪十分激动，朝我吼了几句，愤然挂掉了我的电话。我十分郁闷，本来一片好心，却变成了这样的结果，心想算了，随他去吧。下午，我想了想，这是两种不同的疾病，现在患者又十分痛苦，再多管“闲事”一次吧。我再次拨通患者家属的电话，这次是患者妻子接的电话，我又耐心地向她解释了一遍，她也是一名医务工作者，觉得我讲得很中肯，决定暂时不告诉老公，拿着病理标本到我推荐的那位专家那里看看。两天后，患者家属带着病理报告来找我，病理诊断为结核，家属十分激动，一直说：我们遇到贵人了，谢谢您，张医生！后来，患者经过抗结核治疗后，病情明显好转。

第2个让我印象深刻的病例，患者是来自新疆的一个小孩，左侧颈部淋巴结肿大，当地穿刺活检，病理提示霍奇金淋巴瘤（一种恶性肿瘤），建议入院化疗。孩子的父母十分担心，连夜带着孩子到北京进一步检查，恰巧我的一个病人和孩子父亲是朋友，半夜12点钟，他们来到医院来找我，我看完患者的材料，安抚了一下，便让他们回去休息了。第2天一早，我找到血液科的一位教授，教授建议患者在我院进行病理会诊和PET-CT检查。由于来得匆忙，没有带病理标本，恰巧第2天就是周末，他们在医院附近找了一家酒店休息。

当天，我下班之后，正准备回家休息，孩子的母亲给我打电话，说他们夫妻俩现在十分担心，昨天一夜没睡，想和我聊聊。他们到医院找到我，我又把淋巴瘤的前世今生给他们讲了一遍，然后根据孩子的情况，分析可能出现的最好情况和最坏情况，又聊了聊接下来如何尽早治疗，夫妻俩终于不像之前那样紧张了，一看时间，又是下半夜2点钟了，我赶紧回家，让他们也回去休息了。

▼ **取自大鼠的血样** 摄影：张景君

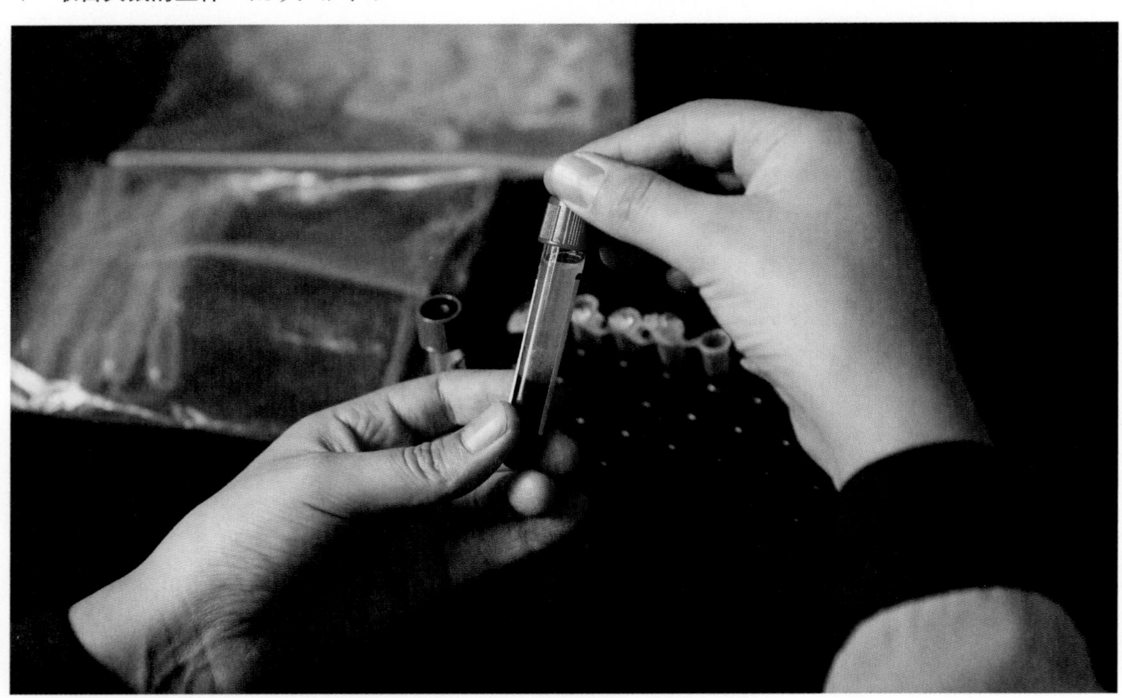

接下来的两天，我每天又给他们讲解几个小时。周一上午，我们兵分两路，他们带着小孩去做PET-CT检查了，我带上病理切片，找到了看淋巴瘤的专家。经过漫长的等待，结果出来了，让我们十分意外的是，诊断并不是淋巴瘤，而是传染性单核细胞增多症（良性病变，病毒感染引起）。夫妻俩经过短暂的高兴之后，又陷入了一阵迷茫。病理不是金标准吗，难道这个也能错？接下来，我们找到血液内科教授，她建议到友谊医院再做一次病理会诊（全国淋巴瘤病理专业组在友谊医院），最后诊断与我们医院的病理诊断一致。由于该病是由病毒感染引起，目前没有十分有效的药物治疗，无需任何治疗，患者及家人开开心心地回家了。

医疗和我们的生活一样，时而平平淡淡，时而跌宕起伏，充满未知。在这样一个经济发展、环境破坏、疾病丛生的世界里，唯有对患者充满爱心，对疾病怀有好奇心，对专业知识精益求精，我们的医疗才能发展，而这一切的基础正是这份仁爱之心。常言道病理作为疾病诊断的金标准，但对于医生，对患者的仁爱之心才是我们的金标准。

76. 我眼中的整形外科

王成龙

【作者简介】 王成龙，现就读于中国医学科学院北京协和医学院整形外科医院博士。专业方向：乳房美容与修复重建，淋巴水肿相关治疗等。2013～2014年于北京协和医院外科学系轮转，获得“北京协和医院外科优秀轮转研究生”荣誉称号。2016年获博士国家奖学金，同年获中国医学科学院整形外科医院科普征文大赛一等奖。

在当今这个“网红”充斥、到处“拼颜值”的时代，整形对很多人既熟悉又陌生。谈及整形，人们首先联想到的可能是“拉皮”“微整”“割双眼皮”；说到整形医生仿佛也与传统意义上救死扶伤的医生相去甚远。然而，少有人知道整形到底是什么，整形医生又在做什么。作为一名整形外科研究生，回首自己入道整形专业亦有数载，虽天资驽钝，亦渐有感悟，今天就跟大家分享一下我眼中的整形外科。

整形外科实际上包括美容和修复两个方面，美容是“锦上添花”，修复则是“雪中送炭”。

先谈美容。常言道“爱美之心，人皆有之”。自从有了人类历史，就存在各种美容方

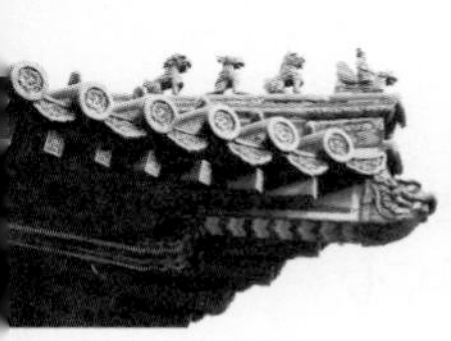

式，如扎耳朵眼儿、穿鼻孔、文身等，然而，人们对美的理解可谓是见仁见智。

什么是美？人们常说，美包括内在美和外形美，二者是辩证统一的。确实，一方面，美是由内而外的，没有内在美，外形美就会失去意义。童话白雪公主中，尽管王后和白雪公主在魔镜那里都是数一数二的美女，然而一个恶毒，一个善良，读者心目中最美的永远是白雪公主。另一方面，美又是由外而内的，没有外形美，内在美常常难以展现。这也就是整形医生存在的价值，让内在美和外形美合二为一。

心理的自卑往往比生理的疼痛更具杀伤力。如果仅仅通过一个手术，就能让一个人的人生观变得积极乐观，作为整形医生，我们愿意伸出援助之手。比如，我曾经的一个患者，皮肤白净，长相甜美，但因为天生单眼皮，自觉眼睛小而无神，生活、工作中总是缺乏自信来就诊。尽管在很多人看来单眼皮的女生也很可爱，但作为一名整形医生，当我了解到她心中的那种执念与遗憾的时候，我毅然向她推荐了我院双眼皮手术的“大咖”。术后半年再看她的朋友圈，多的不仅仅是自拍，还有脸上的自信与阳光。

然而临床上，也会经常碰见这样一类求美者，她们过于依赖美容手术，也就是所谓的“整容成瘾”。对于此类求美者，需要整形的多半不是身体，而是心理。因此，整形医生尽管很多工作不是在“救命”，但是在“救心”。

再说修复。修复重建可谓是“巧夺天工”。无论是先天畸形还是后天创伤，经过整形医生灵巧的双手均能还其本来面貌。

上帝很神奇，在他的雕琢下，既创造了人世间沉鱼落雁之美，也留下了白璧微瑕之憾。这些“上帝的遗憾”让凡人承受了躯体和心灵的双重打击：躯体的伤痛再差也会有瘢痕来修复，心灵上的伤疤却会留下永远抹不去的痛。如果早晨来我们医院，你一定会被耳再造中心熙熙攘攘的场面所震撼。就诊的患者大部分是学龄前期儿童，不谙世事的他们还不知道自己生下来就没有耳朵，不知道会给将来的人生带来什么影响。但他们的父母知道，遍寻名医，最后来到这里，为的就是让孩子拥有一只正常的耳朵，不被周围同学嘲笑，留下一个终生丢不掉的绰号。整形医生这时候，就像女娲造人一样，从他们身上取一部分肋骨，为他们再造一个逼真的耳朵。正如一句整形的广告语所说，“上帝欠您的，整形还给您”。

我所在的科室还会遇到这样一类病人，她们是乳腺癌切除术后的患者。她们同时经历了癌症病魔与痛失乳房的双重打击。即便现代乳腺癌的早期诊断及术后综合治疗方法取得了长远进步，使得她们可以长期生存，但女性标志——乳房的缺失，依旧是她们心中永远挥之不去的痛：不敢去公共泳池、不敢泡温泉、不敢穿低领衣服……整形医生这时候用最小的创伤为她们再造乳房，补全她们躯体和心灵的双重缺失，让她们重焕风采。我的一位年仅27岁的患者，花季年龄就被确诊为乳腺癌。乳房切除术后不仅自己内心受到打击，一蹶不振，母亲整天也以泪洗面，为女儿的下半生愁白了头发。每次母女二人来做手术，除了耐心介绍手术方案，更多的是给予她们宽慰。随着再造乳房效果一天天明显，母亲紧锁的眉头也渐渐舒展开来。“常常去帮助，总是去安慰”，特鲁多医生的这句墓志铭同样适用于整形医生。如果说上帝创造了世界，那么整形医生就是用手术刀去完善这个世界上残缺的人。雕琢美丽，让每个追求美的人圆梦。

总之，整形外科可能是所有外科里面最富挑战性，也最能激发医生创造性的学科。从事整形外科的整形医生则是一群拿着“手术刀”对患者进行“心灵”雕刻的艺术家，随时准备为他们化解“心”与“身”的矛盾。

77. 那些年让我感动的患者

花苏榕

【作者简介】 花苏榕，2011年毕业于北京协和医学院临床医学八年制（医学博士），并被评为当年全校毕业生代表。毕业后在北京协和医院工作至今，现任基本外科主治医师。曾获北京协和医院外科技能大赛冠军、优秀员工及优秀住院医师称号，并出演浙江卫视医疗真人秀《因为是医生》。《中国普通外科杂志》及《临床与病理杂志》中青年编委兼审稿专家，中国研究型医院学会甲状旁腺及骨代谢疾病专业委员会秘书，《中华消化外科杂志》菁英荟胰腺外科学组秘书。已发表10余篇专业论文。曾获邀请赴哈佛大学、芝加哥大学、日本东京及中国香港大学等地交流，并多次在国际会议上发言。

让我心生愧疚的表扬信

有一天刚开始上班，来了一个外地的患者（患者是个老爷子，少量咯血，儿子带着来看），非要插队看病（前面还有差不多10个患者）。

我看了眼老爷子生命体征、一般情况都挺好的，就让他排队等，他儿子一下就发飙在诊室里大闹，还说要砍我，我当时就叫保安了。乱哄哄地折腾了半天，在其他病人劝说下最后他只有排队看。

这时候看病的队已经增到20多个人了。我也是一肚子憋屈，没好气地开始迅速看病人。

排在这个老爷子之后的是个老太太，具体什么原因来看病我已经记不得了，但是她很

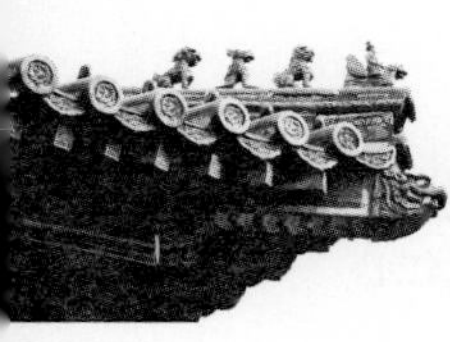

耐心地安慰和鼓励我，让我不要在意之前那个病人，不要放在心上。当时她身后还有10多个病人着急排着队呢，我就没好气地应了两句，把她打发走了。

那个老太太做完检查回来看结果，又耐心地安慰并鼓励我，还夸我不计较前面那个老爷子，依然给他看病之类。我依然没好气地应了她两句，接着看后面的患者。等到这一波患者都基本看完，已经到下午了。

我起身去热早已凉透的饭，路过护士站，护士MM告诉我那个老太太给我写了一封长长的表扬信。

当时的我心里充满了愧疚。

我压根儿没有好好地给那个老太太耐心解释病情，态度更谈不上好，估计是一脸阴沉地在看病，她居然还给我写表扬信，说我对病人好、耐心、不计较什么的。应该是她对医生又耐心、又不计较啊！

那天包括这位老太太在内的几十位患者，谁都没招我没惹我，却被我冷冷地对待了，不仅没有去投诉我，还安慰了我，给我写表扬信。

暖心的1%给予我前进的力量

这件事情给了我很大的触动，我暗暗告诉自己，未来的所作所为要对得起这个老太太写给我的表扬信。之后再遇到自己情绪状态不好的时候，我总会想起当年这个老太太，心里就充满了正能量。

医疗这个行业，患者带着各种病痛来到医院，不可避免地带着许多负能量。而医者本应该是提供正能量的，不仅仅是技艺上的诊治，也包括心灵的抚慰。

老师曾经反复教导我们，要理解患者的苦楚。固然有1%的负能量，但还有那99%讲理、可爱、有礼的患者啊，甚至有另外那1%关心、理解、支持并安慰医者的患者。

我也和身边的同行聊过自己的经历，结果惊讶地发现许多医生都遇到过让自己感动的患者，而这些患者也成为我们在医路上坚持走下去的动力。

忘掉那闹心的1%，让那暖心的1%患者陪伴我们一路同行。

（本文来源：“丁香头条”公众号，经作者授权转载）

78. 小思绪之忆协和

陈　英

【作者简介】　陈　英，深圳市妇幼保健院产科医师。2012～2015年在协和“规培”。本科毕业后很幸运考上了深圳市的规范化培训住院医师，被外送到北京协和医院妇产科培训。

永远记得协和医院的老师来面试我们时说的一句话：我们不看你们的出身，我们一视同仁，在我们眼里你们就是一张白纸！通过层层考试如愿以偿来到了理想的殿堂，老师们没有大教授的架子，只有和蔼可亲的大家风范，以院为家，心系病患。他们的指导教诲我时刻铭记，他们的言行医德指导着我今后的行医路。去过协和的我们都有一个协和梦，心系协和，有着深深的协和情结，满腔的怀念不知从何写起。仅写一篇小记表达自己的协和情！

——题记

小小大夫雄心壮，无畏无惧闯京城；
时间飞逝只瞬间，往事如烟留叹息！
青砖绿瓦百年铸，成就无数大医家；
有幸得以在其中，努力学习返故乡；
挂念协和有情结，心之向往常追逐；
恩师教诲时刻记，关爱患友展医魂！
2017年2月8日

79. 累并快乐着[①]

王　宁[②]

【作者简介】　王　宁，北京医院手术室主管护师。2006年毕业于湖北郧阳医学院护理学院，获得医学学士学位。2009年6～12月于日本国石卷市赤十字病院研修，2012年9～11月参加中华护理学会手术室专科护士培训班。

爱生活，爱工作，爱跑步。同事眼中的女汉子，对待工作认真而心思细腻。家人眼中的开心果，有些小迷糊又会照顾别人。

老刘，某三甲医院产科主任，50岁出头，微胖，头发早早就谢了，不过这个不是因为聪明绝顶，而是他实在太累了。

虽然老刘名义上是早八点上班，下午五点半下班，中午有一个半小时休息时间，但实际上老刘每天的工作时间都是12～24小时。即便是节假日，每天早晚老刘也会各花1个小时到病房查房。

自从二胎政策放开以后，出现了大量的瘢痕子宫妊娠的准妈妈们，这些猛增的孕妇们是老刘最头疼的患者。与普通的准妈妈们相比，瘢痕子宫妊娠的风险高，只要有规律的宫缩开始，就要密切关注甚至行紧急剖宫产，老刘称这些瘢痕子宫的准妈妈们为不定时炸弹。昨天晚上老刘也是因为这些不定时炸弹们几乎一夜未合眼。

事情的经过听我细细说来。

每周二是老刘的手术日，在这一天里老刘的助手会根据孕妇和胎儿的情况为老刘安排平诊手术。今天正好是周二，他的助手为他安排了八台手术，其中一台高龄初产，一台是双胎初产，另外六台都是瘢痕子宫。这些患者都会在术前一天做好手术准备，第2天早上八点开始依次接入手术室进行手术。

但是计划总不如变化快。这八台患者之中的双胎妈妈太不淡定了，大闹病房之后，老刘只好提前到周一晚上八点钟为她做了剖宫产，虽然宝宝出生后她依然在闹，却也收敛了很多。安顿好这位双胎妈妈后，其中一位瘢痕子宫的患者开始腹痛，给她做完B超后，老

① 谢永丽同学协助编辑此文，特此致谢。

② 本文作者曾选修2016《医学人类学》课程，是一位讲故事的“高手”，给我们师生留下深刻印象——编者。

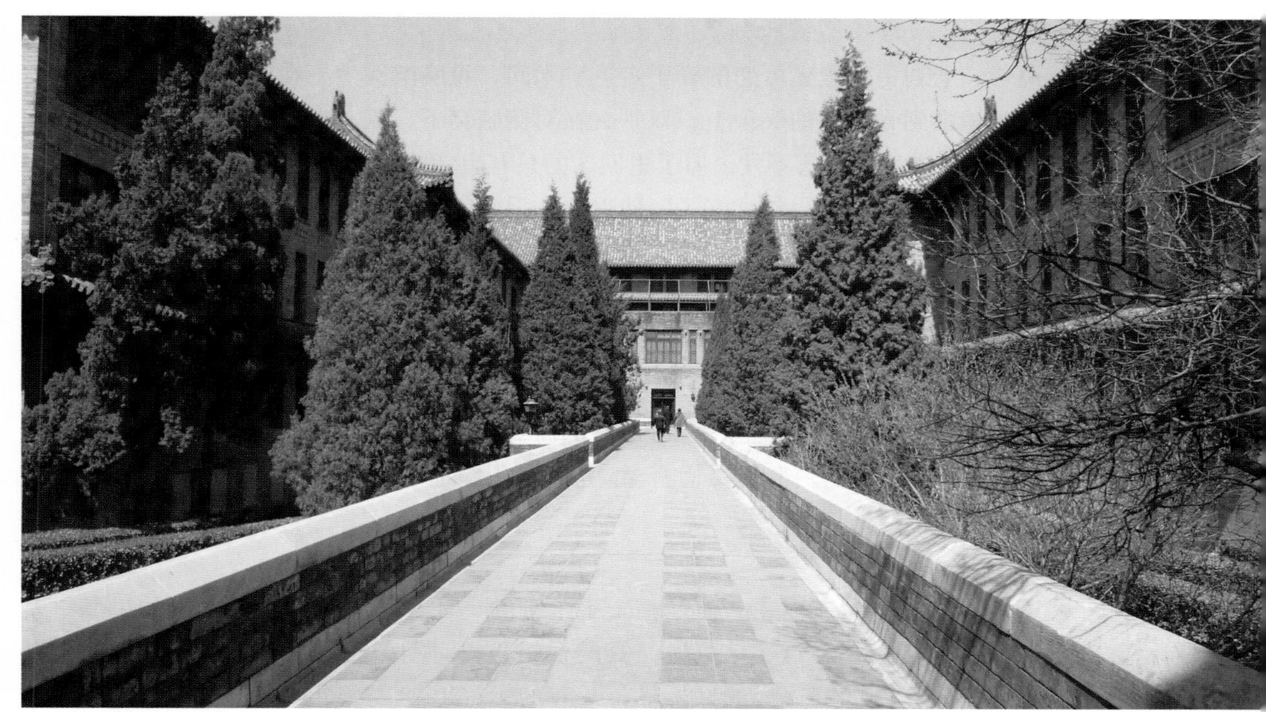

▲ 忆　摄影：李　飞

刘决定提前做剖宫产，以免发生子宫破裂的恶性结果。结果也证明老刘的判断是正确的，这位孕妇的子宫下端已经很薄，薄到只需弯钳一碰羊水便流了出来。安置好这位妈妈已经晚上十一点，老刘巡视完病房后吃了半片安眠药，准备早早睡下为明天的手术保存体力，但这些瘢痕子宫的准妈妈们却没有放过老刘。晚上十二点十分左右，老刘的院内小灵通便响了起来，另外一位瘢痕子宫的孕妇也开始腹痛了，需要老刘确认一下手术指征，老刘晕乎乎地起床来到病房，检查完患者后立刻像打了鸡血一样，快点联系手术室，赶紧剖……就这样，凌晨十二点到第二天早上七点半，老刘做了两台急诊剖宫产。

早上，麻醉医生和手术室护士八点钟接班时得到消息：昨天排的八台平诊变成了四台，外加两台急诊。面对这个好消息，正在大家开始猜测老刘昨晚是否又做了一宿“仰卧起坐”的时候，第一台平诊患者打开了话匣子：“刘主任昨晚没睡觉，我也只睡了两三个小时，同我一屋的那个双胞胎妈妈一直闹，白天闹一天，刘主任晚上七点多就来医院一趟给她做的剖宫产，九点多回来以后俩孩子哭闹不会喝奶，妈妈也闹，小大夫和护士们都拿她没办法，只有刘主任说话她才听。但是刘主任一走她又闹上了，就昨天一晚上刘主任为了她都没睡，来我们屋跟她嚷嚷三回。我也是两点多才睡着，五点多又被她吵醒，六点多刘主任又来一趟她才消停。这不八点钟你们来接我了，她却还睡得什么都不知道呢。你们可真不容易啊。我一定好好配合你们。要不是因为年龄大我都不用麻烦你们，你们真辛苦，

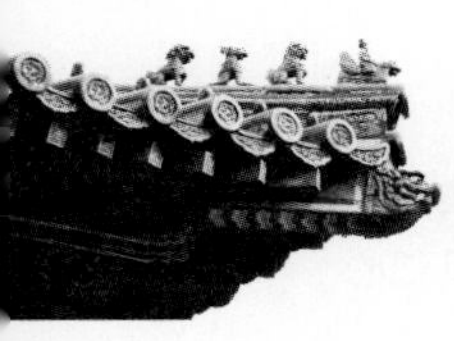

辛苦你们了。”

正说着，老刘一脸生无可恋的样子走进手术间，见麻醉医生正在给患者打麻醉，一言不发地将眼镜推到光溜溜的头顶上，双手夹在对侧腋窝下，叹一口气闭上了肿着的大眼泡子。我们都很有默契地一言不发，屋子里回荡的只有患者监护仪的声音。

五分钟后，麻醉医生一句“好了”使得整个手术间又忙了起来，助手开始为患者消毒准备铺无菌单，老刘默默走出去刷手。刷完手回来老刘像打了鸡血一样开始了一贯的“连讲课带自黑式”的手术用语：“咱们今天口小点哈，你看这患者伴有先兆子痫，平卧会很难受。”这时候患者插话：“刘主任我可听您话了，从来都不平躺，每次休息都是侧着躺。”老刘表扬了患者几句继续说：“以后我要发明一种术式，让患者侧着躺我们就能把手术做完了”。这时候老刘助手认真考虑了一下说：“那需要从子宫角的位置进子宫了，术后恢复会不会受影响呢?”老刘回答：“真要是侧着，那我就得跪地上，弯着腰取孩子啦。”老刘几句话就把手术室气氛整个带动起来。

……

关于老刘，说不尽道不完，他是整个手术室的支柱，一直觉得跟在老刘的后面，就算天塌了也不会害怕。不过，认真说，真的很担心长时间劳累会导致老刘的身体在某一天彻底垮了……遇到老刘这样的好主任，是我的运气爆表。一个从来都很忙却从来都很淡定，一个从来都需要严肃却始终都保持幽默的老刘，要表达我对他的情感，那就是既敬又爱！

小编有语：每个人都有自己的人生导师，上面的老刘就是小王医生的导师。在与生命交接的前线战场上，产科一直扮演着重要的角色。本文作者分享故事时曾提到，这里的护士都需要听力好，腿脚好，关键还得嗓门大，就算不大时间久了也会变大。主要原因就是因为产房就是一个个的突发性不定时炸弹的聚集地，很多患者进来的时候就已经是急诊，所以快速的节奏感容不得有半点的怠慢。听着小王讲述老刘的故事，突然被这群需要时刻准备时刻战斗的战士们润湿了眼角。这只是在产房，可能其他科室也是这样，休息已经被片段化零碎化。所以，互相的体谅就显得异常重要。这种体谅在医患之间更是重要。

80. 对你的爱，到底该不该保留[①]

王亚静

【作者简介】 王亚静，北京协和医院儿科护士。在读硕士研究生。喜欢读小说和人物传记。工作8年，看惯生老病死，但内心中依然有最柔软的地方。

如果把医院的各个科室做一个比喻的话，产科恰像是常年漂流在海上的救生艇，风平浪静时这里有着世间最广阔的景色，有欢笑，有拥抱，有甜甜的眼泪，有轻轻的呼唤；但在风雨中行进时，这里交接着最前线的生命战，焦虑的等待与切切的期盼，急促的脚步带着惶恐督促着那一声无法模仿的啼叫。所有救与被救人员，都小心翼翼也满心期待。

经历过几次试管婴儿后，L女士终于度过了孕早期。这对于L来说，就是上天给予她最大的恩赐。已届中年的她，对于宝宝的渴望远远超于常人的理性推断。到了孕中期却发现双胎之一是个21–三体的孩子，院方决议，不得已进行引产。但引产存在一个致命的问题就是另一个孩子可能早产。L考虑到利弊，茫然无奈的她同意将先天缺陷的孩子引产。当医生询问她另一个孩子是否还要继续保留时，她毫不犹豫地说：要保！或许所有的言语都无法准确地描述那两个字背后的坚定。

但是L却不知道产房外孩子的父亲却选择了放弃。得知这一消息后，L陷入了深深的沉思，痛苦地在保与不保之间徘徊……经过激烈的思想斗争，也出自对于当一个母亲的渴望，她还是选择了继续保住另一个健康孩子的决定。因此医生在引产完立即将保胎药静脉泵入，以减少宫缩，让另一个孩子继续在妈妈肚子里成长。L忐忑又期待，安静而彷徨。

之后L在和丈夫的沟通过程中，丈夫强烈坚持放弃这个两人期待已久的生命，L无奈之余也只能选择放弃，等待顺其自然流产。她近乎绝望地盯着偌大的房顶，对这个新生命的期盼停留在那滴滚落在枕头上的泪珠中。

如果你不相信命运，小编很同意，小编我也不相信，但是你不得不相信戏剧。故事里的情节，之所以曲折，是因为好多戏剧总是在不经意间上演，生命历程中更是如此。

L在撤除保胎药后原本轻微的宫缩却也随之减少并慢慢消弱了，她肚子里的那个孩子安

① 谢永丽同学协助编辑此文，特此致谢。

全了。但毕竟经历了如此大的操作，L健康的孩子还是早产了，26周，是个男孩。但术前签署的是选择放弃，所以孩子生下来，经过简单处理后就交由父亲“保管”。看着怀中这个小小的生命，几乎用尽全身力量用哭泣在诉说他是多么想继续留在这世界。经过各种纠结，孩子父亲最终还是改变了原本的意见：要救孩子！医务人员立即将孩子送到NICU进行抢救和治疗。可由于孩子从出生到进入NICU经历了1个小时，再加上早产，错过了最及时的抢救，虽然哭声洪亮却仍有很多问题，于是插管上呼吸机，且持续了3天。这3天中，医护人员尽自己最大的努力治疗这个孩子，但是事情又发生了戏剧性的转变。孩子父亲第2天找医生要求停止孩子的继续治疗。

面对这样起伏不定的态度，医生很是疑惑，想进一步探究原因。但孩子父亲总是支支吾吾，不想说。医生也没有继续追问，带着各种不解与疑惑继续着孩子的治疗。到第3天，医嘱系统显示患儿已经欠费，按照规定，相关医嘱不能再开具。医生给其父亲打电话告知其危险及后果，并要求其缴费，可他仍然拒绝。经过请示上级医生，医护人员决定彻底问清他一直想放弃治疗的原因。到底是什么能让他一而再再而三地放弃这个期待了数十年的生命？

这时这位父亲才吞吞吐吐地说明自己的境况。他虽然年龄接近40岁，但没有正式的工作，因此没有稳定的经济来源。孩子妈妈自从嫁给他后也没上过班。两人一直和孩子爷爷奶奶居住，也没有自己的住房。就在L查出无法顺利产出孩子前，孩子爷爷也重病住院了，需要大量的资金治疗，但家里只能拿出10万块钱，所以在两人之间他想选择给爷爷治疗。虽然他很期待这个孩子能够平安出生，但是他更希望自己的父亲能够渡过难关，陪自己再多走几年。是啊，一边是父亲，一边是妻儿，谁说选择只是为了进一步的前行？有时候它就是这么的残忍，不是不敢爱，而是爱不起。了解到这些情况后，医生没有进一步再要求他缴费，但本着人道主义仍然继续给孩子治疗。

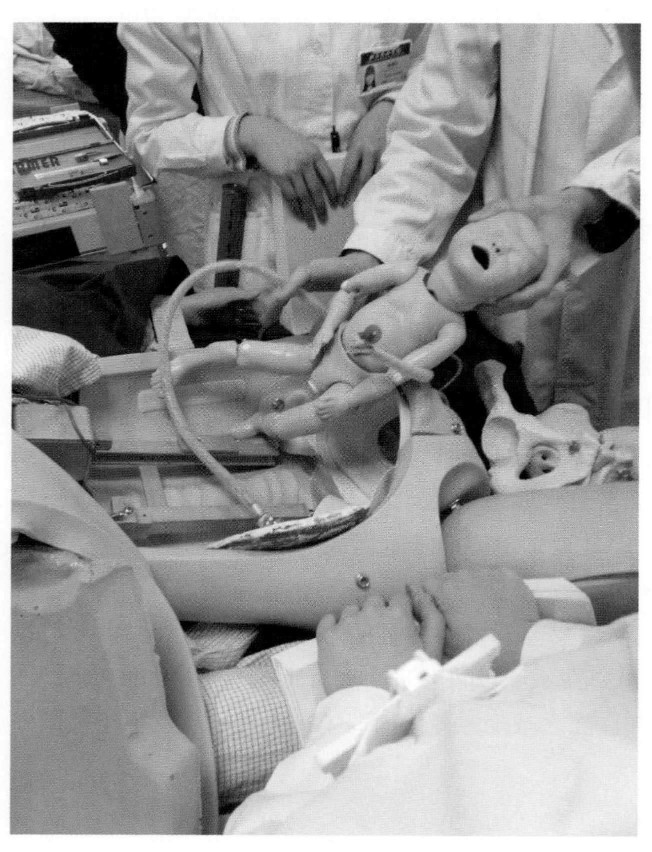

◀ 初次“赋予新生”　摄影：李琳玉

这可能就是一个医院能够给孩子的一份最直白的爱吧。

直到第4天，医生突然发现孩子的医疗账面上多了1万块钱，询问孩子父亲，原来爷爷被告知病危，并且老人嘱咐一定要先救孩子。另外，还要求能不能看上孩子一眼，照个照片给爷爷看看，也算了了老人的念想。对于这种“稍显过分”的要求（NICU谢绝家属探望），以及了解到这些曲折，医生还是答应了孩子父亲的请求。

被爸爸看过之后，孩子似乎感受到了这个他完全未知的家人的叮嘱，一天比一天好，没过几天，就摘了呼吸机自己呼吸了。看着孩子均匀的呼吸，医护人员也都感到十分神奇，惊喜之余更多的是对新生儿父亲坎坷的心理历程的思考。孕周如此小的孩子，病情总会反反复复，时好时坏，但他却一直很顺利，直到一家人抱着他离开医院的那天，送别的医护人员才放下了久悬的心。

听了上面的故事，小编沉默了半晌……

如果心灵可以互通，孩子肯定是感应到了他父亲对于他的那份刚开始本打算保留的爱。或许善于理性分析的你，从一开始就偏向于将医药费投资在孩子身上，但是他父亲的那份果断的“犹豫”更让我看到了爱的期许。世界本来存在着对错，每个人也渴望被理解，但是如果矛盾巧妙地冲突着原有的价值观，那么我们是不是应该从容易被忽略的内心寻找真实的缘由？

81. 医生的无助谁能知晓[①]

李　昊

【作者简介】　李　昊，北京航天总医院麻醉科医师。北京协和医院2016级硕士研究生。2011～2014年于北京协和医院麻醉科接受“北京市规范化培训”。研究方向为围术期过敏及疼痛对认知功能的影响。发表学术论文数篇，参与申请首都特色临床应用基金及国自然基金等数项。

“我决心竭尽全力除人类之病痛，助健康之完美，维护医术的圣洁和荣誉。”来自希波克拉底医学誓言中的一句。可是，在行医生涯中，总会遇到一些患者让医生感觉到彷徨无助，难以实现先贤的誓言。

①谢永丽同学协助编辑此文，特此致谢。

曾经我也彷徨无助过，甚至怀疑自己作为一名医生是否合格。

在我作为具有行医资格麻醉医生的第2个年头，某天晚上10点多，我刚到家不久，就接到我的临床导师打来的电话。导师说：你15分钟到医院，有1例暴发性急性胰腺炎的患者要做手术，我觉得你能学习到很多东西，你尽快来医院。最初接到电话，我是非常兴奋的，因为临床导师的一句“你能学习很多东西”，我像打了鸡血一样，骑着我的小自行车，飞快地赶到了医院。

到医院后，临床导师带着我去急诊ICU，进行术前访视病人。当时导师告诉我去急诊ICU的时候，我感觉有些诧异：一般如果患者的身体状态允许的话，急诊的患者会转入外科ICU进行更深入的治疗。难道患者目前的身体状态很差？带着疑惑，我和我的临床导师站在了那位暴发性急性胰腺炎患者的床旁。即使我预料到患者的身体条件会很差，但当我看到患者第一眼的时候，我脑海里立马浮现一个词儿“活死人”！

患者面容蜡黄，眼睛睁开但眼球没有任何转动，嘴里已经插着气管插管，全身水肿，腹部肿胀得像个大气球，我第一次在一个活人身上感受不到生命的气息。如果不是监护仪还显示着心率血压及连在他身上的各种管路，提醒着我们他还活着，要不然我肯定认为他已经死了。我的临床导师查看了各种检查结果后神情凝重，我也看了这位患者的实验室检查，我不由倒吸了口冷气，心里想这还是活人的吗？导师和外科大夫讨论一番后，都认为这位患者其实没有手术意义，但家属手术愿望非常强烈。导师和外科大夫再一次决定和家属进行一次深入的病情沟通。

当我的导师和外科大夫来到急诊ICU门口时，那已是深夜11点多，白日里门庭若市的急诊ICU，此时略显凄凉，我们不难发现患者的家属——他们正低着头，手捂着面。有的人在抽泣，有的人目光呆滞。当医生叫到患者家属时，他们突然愣了一下，之后我感觉他们的眼里突然闪过一丝的希望光芒。

外科大夫和我的导师非常详细地和患者家属分析了目前患者的病情，告知患者其实目前即使做手术治疗已经晚了，患者的生命现在是靠着医学技术手段在维持着，如果停止现在的医学治疗，患者的生命可能随时结束。可是患者女儿的一段话我现在仍旧记忆深刻：“我查了网络，世界有过几例暴发性急性胰腺炎活下来的案例。大夫求求你们，哪怕是这么小的概率，我们也要做手术。到北京了，没有别的医院可以去了，花多少钱我们都要赌一把！”患者女儿这番话，不仅是表达出他们的想法，其实也是在给大夫们一些勇气，大夫们也希望能够带来奇迹，给这个家庭带来希望。我的导师和外科大夫拿出了写满了各种并发症的麻醉同意书和手术同意书，逐条和患者家属解释，确保他们真正理解了这些内容。在短时间里完成这项工作后，患者家属仍旧斩钉截铁地说了三个字：“我们做！”

患者带着各种管路，在麻醉科、外科、急诊科三方人员的护送下前往手术室，患者的女儿和患者分别时，双手合十，带着哭腔说：“爸爸你要好过来呀！”这时我在想，我们一定竭尽全力！来到手术室以后，我们很快完成了麻醉，我们争分夺秒地进行各项准备工作，但麻醉后抽血的检查结果已经提示出现DIC（弥散性血管内凝血），快、快、快！各种催促声在手术里响起！

当切开腹部后，外科大夫两眼发愣，嘴里自言自语地说："晚了！晚了！"随后，外科大夫从肚子里掏出了一大块一大块像血豆腐一般的碎渣样物质，告诉我们这些碎渣原本应该都是胰腺周围的组织，现在被胰液自身消化成渣。我们已经无能为力了，关腹吧！

一句"关腹吧！"让我有种从未有过的无助感，我们不能再做点什么吗？可是现实已经击败了在场所有医生，从主任医师到我这位最小的住院医师。医生们唯一能做的是尽量延续这位患者所剩不多的生命。手术非常快地结束了，我们用着非常多的血管活性药维持着患者的生命。在回到ICU后的第2天，患者离开了人世间。

那时我第一次感觉到，医生其实和普通人一样，在面对生死的时候，医生改变不了最后的结果，医生能做的只是延缓死亡的进程。当死亡必然来临的时候，医生也变成了凡人，最后站在死亡面前时，医生和普通人一样无助。

现代随着生物科学技术的发展，以前不可能治愈的疾病现在都变成了可能。因此人们对生命的期望值随着医疗技术的发展也越来越高。但是医疗技术过度使用的情况已屡见不鲜。或许我们过度依赖生物医学技术，而忽视了疾病的自然发展规律，医生们该是时候想想，是否需要重新审视医生的使命，是治愈疾病还是帮助治疗疾病？可是如果医生没有勇气为患者做出一些"出格的事儿"，医学上也许就不存在"奇迹"二字。

医生们可能都会面临这类选择，我们将何去何从？但是我想，医生永远会谨记誓言，恪守职责。虽前方路途艰险困惑，我们将无所畏惧。

第七章
潜心问道（四）：医学与文学

82. 医者仁心，人道为根
——记《日瓦戈医生》

徐学盖

【作者简介】　徐学盖，北京协和医学院基础学院2016级硕士研究生。生物医学工程专业。

淡然于心，从容于表。

我不知道选择这本书严格意义上算不算医学著作，因为在就读协和之前这是我唯一读过跟医学相关的著作，至少书名上就有“医生”二字。

知道这本书是因为看了根据这本书改编的电影。有那么一段时间，我很喜欢苏联/俄罗斯电影，如《莫斯科不相信眼泪》、《办公室的故事》等。俄罗斯大地的四季变化，野花遍地，美轮美奂，让人心醉神迷，可是每次看苏俄的电影最后都有一种淡淡的惋惜。我始终记得一句台词，“俄罗斯人是怎么在半醉半醒中建立起这么一个伟大的国家?”电影高贵而迷醉，令我心动又眷恋，就像在冰封的西伯利亚中绽开的花朵，我甚至都忽视了剧中人物说的是英语，直到去看了影评才发现原来是美国电影公司拍摄的。一般来说，西方人拍原社会主义国家的相关作品总会自觉或不自觉地戴上一层有色眼镜，带着这样的预设，我试图努力摘去我花费了接近1个月生活费配的美国产镜片，即使我的近视已经严重得不容许我离开它们。读到这里，你是不是觉得我写偏了，是的，我也有点怀疑，但是我仍然抑制

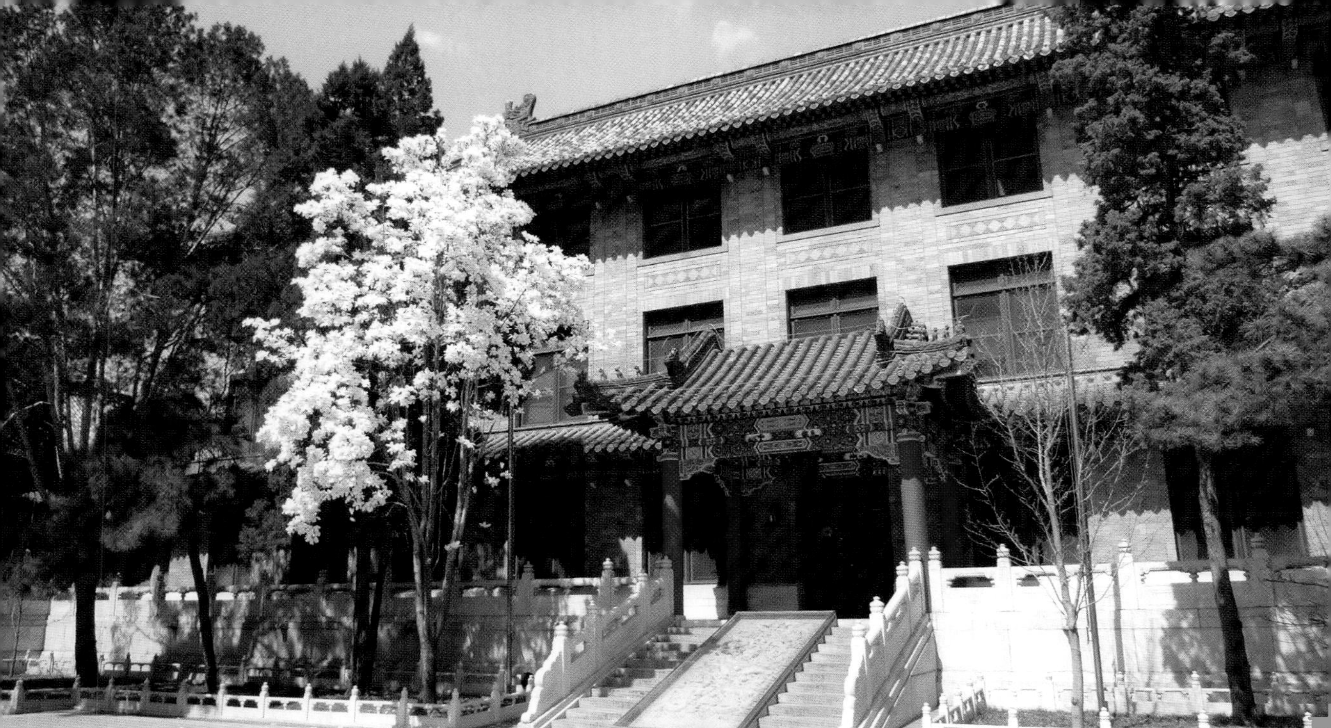

▲ 兰 摄影：李 飞

不住自己写下去。

从图书馆借来这本书，我才发现，作者因为这部作品获得了诺贝尔文学奖，但这份殊荣只带给他短暂的快乐，更多的是政府与社会的排挤，作者甚至差点遭到驱逐出境，获奖后不久就在莫斯科郊外抑郁而终，这正契合了小说中的一句话：“时代并不买我的账，而是随心所欲地强加于我”。

不得不说，这本书很长，苏联人的名字更长，拗口得难以记住，而情节上淡淡的压抑，也让我好几次想要放弃。但是每当放下书本，睡前脑海里总是会浮现那位医生——日瓦戈医生，至少他和妻子冬妮娅的归园田居式的生活是我所向往的。他们在时代洪流的裹挟下，受尽屈辱、磨难和不公，在无尽的暴风雪中，他以自己的思想和意志为支撑寻求对现实的超越，即使他们终将死去。每一晚，放下书本，我都在思忖，假如处在那样的时代洪流中，我又会做出怎样的抉择，是坚守内心还是在群体中丧失自我？在读了《乌合之众》之后，我越来越认为真理掌握在少数人手中，尤其是在今天民粹主义和反智主义抬头的情况下。

《日瓦戈医生》和苏联当时的许多作品不同，她不是一曲赞歌，她既不描写知识分子被新的社会制度所改造的欢天喜地，也不希冀通过抱残守缺者的毁灭而警示在体制外徘徊的人，她是一曲有着浓厚悲剧色彩的挽歌。小说以死亡开头，日瓦戈母亲的葬礼隐喻一个旧时代的过去，但是一个更好的时代往往需要付出惨重的代价，至少大部分革命者是需要上断头台的。小说自始至终贯穿着人道主义精神和俄罗斯传统价值观，人道主义精神提倡关怀人，尊重人，以人为中心的世界观，法国把它具体化为自由、平等、博爱。

千百年来，无论是在人道主义这个词提出之前还是提出之后，医生一直是人道主义最实际的执行者，希波克拉底誓言就是人道主义最好的解释。当革命的热情逐渐平静下来，恶劣的生活条件又让日瓦戈医生陷入困境，在迁往西伯利亚的途中，他被红军游击队俘虏成为随军医生，在行医的过程中，有趣的是他发现两军的战士都在衣服里缝上了第九十一诗篇的诗句，据说有可以避免受到子弹伤害的效用，他们向同一个神明祈求平安，这是难能可贵的。战争是残酷的，当它将暴力的血腥画面和扭曲人性的疯狂面目直接呈现在每一位参与者面前时，人们都需要一定的信仰来支撑，无论是对人性的的需要，还是对某种超自然力量的期待，亦或只是出于对生的渴望，只是这种信仰不分敌我。

千百年来，医生是人道主义最高的执行者，可是很多时候医生却难免被时代裹挟，政权更迭，医生被要求服务不同的政权，忠于不同的党派，救治己方，不顾敌方。可实际上，无论你是达官贵胄还是升斗小民，在医生眼里都只是病患，无关政党，无关国籍，无关身份，而医生想做的就只是做好一名医生，医者仁心！

值得庆幸的是，如今这个观念正逐渐为人们所接受，中东战争中，在联合国的调停下，各方基本上能够实现短暂停火方便联合国人道救援机构进行救治。在俄罗斯车臣战争中，儿科医生罗沙利救助战争中受伤的孩子，不论阵营。他的行为得到了战争双方甚至国际社会的广泛认可，以至于在后来的别斯兰事件中，恐怖分子所罗列的四个谈判人物中，只有罗沙利是医生，其余三人全是政治人物。我想，最近上映的一部电影《血战钢锯岭》完美地诠释了这一点——人道主义精神本是也应是一种信仰，戴斯蒙德拒绝接受携带武器去杀人，却选择把救人当做自己的战争，最后他也因此成为二战期间第一个拒绝服兵役且没有杀死任何敌人却获得美国最高荣誉的士兵。现如今，无国界医生在世界各地提供医疗服务，他们相信获得医疗服务是每一个人的基本人权。

我只想做一个医生，我也只想做好一个医生！

小说也展表现出了一个本着人道主义精神的医生对革命和生命的思考。日瓦戈医生说："我是非常赞成革命的，可是我现在觉得，用暴力什么也得不到，应该以善为善。"一开始，他热切盼望着革命，主动参军，然而随着革命的深入，他感受到个体在历史洪流下的艰难喘息，甚至连随波逐流都那么困难。就像在作者获得诺贝尔奖后写给苏联作协的信中所说一样，违背道德和人性的力量或许会一时得势，但历史终究会还"正义"一个清白。人的正直与善良在特定历史事件面前会变得软弱无力，而这种被毁灭后重生的美好散发出的浓重的悲剧色彩成就了小说永恒的美。作者的一首诗——《夜》很好地刻画了这一点。

别睡，别睡，艺术家
不要对睡梦屈服
你是永恒的人质
你是时间的俘虏

这像一个警钟时刻叩问着人们的心灵。我心只愿，自由、平等、博爱，再没有特殊的年代。

洗落铅华，历史的动荡悄然退居其后，唯一闪光的是生命和爱。

83.“疫”中见医
——《鼠疫》读后感

傅雪航

【作者简介】 傅雪航，中国医学科学院血液学研究所2016级硕士研究生。内科学（血液病）专业。研究方向为白血病发病机制基础研究。曾获生命科学网站“丁香园”2014年度优秀校园大使，现兼任丁香园血液频道编辑，致力于为广大血液科医生及科研工作者提供专业有价值的医药信息，微信公众号“西红柿”为协和百年校庆献礼所改编的MV单曲《七里香·协和缘》主唱。

对《鼠疫》一书的作者阿尔贝·加缪早有耳闻，“非典”那段时间父亲将这本书推荐给我。2002年我还在上小学，可能由于阅读能力和理解能力有限的原因，仅有的印象是这本书描述了一桩和SARS类似的事件，也并无其他感想。“中特”课程的读书书单刚好就选定这一本，才了解到原来这部书被法兰西文学界奉为经典，被译成28种语言，畅销1000万册，也算是全球畅销书上的传奇了。以下就这本书简单谈谈感想。

作为加缪最有影响力和现实意义的文学作品是《鼠疫》，主要介绍了地中海城市奥兰在一段时间内被鼠疫席卷全城的事，以不同视角记录了鼠疫发生过程中整个城市的颓废衰落和市民的绝望与挣扎；最终市民们团结起来对抗鼠疫，结束了这场没有硝烟的战争。重点刻画了里厄医生、朗贝尔、塔鲁、科塔尔、格朗几个人物，这些人物各自代表了不同的生活态度，对他们在面对绝境时的行为活动和心理状态的描写，侧面表现了与世隔绝和面临死亡时人的绝望、天灾人祸到来之时的无奈，以及生命的脆弱和人性的坚强。

个人最喜欢这本书的地方，一是主题的表达，二是人物的刻画。

先谈主题，李飞老师给的参考电子书版本是林友梅译本，这个版本对作者加缪的个人经历、所处的时代背景及创作的大环境都进行了细致的介绍。在总结梳理这本书时，我个人觉得这本书的意义远超作者当时意图表现的对于法西斯运动抵抗期间萌发的思考。考虑创作背景，鼠疫是对法西斯的隐喻，法西斯像这场鼠疫一般摧毁了大多数人的信心，信仰和文明对整个崩溃的精神世界的支撑已经耗竭。加缪对这场抗争的描述，揭示了行动和抗争的意义，人性最可贵的地方正在于此。陷入绝望和死亡并不可怕，可怕的是陷入麻木。在描述整个城市人们精神绝望的状态时，作者提到："这时，他们的勇气、意志和耐心一下子都垮了，垮得这么突然，以至他们感觉好像再也爬不起来。……他们陷身于峰顶与深远的中间，上不上，下不下……不住的浮沉，被遗弃在没有定向的日子和毫无结果的回忆当中……"这段作者的描写非常精彩，如果在个人经历中没有体会过那样的绝望，恐怕我们今天看不到这样的作品。对人们绝望的精神状态淋漓尽致的描绘，加之与最后结尾奥兰解除全城警戒、市民释放情绪后的行为状态的对比，更加凸显主题。此外，最后一段里厄医生的沉思，"威胁欢乐的东西始终存在……鼠疫杆菌永远不死不灭，它能沉睡在家具和衣服中几十年……也许有朝一日人们又遭厄运，或是再来上一次教训，瘟神会再次发动它的鼠群，驱使它们选中某一座幸福的城市作为它们的葬身之地"让我感慨良多：群体的"鼠疫"有其杀伤力破坏性，个人的"鼠疫"却时刻存在我们的生命中，面对自己人生中的"鼠疫"，我们是不是能够做到独善其身，是不是能够自救，勇敢和坚强是不是唾手可得，我们的社会支持系统是不是有用有效？又或者，我们已深陷"鼠疫"而丝毫不知。

对于该书的人物刻画，我个人对里厄医生印象最为深刻。作为一个医学生和未来的医生，医生的所作所为的确是我非常关注的点，也给我很多启发和思考，解决了我很多困惑，不仅仅止于暴发严重公共卫生事件，也在于自己以后将要面对患者、从事临床工作的过程中。里厄医生在实际行动上是一个关心公众健康并为之日夜操劳的英雄，非常具有人道主义信念。这让我想起当年本科时学习呼吸系统疾病，一位老师跟我们谈起SARS期间她作为呼吸科主任带领呼吸科几个医生驻扎隔离区3个月的场景。老师当时激情满满地跟我们谈起自己当时的工作状态，字句之间真切地能感受她对临床的热情、对治病救人的热情。也曾疑问过她是否有过恐惧，想到过自己如果遇到这样的情景会身处何方。读这本书的时候突然恍然大悟：人唯有恐惧时，才能勇敢。每个人面对死亡，多少都会恐惧，但内心所坚持的信念大过恐惧时，人会变的伟大，这伟大不在于是否奉献自我，而在于你的信念是不是足够有力量改变自己个人的状态，进而影响他人。里厄医生在对抗鼠疫时每天奔波忙碌，他坚信："看到瘟疫给人们带来的苦难和痛苦，只有疯子、瞎子或懦夫才会对瘟疫逆来顺受。"他始终恪守医者的责任心，坚持治疗病人。穿上一身白衣，就是对自己和病患的承诺，只有在这种突发的公共卫生事件中做到尽心负责，才能对得起成为医生时所说过的旦旦誓言。

此外，里厄医生面对越来越多的鼠疫患者时，作者这样描述他的心境："在那压得他透不过气的日子里，唯一能使他感到轻松的却是心肠慢慢变硬的感觉，他明白这样反而更便于完成任务，因而借以自慰。"反观临床生活的实际，的确有这种状态的影子。实习之时作为初入临床的小医生，看到病人的生离死别悲欢，经常会失控，为病人的遭遇悲伤的时候，心理负担和压力随之而来。良师益友教导我们小辈，保持客观冷静，全力对抗病魔，才是对病人最好的交代。如同书中刻画的里厄医生一样，对病人永远需要保持悲天悯人的情怀，而对疾病却永远需要保持冷静的心态。如裘法祖前辈所说："德不近佛者不可以为医，才不近仙者不可以为医"。作为读书报告结尾，与诸君共勉。

84.不可战胜的夏天
——《鼠疫》有感

吕倩雯

【作者简介】　吕倩雯，北京市心肺血管疾病研究所2016级硕士研究生。本科毕业于青岛大学临床医学五年制。正为成为一名合格的医生步步向前。

如果不是医学生，《鼠疫》绝不会像现在这样触动我心。看了几个书评，晦涩的哲学味道，就像寡淡无味的前菜不能调动起丝毫食欲。之前也读过《霍乱时期的爱情》《岛》那些舍不得读下去的小说，但对哲学总是多了些畏惧，这诺贝尔文学奖生生搁了好多天。三番五次地打开放下。对加缪的了解太少，索性查了一些相关资料，深入便有了兴致。

加缪，47年的有限时空却创造了无限的艺术可能，短暂的人生却跨越了两次世界大战。让我触动的是他的话，"发誓在最不高尚的任务中，只完成最高尚的举动""在隆冬，我终于知道了，我身上有一个不可战胜的夏天"，这是怎样的真实与傲慢，人生再凌乱，只活精华版。这样，大背头的加缪、叼着烟的加缪、深邃眼神的加缪、皱眉头的加缪、黑白色的加缪……

终于，鼠疫结束了，《鼠疫》却没有结束，在心中荡了好多天，悠悠远远地，触动着初成为研究生的茫然医学生。

最初，是那小小的老鼠，我从小就怕老鼠的。从成为医学生起，大鼠、小鼠、白鼠、灰鼠、黑鼠都成了老师，慢慢地克服恐惧，越发地尊重它们，曾经无数次在实验前想过下辈子就做只老鼠吧。然而《鼠疫》却成了灾难的代名词，非典我们想到鼠疫，地震我们想到鼠疫、爆炸我们想到鼠疫……遭遇这些，人心灵深处存在的空虚感是一种流放之感，一种明确清晰的情绪，一种荒诞不经的妄想，不是妄想年光倒流就是相反地妄想时间飞逝，只想着逃避。"鼠疫"已经不是一个病症本身了，当一个人麻木自私、面对迫害沉默不语、

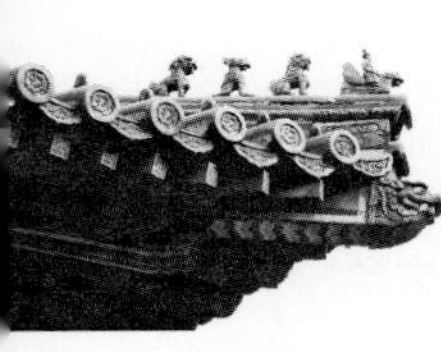

当一个社会都这样的沉默，《鼠疫》就真的成为了鼠疫。

加缪曾说："我希望人们在几种意义上阅读《鼠疫》，但是它最明显的意义是欧洲对纳粹主义的抵抗。"无疑，鼠疫就是纳粹主义，褐鼠就是穿着棕色制服的纳粹党人，奥兰居民就是德军占领区的法国人民。

我反抗，故我们存在——加缪。鼠疫"围城"之后，死亡笼罩奥兰。鼠疫之前到之后，长长久久坚持反抗的是里厄。这就是医生的使命吧，对抗病痛，对抗上帝，对抗死神，对抗自然，哪怕病人家属都放弃挣扎，哪怕被误会被辱骂。一个单位在灾情最严重的情况下能以什么方式继续服务，并且不是出于最高当局的指示，而是主动为了未来的工作才这样做，其唯一的理由就是这是它的职责所在，医院就是这样的所在。

可能是医学生的缘故，从始至终，自己就是"里厄"，"昏睡和衰竭、眼睛发红、口腔污秽、头痛、腹股沟腺炎、极度口渴、谵语、身上有斑点、体内有撕裂感，出现了这些症状后脉搏变得细弱，身子稍微一动就突然断气了"，这究竟是什么病，作为医生应该怎么做？早上里厄主持病人的入院、防疫、腹股沟肿块切开等工作后，还要查核统计数字，午后回去看门诊。除去这些，太多情感上的挑战，母亲们在致命的症状前号哭，脸上带着茫茫然不知所措的神情；里厄的胳膊被她们紧紧抓住，无济于事的话、许诺、哭泣，一片混乱；救护车的警报声。"他只能留在海岸上，张开着双手，心如刀割，他再一次感到自己既没有武器也没有办法来对付这场灾难"，文章总是一次次描述里厄的无奈。然而里厄始终没有放弃过，即使胜利是暂时的，是一串没完没了的失败。塔鲁曾问过里厄坚持的理由，因为是职业，因为医生应有的骄傲，只是不习惯见人死去。

越来越多的触碰医学，反而越来越见不得人死去。大夫总要究根问死因，想想倘若这样或那样有没有更好的结果，留下的是怅然和遗憾。想起临床管理的第一个去世的病人，一种难以忍受的内心的煎熬，免不了又一阵唏嘘。老卡斯特尔满怀信心，使出全部力量，一丝不苟制造血清，是很自然的事。在成为研究生后，实验中经历了很多失败，但想想可能会真的对某种病人的病情有益，又多了坚持的理由。疫情中，医学中必须做这样或那样的斗争而不该屈膝投降。

大的灾祸，由于时间拖得很久，往往是非常单调的，人往往学会了习惯。习惯于绝望的处境比绝望的处境本身还要糟，但唯有医生是不能做出妥协的。就是这颗心使他能坚持每天工作20小时，目送那些本该活着的人离开尘世。就是这颗心使他能日复一日地工作下去。

诚如加缪在《反抗者》开宗明义所言，反抗者是一个说"不"的人。这是一次集体的反抗，尽管有过胆怯、冷漠、气馁，但最终为了幸福向鼠疫宣战。塔鲁、格朗、朗贝尔、帕纳卢等很多人联手组建"志愿者防疫队"，展开自救。这就是鼠疫好的一面，它能叫人睁开眼睛，它能迫使人们思考。塔鲁临死前曾与里厄有一次长谈，他说："人人身上都潜伏着鼠疫，因为，没有人，是的，世界上没有任何人能免受其害。"人心灵中的鼠疫更可怕。英雄主义也好，崇高理想也罢，或许习惯善良，或是同情心满溢，总是让他们放弃了爱的东西来做出很大的牺牲。所以说人的身上，值得赞赏的东西总是多于应该蔑视的东西。这就是普通人，这就是人之初，所以我总相信医患和谐，即使黑丝带漫天飞的时候我始终坚信“刷了手，一起上”。哪怕像鼠疫这种疫情，哪怕医生们都束手无策，也请所有人多些耐心，也请医生们始终坚持。

鼠疫最终是要结束的，就像文中里厄母亲饱含善意的目光总要比鼠疫有力量得多，人终是要收获的，鼠疫已成为回忆中的事了。灾难后懂得了柔情，但总有一天，柔情也将成为一种回忆。而一个人能在鼠疫和生活的赌博中所赢得的全部东西，就是知识和记忆。相信鼠疫可以来临，可以消逝，可是人不会变心。

“威胁欢乐的东西始终存在，因为这些鼠疫杆菌永远不死不灭，它沉睡在房间、地窖、皮箱、手帕和废纸堆中耐心地潜伏。也许有朝一日，瘟神会再次发动它的鼠群，选择某一座幸福的城市作为葬身之地。”

眼前太平盛世的中国，举世欢乐。相对于奥兰人民，无远虑无近忧。可总有一天总有某个时刻，总需要挺身反抗的，反抗的不一定是某个人也不一定是某件事，甚至只是一个习惯。就像眼前的温室效应、像眼前的雾霾、像医患矛盾、像持久以来的食品安全……

大灾难面前，方有大慈悲。

小欢乐眼前，小慈悲莫忘。

你我身上都有一个不可战胜的夏天。

愿你我都能用夏天战胜冬天。

85. 从医学生的角度解析《鼠疫》

魏晓晶

【作者简介】　魏晓晶，中国医学科学院血液学研究所2016级硕士研究生。干细胞与再生医学专业。

和众多研一新生一样，我怀揣着对医学最高殿堂的向往，选择了北京协和医学院，这是一个医学界响当当的名号。对于本科院校并不是很好的我而言，这个选择是一个很大的挑战，没有保送生，甚至于报考协和的学生少之又少，但是我始终坚信，只有尽了自己的努力，一切皆有可能。我不和其他人比较，只和自己较量，一样的分值，只有离满分更接

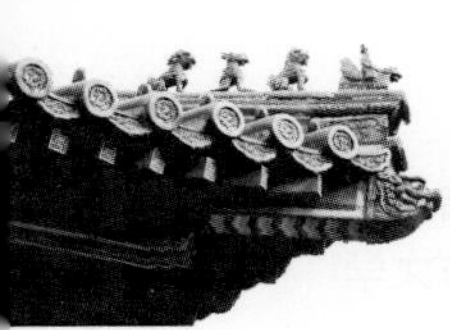

近的人一定会实现自己的梦想！就这样，我开启了自己的考研之路。虽然，最终我走向了科研之路，但科研是另一种临床，一种运用自己的智慧为患者勾画出健康的里程。没有科研做基础，医学实践就不会进步。《鼠疫》中的里厄医生让我看到了医生的伟大使命和救死扶伤的精神，可以说里厄医生正是我们成为医生的强大动力，但现实却是如此残酷。在这个自由且相互沟通的社会中，希望人与人之间多一份理解，少一份暴力。

——题记

《鼠疫》讲述了阿尔及利亚的奥兰发生了一场突如其来的瘟疫，这场瘟疫让人们不知所措，政客狂妄无知，掩饰诿过，甚至想利用灾难来获取利益；原来过着委靡不振生活的小人物，凭着黑市门路，为人民带来各种禁品，突然成为了城中的风云人物；小百姓恐慌无助、自私贪婪，每天都只是过着颓废生活。瘟疫城市被重重封锁，无人能够自由进出，被困在城中的人民，朝思暮想着住在城外的亲朋好友。主角里厄医师这时挺身而出救助病人，与一些志同道合的伙伴成了莫逆之交。不过，他的妻子却远在疗养院，生死未卜。最终，鼠疫退却了，然而尽管喧天的锣鼓冲淡了人们对疾病的恐惧，可是奥兰人永远不会忘记鼠疫曾给他们带来的梦魔。作者加缪通过对生活在奥兰城中形形色色的人物的描写，表现出了普通大众对于鼠疫这场灾难的冷漠及个人主义的展露，从而更好地烘托出主人公里厄医生救死扶伤的职业道德，表现出作者渴望更多的人能够站出来反抗这场战争，救大家于水火之中。

在加缪看来，当时处于法西斯专制强权统治下的法国人民，就像欧洲中世纪鼠疫流行期间一样，长期过着与外界隔绝的囚禁生活。他们在“鼠疫”城中，不但随时面临死神的威胁，而且日夜忍受着生离死别、痛苦不堪的折磨，只有少数人能够站起来进行抗争。加缪希望更多的人能够在自己的岗位上尽心尽职，这样也不会让战争来得如此汹涌可怕。同时加缪希望有更多里厄医生一样的英雄，虽然在自己的岗位上发挥着微弱的力量，但这种力量只要能够坚持并且团结一致，就是像鼠疫这样的自然灾害都能克服，更何况是人类自己的战争。

《鼠疫》是存在主义作家加缪的代表作，被认为是加缪最有影响力和社会意义的作品。加缪的存在主义哲学不像让·保罗·萨特和海德格尔的那般艰深，至少在这篇小说里可以很清楚地看到：他认为世间的混乱和荒谬是必然的，人作为一种存在，是没有他必然的意义和目的的。在故事中，加缪描写了一个神甫的两次布道，从而否定了宗教可以带来的意义。他通过主人公的态度表明了一个人面对虚无的人生的态度，就是以爱情、友谊和最重要的同情心来充实内心。

在这篇小说中，有一句一直让我十分感动的话。里厄医生曾经说过，“我不知道等着我的是什么，也不知道这一切结束之后会发生什么事。就目前而言，有病人，必须治疗这些病人。”学习临床医学的我读到这句话时有很大的触动，停下来思考了很多……这句话给我的启发是：在重大的灾难面前，每个人都是恐慌和无助的，我们真正能做的事情就是做好自己的本职工作，尽自己的能力做出小小的贡献。若在灾难面前，每个人都不作为，那么灾难只会越来越强壮，最终被摧毁的是脆弱的生命。只有团结一致，做好自己的本职工作，才能看到胜利的曙光。作为一名预备医生，里厄医生在面对鼠疫的斗争中有很多我们值得学习的精神，比如，恪守职业道德，始终关注人类的健康，始终坚持维护人类生命和健康的职责，真正体现了不为名利、甘于牺牲自我的高尚情怀，致力于自己真正该做及力所能及的事情，这些道德品质正是一名医生真正需要的。尽管现在的医疗环境并不是十分的理想，但是作为一名医生，我们能够做到的就是救死扶伤，尽自己最大的可能去拯救和救治每一位患者，只有自己的技术和医德提高了，才会被更多的人认可。所以无论怎样，身为一名医生，就应该做一名医生该做的事情，发挥自己的职业道德，相信社会正能量与我们相伴。

正因为有里厄的领导，加上众多平凡而又伟大的人物的存在，才会让我们在面临瘟疫、灾难的时候不会一味的绝望、放弃与逃避，而是采取切实的行动抵抗斗争，这也是为什么人类一直在世界上繁衍不息的原因。无论是医生、记者、平凡的公务员，还是有思想的圣人，都一定会反应出人类在灾难面前风格迥异的态度，是做时代的引领者还是思想的巨人亦或是平凡的“实干家”，取决于我们自身的性格、经历与认知能力。我们现在能做的就是先了解这个世界，开阔自己的视野，原地不动与历经一个圆又回到原点是完全不同的！这大概就是阅历所造就的人与人之间的差异。

86.探寻生命中的使命
——论《使命与魂的尽头》带给我们的启示

周　琼

【作者简介】　周　琼，中国医学科学院阜外医院内科医师。2016级内科专业同等学力硕士研究生。心力衰竭专业。获称2014年度阜外医院“兢兢业业好医生”荣誉。

我是一个长期在专科医院心内科临床一线摸爬滚打的临床医生。工作认真，能忍耐，性格随和，喜欢和人打交道，亲和力强。擅长讲课。热爱生活，业余时间爱好健身，旅游，对科学减肥有比较深入的见解。

《使命与魂的尽头》全书共24万字，61个小章节，是一篇医学人文类小说。涵盖医学+犯罪+心理类的侦探小说。我用了4个小时，一口气儿读完。

该小说描述了20世纪末东京帝都大学医院内，实习医生夕纪在心胸外科学习，“恰巧”师从西园教授。十几年前，夕纪的父亲健介警官患主动脉瘤，在该医院手术失败死亡，术者是西园教授。此后，西园教授和夕纪的母亲产生感情，直到谈婚论嫁。实际上，夕纪医生接近西园教授学习，名义上是为了掌握主动脉瘤手术的技巧，私心就是为了弄明白自己父亲当年的死亡，是否是西园教授不尽力导致。在夕纪学习的过程中，她确认西园教授是非常敬业、医术高超的医生。同时她也惊讶地发现：西园教授的家庭也发生过不为人知的悲剧。西园的长子，当年意外死亡，是健介警官在追捕犯人过程中发生车祸导致的。

在夕纪学习的过程中，帝都大学医院接连收到一封神秘人物送来的威胁信，要求院方公布当年医疗疏忽造成的损失。其实，幕后黑手是针对在该院等待西园教授手术切除主动脉瘤的某汽车公司董事长。警方在破案的过程中，罪犯正在按照事先的设计展开他天衣无缝的报复计划。

该小说具有以下特点，让人手不释卷：

首先，这部小说真实地描述了实习医生的紧张生活。由于时间紧张，实习医生几乎没有自己的私密空间。24小时多数时间在医院工作，不光要上手术，还要写病历，谈话，甚至辅助护士完成一些文书工作。下班后住在医院提供的附近的宿舍，手机开机，随叫随到。连自己母亲准备再婚这样的大事，正规的婚礼前的会谈，都很难去参加。她的工作安排之满很像美国的实习医生。尽管实习生活很紧张劳累，可是主人公一直以饱满的热情投身其中。一方面是由于主人公对医学知识的热爱，另一方面是她需要弄明白自己父亲的死亡原因。

由此，我回想自己当年也曾像夕纪一样，在实习生阶段认真学习，努力工作，把自己当做一名真正的医生去要求。20出头的年纪，精力和体力都很充沛，学习效果很好。因此基础知识很扎实，此后近20年的工作生涯中依然受益匪浅。想想就很亲切，像是发生在昨天的事情，值得回味。

其次，所有人物的性格都很真实，丰满。主人公夕纪，执着于追求真知；不逃避问题，通过努力来治疗患有复杂疾病的患者，希望失去父亲的痛苦在别人身上不再重演（这也是对自己心灵的一次救赎）。同时，她也曾心存疑虑，甚至怀疑母亲对已故父亲的感情。一旦真相大白，她立刻在坚定的信念感召下完成种种几乎不可完成的任务，向西园教授致敬。另一个主人公七尾警官，虽然是个小人物，在单位不受重视，但是不人云亦云。他大胆设想，小心推理，不放过小细节，最终成功破案。罪犯穰治，他不断给医院发匿名威胁信，目的是为了让不相干的患者尽快离开医院，方便他向目标实施报复：通过事先偷偷植入电子装置，遥控医院电力系统，在手术时造成断电，让董事长死在术中。他的冷静、偏执和全力以赴（报仇），使整个案件很难以在短时间内得以侦破。但不愿伤及无辜的心理最终使他功亏一篑，放过了他的仇人，也放过了他自己。

小说突出了医护职业的神性。不管是西园教授，还是夕纪医生，还是里面提到的很多护士，平时有一些个人恩怨，有一些对于不同人物和事情的偏好。但是在面临救治患者这个问题上，都能全身心投入。即使是在极端条件下（完全停电），也可以发挥主观能动性，开动脑筋去解决问题，比如用外购的暖宝宝去加热血液，用多人举手电的方案去提供手术照明等。这些手法在我们这些专业医生听起来都是不可思议的，但是细想起来是完全可行的。他们全力以赴的态度真的很让我感动。

这部小说中，很多主人公都很“拼”。比如健介警官在世时一直强调“每个人都有自己才能完成的使命，每个人都是怀抱着使命出生的”。他的一生也是一直抱着使命感，哪怕是到生命最后一刻，也选择勇敢面对危险的手术，不让妻女担心自己的健康。西园教授也是把救治病人作为自己的使命，哪怕是最难做的手术（小说中设定为主动脉瘤手术）。这种使命感促使他和他的团队在最极端的环境下（彻底停电）依然没有放弃救治病人，最终手术成功。这种执着，是值得我们学习的。

人生在世，应该像太阳一样照亮世界，应该有所作为，才不至于在年华老去后遗憾一生碌碌无为。心怀使命，能督促自己向着前进的方向不断努力。我在2015年夏季曾前往西藏双湖县讲课和义诊，这个县是全国最年轻的县，因为海拔5000米以上，自然环境艰苦，地广人稀。当地县医院的医生和护士一共只有九人，承担了全县一万多人的医疗工作。时至今日，他们没有X线仪，没有B超机，只能运用大学所学知识，开展一些基本的医疗活动。很多人坚守了一辈子，他们的使命就是治病救人。和他们相比，我们首都的医疗条件好太多。每次想起这个，我就觉得现在个人的不如意都算不了什么，医生的使命就是治病救人，这个使命在任何时代，任何社会都是一样的。书中的夕纪医生和西园教授等人，现实中的西部地区坚守的同道，都是我学习的榜样。我要向他们学习，发挥自己的主观能动性，完成自己的使命，做一个好医生，挽救更多的生命。

87. 人在神魔间
——《白色巨塔》读书心得

杜俊喆

【作者简介】　杜俊喆，北京协和医学院2014级外科学硕士研究生，2016级外科学在读博士研究生（阜外医院心外科）。研究领域：心外科注册等级研究，冠心病医疗质量评价研究。参与国家“十二五”“十三五”课题。爱好摄影。

《白色巨塔》[①]是日本作家山崎丰子的一部医学小说，也被改编成为同名电视剧。第一次看到这部小说就喜欢上了，之后连续剧也是看了两遍。相较于美剧受到的热捧，我觉得

① ［日］山崎丰子著，侯为译.白色巨塔［M］.青岛出版社，2014.另有一部同名连续剧。

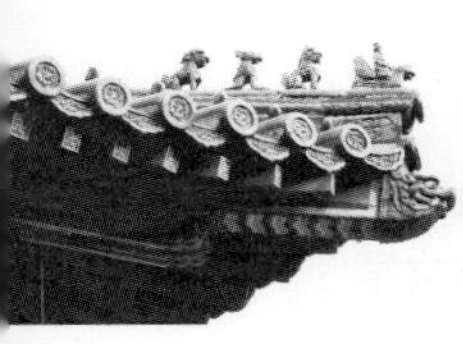

这部作品的意义更明显，其一，日本的文化基因与中国更接近；再次，这是一部非常严肃的作品，从医院影射到整个社会，人性的复杂也被充分暴露。白色，象征着医术的纯洁，片头巨塔的造型极像基督教里的巴比伦塔，高处不胜寒，高处也是人的囹圄。

人物设定在故事里面不再是一个个面具化的人物，不再有绝对的正确与错误，不再有绝对的正义与邪恶。男主财前五郎医术精湛却也贪婪自私阴暗；财前五郎的岳父虽然是个守财奴，却在财前最后官司失败，身患癌症时没有一脚踢开，而是视如己出；而当里见得知佐枝子对自己有情时，我们也能感受到他内心的挣扎与痛苦。剧中的每一个人仿佛都是上帝与撒旦的结合体，让人又爱又恨，这也是这部剧让人窒息的原因，因为这就是人生，这就是现实。

说到底，这是一个非常简单的故事。故事的主线：财前五郎如何通过各种手段成为了医学院第一外科的教授（在日本，一个专业只有一个教授，相当于中国的科室主任加学术主委），最后在自己一手缔造的白色巨塔里（浪速大学癌症中心）因肺癌晚期逝去。

但这又是一个极复杂的故事，让这个简单的故事显得如此意味深长，耐人寻味，因为其中的人物都有着不同的性格，不同的成长环境，不同信念下的各种行动，交织成跌宕起伏的剧情。故事的灵魂也是其鲜明的人物设定。

财前五郎：一位极有天赋的外科大夫。成长于农村，为了理想入赘大户人家。他有着精湛，甚至超越了他老师的医术，有着无比坚定的内心，有着伟大的理想和信念。在他的眼里，有了资源，有了技术，就能救治好人们的疾患。在他的眼里，医院是施展自己才华的场所，病人是医治对象。每次手术前，他都会独处片刻，非常享受地带上手套，在脑海里将手术过程回忆一遍。在这个过程中，我想他是陶醉的，陶醉于自己的技艺，陶醉于拯救他人的成就感。直到他去了奥斯维辛集中营，看到纳粹的滔天罪行，看到残阳下的铁轨，我想那一刻他内心是有涟漪的。一轮孤日，两排铁轨，延伸远方。

里见：作为财前五郎的同学，他是一位有着强烈责任感、集温情与冷漠于一体的人。他会陪病人走完人生的最后一程，也会为了病人与自己东家对簿公堂，甚至无视家人的反对。他专注于研究，用心于病人，无心世俗的名利斗争，他就是财前五郎的对立面，是财前五郎唯一惧怕的人，也是财前五郎唯一相信的人，在财前五郎生命的最后一刻，他来了。两人双手相握的那一刻，我想，应该是两种不同理念的碰撞，他们谁都没有妥协，没有对错，需要的是彼此的肯定和理解。正如财前五郎不是绝对的反面，里见也不是绝对的正面。他们所代表的，是医学的两种声音——“以医疗为中心”和“以患者为中心”。

大河内：大河内是一个戏份很少的角色，但是无法想象如果没有大河内教授，里见会显得多么孤单。作为病理学教授的大河内，他总是深藏在实验室里面，他不苟言笑一心专注实验，他在任何人面前都有着至高无上的威望，哪怕地位在他之上的医学部长鹈鹚教授都不敢正视他。有了大河内，人们的心里就有一颗定心丸。因为大河内就是公道本身，是人性底线的把持人。

财前五郎的母亲：最后一个想要说明的人物（其实她的出镜率更低）。但因为有了财前

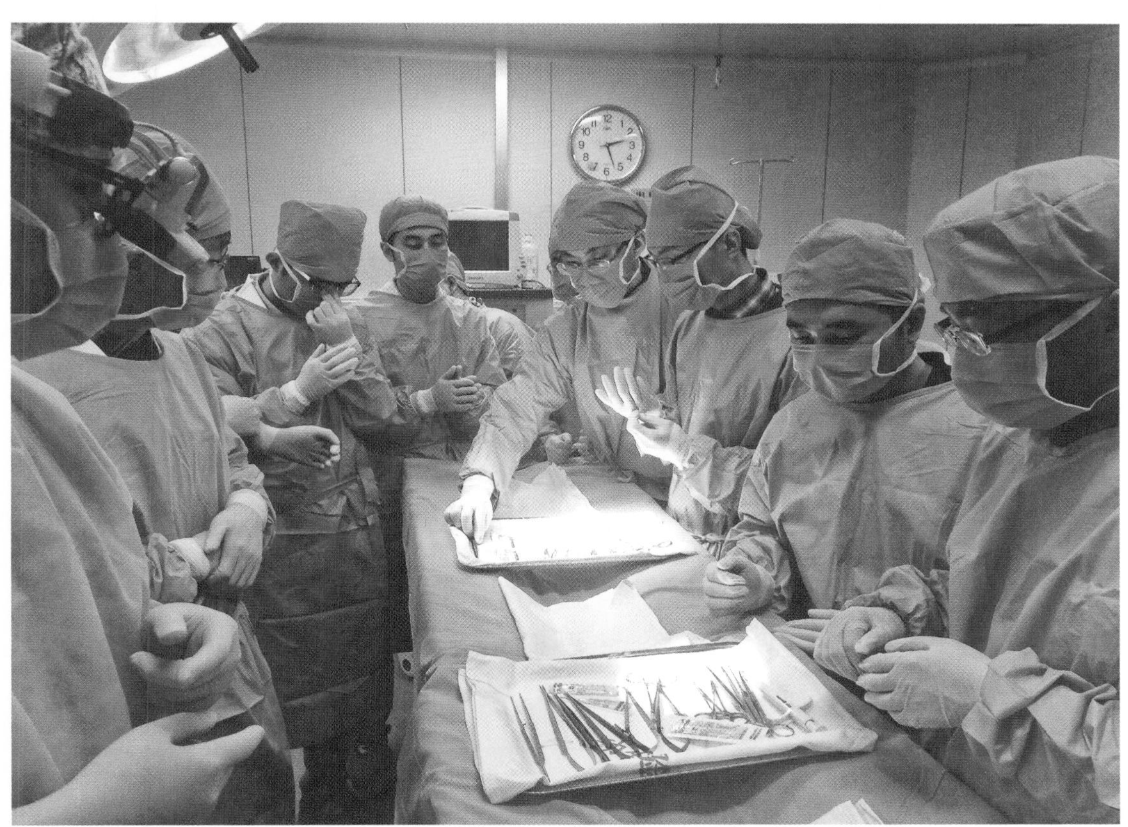

▲ **手术示教** 摄影：杜俊喆

五郎的母亲这个特殊的角色，让这部作品有了更深远的意义，不仅揭露了当代医疗体系的弊病，寓意野心的自毁性质，还有更多的内涵。作为单亲家庭出身的财前五郎，只有母亲一个亲人，自从进了医大之后，就没有和母亲见过面，只是常常会打电话回家并且寄去生活费。每次程序性的通话，财前五郎总是汇报自己的成就，但母亲从未在意这些，而总是叮嘱他要好好照顾自己的身体。谁能料到这一种自然的对话成为一大伏笔——最后财前五郎的退场就是因为健康的问题。更加巧妙的地方在于母亲住在乡下，当镜头从忙碌、嘈杂的现代医院跳转到母亲的农村住所时，就让人感觉完全换了一个世界，生活节奏、画面色调、人物语调，形成鲜明的对比。随着画面的切换，让人感受到了现代生活与传统生活之间的反差。而住在乡下的母亲这个角色所代表的正是现代社会日益缺少的对于人本身最质朴而自然的关怀。无论各种发展与创新是如何为了人类的幸福而奋斗，都不能忘记回到原点，去关心人的本身——这才是故事最纯朴而深刻的意义。

我也不止一次问过自己，自己喜欢财前五郎多一点还是里见多一点。其实这本身就是一个没有答案的问题。每个医生都渴望着有高超的医术，高尚的医德，这是理想状态下

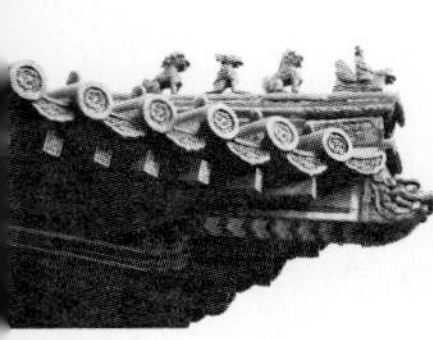

的。正如作品里描绘的，这里是医院，这里是人间。人在神魔间，才可近仙，德可近佛，但医生，终究还是人！

88. 仅仅是患者?
——《昏迷》读书有感

谢永丽

【作者简介】 谢永丽，中国医学科学院医药生物技术研究所2016级硕士研究生。

或许真的坚信“21世纪是生物的世纪”，当初毅然选择了生物医药行业，读研期间也开始了肿瘤的研究。笔名改为谢大大，是立志想成为下一个“谢呦呦”，不过实在不敢如此大胆地直接称呼，低调点，毕竟是科学家一贯的作风。此外，也是出于对科研的热爱，才最终继续在这条路上继续摸爬滚打，希望发现新的药物救助需要帮助的朋友。

《昏迷》作者简介

《昏迷》是罗宾·科克于1977年出版的，该著作让他声名鹊起，之后便一发而不可收，20年间先后创作了该题材小说20余部，是一位名副其实的多产作家。代表著作有《爆发》《突变》《致命的阴谋》《终点》《传染》《染色体六号》等，其中的多部曾稳居纽约时报畅销书前列，并被搬上银幕或改编为电视剧，轰动一时。在独树一帜的“医学惊险”（medical thriller）题材小说文坛里，罗宾·科克是当代颇具影响力的小说家。1940年出生于纽约的他，在哈佛大学医学中心获得硕士学位。

长期的临床实践使他积累了丰富的医疗经验，也记载了大量的翔实资料，这些收获都为他日后从事专业文学创作打下了坚实的基础。他的小说大都以真实的医学实践为背景，内容涉及基因工程、器官移植等医学界的科技前沿话题，加之以大胆奇特的想象描绘，将人类情感与高科技探险巧妙生动的融为一体。小说情节跌宕起伏，变幻莫测，意义也深远广博，令人寻味。

罗宾·科克笔下的医学界，与社会的政治、经济有着千丝万缕的联系。他的作品通常展示出多个严肃认真、洞察力极强，并将患者生死作为自己神圣天职的医生形象。小说旨在突出社会生活中的潜在危险，帮助社会弱势群体增强自我保护意识，唤起医疗服务人员的职业道德感。

以“医学惊险”为题材，作者曾说道，他“提供了一个使公众对他们并不熟知的医学领域感兴趣的机会，我相信，我的书其实担负了教育功能”。好多作品在细细品读之后，他在科学与幻想之间找到了一个最佳契合点，让读者在惊吓之余，感到合情合理，受益颇多。

《昏迷》内容简介

《昏迷》主要情节概括为：23岁即将医学院毕业的学生苏珊·慧勒以较好的专业成绩排名，自信又彷徨地来到了波士顿纪念医院实习外科医生岗位，实习期间遇到了带教医生贝洛斯。在拥有一位医生应该有的精神和医德下，她仔细观察认真思考勤奋探索，但是期间发现了一个奇怪的现象，即医院在短期的时间里出现了数量上不能合理解释的不正常的术后昏迷者（比如南希和伯曼），此外更加奇怪的是这些昏迷的病人都无一例外地被送到了杰斐逊研究中心。这个中心对外宣称是专门用来照顾植物人及昏迷患者的机构，但就连医院内部的人员对它的了解都很少。苏珊带着好奇，想办法要查这个机构的内部情况时，却遭到了纳尔逊医生和哈里斯麻醉医生的强烈阻拦，加之而来的是西奥的追杀。但是医院的投资者斯塔克一直支持她，于是在来自各方面的迫害和一步步一环环紧接着的各种迫害面前，苏珊并没有被吓退，而是依旧坚持查询问题的内在根源。最终，她发现了8号手术室内氧气管的T形阀和研究中心人员对昏迷患者器官倒卖的黑暗现象。

得到这些信息之后，苏珊将这些现象告诉了斯塔克，但是她却不知道整个事件的真正幕后黑手就是斯塔克。苏珊被斯塔克下药，在昏迷状态下以阑尾炎的名义送到8号手术室，借此机会要将苏珊的器官进行变卖。贝洛斯见到自己心仪的苏珊，出于对恋人的那份敏感直觉，他立即报警，警察的及时到来阻止了这场血腥的器官贩卖计划的继续，拯救了苏珊。

《昏迷》观后有感

看完整本书之后，沉静许久……

在我国，特别是前几年，医患关系已经剑拔弩张。因此有较多的人文作品、电影、电视剧的相关题材都旨在强调和突出这个现象及现象背后的一系列故事，呼吁大家要理性思考，理性面对。但是，实际中仍有被包庇的险恶未被察觉，那么到底什么才是人类应该追寻的？为什么就连在生命这么严肃的话题面前，依旧有着较多令人无法解释无法接受的沉重？

这篇小说在惊悚的跌宕起伏之后，更多的理性思考接踵而至。首先，患者并不是医生的附属品，一位真正的医者，有且必须要有的是一颗尊重病人关爱病人的仁心。这是上天赋予这个职业神圣而高尚的荣誉，也是最基本的要求。救死扶伤是医生对于这个世界最美的情话。但只是因病治病，忽略了对于患者情感的交流，就会缺少最珍贵的互通。每个患者，都应该被尊重，是，病魔很可怕也很可恶，对于患者，遇到病魔已经是非常不公，为什么拥有健康又有技术的医者，不能够全心全意地对待他们呢？情感上的沟通和交流，有时甚至重要于精密仪器的诊断与专业技术的治疗。

其次，每个行业，都应该平等对待每一位就业者。其实，医药背景出身的我，能够更加深刻地感受到这一点，毕竟这个行业里女性居多，所以就存在男性受欢迎的这样一种不论是从表面还是从本质都不符合伦理的现象。但是，从事的职业是客观的，为什么要主观地评价到底谁更适合呢？友善待人，尊重每个行业的就业者，平等对待女性从业者，是我们应该在心底接种的一种重要的价值观。

最后，持极端科学理论的人曾宣称，就像小说描述的斯塔克那样，科学的进步需要人类的牺牲。对应于医学界，这些人又强调只有病人的牺牲流血，才会促使医学深度进步。但是，仔细思考，便会疑问，科技进步真的需要以牺牲一部分人的利益为基础吗？追寻科技进步的最终目的是什么？为了所谓的“进步”，牺牲现有的存在和价值，真的值得吗？我们更想要的，是符合人性的进步，是积极的进步。绝不能为“目的”而“不择手段”！

所以，医药界的真正成长，更多的是需要社会各界的共同努力，要求专业知识的增长、国家政策的大量支持及社会普通群众的理性价值判断，极端的理智带来的过分强调将会导致病态的变化。

89. 阳光依旧的岛

孙湘雨

【作者简介】　孙湘雨，北京协和医学院护理学院2016级护理学专业本科生。大学寒假参与建设连云港赣榆区的大学生志愿组织，并获“优秀支教志愿者”称号。

或文艺，或俏皮，大方独立，爱古典诗词亦爱现代科技，喜欢世界的兼容并蓄。虽为姑娘但最能吃苦，总能忙里偷闲学习各种技能。

读时的平淡，读后的波澜，犹如废墟上的美好——渐渐建立希望，却不断地毁灭。人生，竟是如此无常。

——题记

很喜欢这本书，小说是由一个疑惑开始，逐渐打开一幅关于生死爱恨的尘封画卷。小说整体上运用倒叙手法，但中间的两部又是围绕着克里特（Crete）和斯皮纳龙格岛（Spinalonga）的人、事娓娓道来。

书的第一部分交代阿丽克西斯开始追寻母亲的过去；而作为主体的二、三部分则讲述了曾经发生的一切——数不清的起起落落，斩不断的来来往往；最后一部分的结尾却将镜头再次转向在现实疑惑中不断徘徊的阿丽克西斯，因为她需要重新审视自己与埃德的关系……

“希望”与“重生”是这本书永恒不变的主题。

湛蓝的海水和温和的海风是爱琴海上秀美的风景。斯皮纳龙格岛本身就代表着希望。谁能从中看出这个麻风病人隔离区的半点阴暗和晦涩，反而让人觉得舒畅。这和让人谈之变色恐怖禁地根本搭不上半点关系。同时，斯皮纳龙格岛上的岛民们对抗命运的过程中所散发出的精神亦是人性的希望：伊莲妮和玛丽娅与疾病痛苦的不懈抗争；吉奥吉斯对爱的坚韧守护；拉帕基斯与克里提斯医生对病人的悲悯慈爱……

而所谓重生，就是佩特斯基家族在废墟上四代人的重生。伊莲妮作为第一代人，在生活被麻风病摧残的情况下又在斯皮纳龙格岛获得了短暂而更有意义的重生；第二代的玛丽娅则是在生活和爱情双重毁灭中重生；第三代的索菲亚尽管她内心被往事蹂躏，最后还是引导女儿回归了故乡，这是“生命”深层意义上的重生；最后一代的阿丽克西斯则是从三代祖辈的故事中获得启发，重新思考爱情，重新审视自我的重生！

“从那儿回望，就可以望见‘我’的故乡，但一水之隔、一箭之距却阻挡了我再次踏上我的家乡。百般纠缠、难以了结的心愿却天天在‘我’的心头辗转，蹂躏着我一切的意识和精神。”活着，是一种权利；生活，也是一种权利！没有人能够剥夺我怎样生活的权利。哪怕我患有鼠疫，或感染麻风病，但我依旧有那为尊严而生活的权利。所谓的隔离，不再是病毒的隔离，一水的隔离，而是心的隔离，情感的隔离！那群可怜的人们，在身体本就惨遭病害践踏的情况下，就连那唯一可以寻找缓解疼痛的精神世界也被无情切断。如果细细数来，那些本可以痊愈的人，又有多少不是被那颗伤痕累累的心夺去了生命？这让我不由得想起了一句话——有时是治愈，常常是帮助，总是去安慰。连最起码的安慰都做不到，又是何来的治愈？

读它，好似一场浓缩了百年的纪实电影，现在想来所有的精彩都在第一章中埋下伏笔，结果出人意料却又在情理之中。涓涓流淌的故事好似真实发生，给人太多的感想和领悟。我心疼每一个患有麻风病的患者，但又羡慕他们有一群共渡生死的朋友和那一大份可以分享的爱。“无论明天怎么样，哪怕是黑暗与死亡，我仍需要为我自己的小岛和小岛上的人们做点什么！”

不怕天寒地冻，无论路遥马亡，今天的生活远不是苟且。或许，现在的我们不会经历这样让人绝望的人生，但同样能感受到无常的人生，因为无法预见下一个转弯口遍布的是玫瑰还是荆棘？就算是荆棘，我们也不能放弃，因为有信念的人总能在最悲凉的时刻看到希望。就如力克·胡哲在躯体天生残疾中，看到了精神的希望；褚时健在牢狱中，看到了意志的希望；而我们如果身处荆棘之中，也要看到未来的希望!

读它，又有些许的失落。不知是翻译的缘故还是其本身的缘故，小说描绘性语言的使用让人有些质疑。隐隐能感受到作者的“力不从心”，有好几个片段被莫名跳过。或许作者想用此写作手法以达到“言有尽而意无穷”的效果，但是这些情节前期的渲染是不够的，往往适得其反。故事的题材让我想到了《霍乱时期的爱情》或《百年孤独》，但是数量尴尬的细节描写让此书大打折扣，或许这也是这本书字数有限的原因吧。

书的扉页上写着“这本小说感动了整个欧洲”，最初觉得有些浮夸。但想想，或许是因为欧洲人对于那段麻风病的历史颇有触动和记忆吧，就像我们对于南京大屠杀一样——不同地域或民族的人们都有一个埋藏在自己心中难以抹去的痛苦历史。但是，我们不能陷入这痛苦的泥淖，因为光明的希望就在前方！

虽然如今的世界是不会再出现这样的岛了，但我们的心中是否还有一座孤岛？愿所有的风雨污秽过后，阳光依旧普照着这座岛……

第八章
关注社会（四）：绝知此事须躬行

90. 胡同的“年轻化”

李朝晖

【作者简介】　李朝晖，北京协和医学院护理学院2016级护理学专业本科生。

高个子、小眼睛的女汉子。唱的了可能不在调上的歌，跳的了四肢僵硬的舞，爬的了十几层的楼梯，扛得动几斤重的大水桶。略有小洁癖与强迫症，时而犯些小迷糊。喜欢没事画些小插画，努力保持着追逐文学的脚步。

决定将胡同作为这次实践活动的主题，是出于十一期间在北京草场的一次关于胡同课题的宣传。北京的老胡同在我这个外地人的眼里，应该是中国大宅院生活的最基本的存在、是老北京生活的典型缩影。而改革开放以来，随着经济和城市建设的发展，传统的胡同生活却在逐渐消失殆尽。

于是，我们展开了实践活动。采取的主要方式是调查、观察、走访胡同，同时也进行了相关的采访。困难与收获之下，我们完成了这次实践。

现代胡同的开发形式不一：有的进行了开发、改造形成了各式各样的文化据点，为古老的胡同文化增添了一丝新意；一些胡同依旧维持着原有的风貌，在此基础上，进行建筑方面改造的同时，融合了现代化的元素，形成了一股别具风格的生活方式。

但我们不可否认的是，因为落后的生活条件、商业化带来的经济利益和商业化的侵袭给生活带来了扰乱，让越来越多的人选择离开胡同，搬到普通小区、高层公寓居住。

在烟袋斜街和南锣的胡同里，会时不时发现牌子面写着：个人住宅，谢绝参观。《清平乐——乱》是一个住在南锣的退伍军人所写的打油诗，充斥着对过度商业化的控诉。可惜的是，那天，我们未能见到那位老爷爷。

面对形形色色的胡同改造，我们不禁提出疑问，胡同和胡同文化应当怎样开发，才能够更好地将他们保护起来？

北京的胡同具有悠久的历史。早一些的甚至始建于金朝，至今已有八九百年的历史。时间的侵蚀，风雨的吹打，让如今的老胡同们早已不再有往年的辉煌。甚至时至今日，人口膨胀与住房短缺的社会现实，更加促使人们对胡同资源的过度使用，加速了胡同的破败。

我们小组对胡同的开发方式做了一下探究。

对于还未被开发的有人们居住的老胡同来说，裂缝密集的墙壁，屋顶上的杂草，陈旧的瓦片已经满足不了当前人们的生活需求。但即使是面对下雨漏水的破房他们也舍不得“挪窝儿”，因为就像汪曾祺在《胡同文化》中所说的那样——“破家值万贯”。

十一期间，我在前门东区草厂参观了一个名为“城市海绵计划”的活动，而这个活动的目的就是对胡同古老的基础设施进行改造，一方面是居民的生活环境得到提高与改善，避免对下游河道的污染，还可以减轻下游污水处理厂的负荷；另一方面，结合海绵城市的先进理念，实现雨水的自然滞蓄、自然渗透、自然净化。

我认为可以通过这个活动，扩大对胡同古老设施的改善，比如管道的修建、冬日供暖渠道的修筑，以让居民获得最舒适的居住条件。

对于已经被开发过的商业胡同来说，如何让它在快节奏、大都市的城市中依旧散发着胡同古老的魅力呢？

除了居住的功能，胡同还承载着文化。单纯的北京老胡同，因为单调和枯燥，往往不能吸引人们的关注。所以，胡同文化的开发是需要商业参与，而此时则出现了一个度相。文化与商业，如何才是一个度？

关于南锣，我们讨论了好多。有人认为，提到南锣，我们会说：一起去玩吧！而这个时候玩的目的性不是去观赏胡同，而是真正游玩。游胡同变成了逛买卖街。现在的南锣是历史演变的产物。而我们，又能否用它是否传播了古老文化来判断它的对错呢？

我不认为南锣鼓巷主巷的开发本身是成功地保护了传统胡同文化。有着文化内涵的店面已经非常少见，只是零星的几个，更多的是服装店、玩具店、饰品店。古色古香的建筑下浮动着商业的暴力，或许现在正是她最热闹的时候，同时也是离历史、离文化、离老北京味儿最远的时候。

在南锣鼓巷，除了退伍老爷爷的打油诗还有环卫工人的采访，给我印象最深的是我们采访的其他老人。实话说，我们那次的采访并不成功，因为人们的配合程度不尽人意。这也是我们这次实践活动中遇到的最大困难。当我们问及南锣的嘈杂对生活的影响时，他们摇头表示：太乱了，这个问题我不想谈。比起采访时遭遇的拒绝，更让我痛心的是心里的无奈与惋惜。

然而，如果没有南锣鼓巷这样的开发，有多少人会来这里旅游参观呢？又会引起多少外面游客对胡同文化的注意呢？有人说，南锣鼓巷的开发是一种方式，正是由于它火爆的名气，让人们渐渐地关注到周围真正的胡同文化。

老北京的文化在流逝。越来越多像南锣鼓巷式商业化的胡同正在被塑造，越来越多的胡同由安静变得喧闹。愿胡同之中依旧有文化的身影。

一直在说保护胡同文化。胡同文化包括很多，比如生活方式、建筑风格。后期，我查过关于胡同文化的具体解释，但并没有找到一个满意的答案。我们小组觉得，最重要的保护因素在于保护人文——保护胡同中生活的居民。

10月7日微微小雨，那是我与杨梅竹斜街的初见。它不同于大栅栏的繁华，它有着自己独特的静谧。它不宽，仅容一辆车通过。这里有安静的书店，胡同里有只穿睡衣匆匆跑过的姑娘，有戴着头巾在做面包的婆婆和阿姨。它有着胡同的风貌，而又不失生活气息。

我们找到了这样一家店，店面不大，屋内的墙上有着关于大栅栏的介绍，旁边摆放着明信片等。后来我们了解到，这是由四个外国人开的店。他们很喜欢中国的老北京文化，四个人开了这家店，以此来做一个文化的交流，将来他们会合并旁边的房屋，每月都会争取做一场特别的展览，与这里的当地人交流，记录他们的生活故事。他们关注胡同里居住的人，关注胡同里人们的生活，他们说，他们会一直做下去的。

在杨梅竹斜街里生活的人，有年轻时在雇主家当过学徒，后在北京解放、旧的学徒制度被废除后，选择当了一名警官；有退休前一直在一家国营工厂生产北冰洋汽水的老夫妻；还有在机器制毛笔的前景远好于手工制毛笔的情况下，最后的制笔人……

继续安静的生活，似乎是我眼里对于胡同现代化发展最完美的诠释。

生活是居民们生命存在的见证，其实也是建筑魅力存在的根本。胡同只是一个存在的形式，而人们的生活则充实了它独特的内容。没有了人，建筑就是一个空壳，生活方式也就只能存在文字当中。

住在胡同的居民，经历了老北京的历史和变迁，胡同屋檐上微不足道的一砖一瓦或许都有它的小故事，只有经历过的人才真正了解，历史才能生动，否则在未来，北京胡同的历史将仅仅存在于几本书或几篇散文当中。只有生活在胡同，才能感受到胡同历经岁月的痕迹和如今的变化。他们才是真正生活在胡同里的人。

而我们只是匆匆过客，只是那个时间段停驻在胡同之中的局外人，无法体会胡同中的人们与古老胡同的深厚情感。而真正的探索需要实践的沉淀与经验的积累。

其实，胡同面临的问题还有很多，有关于胡同的探究课题也还有很多，如胡同带给我的新旧融合的感觉，古老的文化怎样看待新文化的入侵，他们怎样交融在老北京的胡同

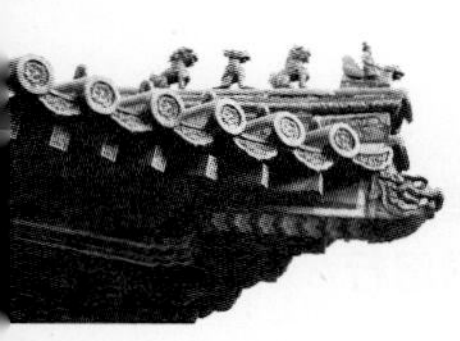

里。而我们所实践的只是其中的一个部分。

我希望在一个普通的胡同里，有像这样一家店能够为北京的胡同文化保留下点东西，让有怀旧情结的人能够找到一个合适的地方来品味珍惜和拾起回忆。

91. 商业之形，胡同之魂
——南锣鼓巷之旅

孔梦娜

【作者简介】 孔梦娜，北京协和医学院护理学院2016级护理学专业本科生。

最爱的故事：跌宕起伏；最爱的诗歌：细水长流；最爱的人生：仗剑天涯，魂归故里。

关于小组探访胡同，始于一则微信推送——2016年9月27日至10月7日北京市前门东区草厂四条的“胡同新语”展，大家纷纷表示了对此的兴趣，于是组长便定下了“胡同的年轻化”的社会实践主题。

胡同新语？那“旧语”又是什么呢？我和一些同学负责的是南锣鼓巷部分。在进行实地调查之前，我们进行了一次讨论。南锣鼓巷的旧语是什么？通过一些资料的查找，我们了解到：南锣鼓巷自明清以来，居住的便是达官显贵、社会名流。在老胡同被拆之前，保护古城的提案得到重视，凭借较为完好的元代里坊格局、明清名人府邸，南锣鼓巷得以幸存。近几年来有人租下沿街民房，开起了风格百变的个性店铺，元朝古巷新旧混血，就此重生。那是一位饱经风霜的老者，一份褪尽铅华的积淀，也是一颗光芒璀璨的明星。

于是，10月7号，在细雨蒙蒙间，带着些许初秋的新鲜，开始了我们的胡同之旅。

热闹，年轻，张扬。一进南锣，便被它的特质晃了眼睛。在探访之前，我设想过它的热闹，却没想到它散发着如此年轻的气息；我设想过它的张扬，却没想到它谱写着充满青春的旋律。熙来攘往的大都是年轻人，两边的商铺鳞次栉比，明明已承载了740多年的历史，还能跳动着如此年轻的脉搏，它的秘诀是什么？

通过走访两边的商铺，我们似乎找到了——

摩登红人里的小精品，北京大银家里的银饰，印巷里的勾魂面，南锣人家里的小吃街……这里的商家，太懂得如何抓住年轻人的感官和味蕾，连起名都是如此博人眼球，又怎能不让人心动？

品尝着特色小吃，极目之处皆是“特色”，不知怎地，我有些许失落，是新奇之后的空虚？想细究时，却又抓不住它。而当走进南锣主街的分支时，淅沥的雨声掩住了喧天的热闹，我似乎找到了答案。

在探访南锣鼓巷之前，我看了一个有关南锣鼓巷的纪录片[①]，里面提到的南锣鼓巷，安静、和谐、自然，有一份不同于后海酒吧的安宁。这在我所见的南锣主街已是消失殆尽。原来2009年的纪录片，也代表不了南锣的胡同新语了，商业化的脚步太快，又留下了什么呢？而胡同深处尚有居民。恰恰是在南锣的分支小胡同中，我们找到了纪录片中的南锣文化。

可是，居民的大门上，“生人勿扰”之类的字条比比皆是，细访之下，才发现胡同居民的烦躁与无奈。

您好，我们是北京协和医学院的学生，在进行“胡同的年轻化”的社会实践活动。我们想与您讨论一下胡同文化，可以吗？

没什么好说的，太乱了！

不好意思，不想说了……

在采访了几个当地的居民之后，我们又有了意外的收获：在采访前我便有设想过南锣鼓巷的火爆会对当地的居民产生困扰，但原来“我们”也会是困扰之一。原来，近年来，慕名而来的游客与社会调查者太多了，有些还会希望能参观胡同里的民宅，他们厌了，烦了，倦了。相似的问题，相似的回答，消磨了他们的热情，却无助于现状。连类似抱有保护胡同文化初衷而进行调查的我们，也成了入侵者，“偷窥”着居民的生活。我不禁止住了脚步。

于此，我不由产生了疑问，文化到底是什么？南锣的商业化难道不是文化吗？难道热闹与文化真的不相容吗？对于文化的定义，向来众说纷纭。英国人类学家泰勒认为，文化，就其在民族志中的广义而言，是个复合的整体，包含知识、信仰、艺术、道德、法律、习俗和个人作为社会成员所必需的其他能力和习惯。简单地说，文化是人们生活意识、习惯、观念等的集合。而不同的学科也对文化有着不同的解释。基于此，在我眼里的文化，其实可以开始于对一件事物的描述。比如就耕种而言，如何选种便是它的文化之一。那么，南锣的商业化自然也是一种文化。可是，如果遍地是文化，胡同那么多，为什么独独南锣鼓巷的商业化引人注目？

原来，南锣刚兴起的时候，街上都是创意文化商铺，而且京味儿十足。比如，卖印有胡同特色标志的T恤、开可以让人真正住入胡同的旅店……皆是立足于胡同文化的商业。它胜于独特的胡同特色。因此，吸引了无数对胡同文化感兴趣的游客。可是，当它发展的

① 纪录片《北京的胡同之南锣鼓巷》。

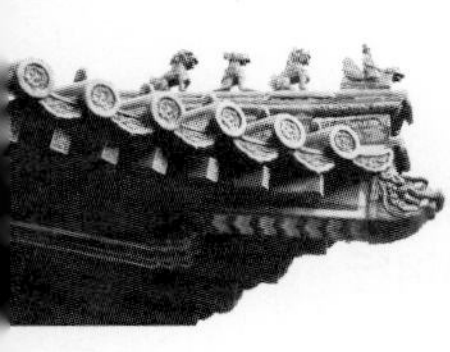

商业没有了胡同的影子时，那么南锣鼓巷还是那个游客慕名而来想看到的南锣鼓巷吗？于外，徒有胡同之形；而内，早已“泯然众人矣”。

从前的南锣，因特色而闻名；如今的南锣，因闻名而闻名。从前的南锣，吸引的是爱胡同的人；如今的南锣，吸引的是逛景点的游客。因而，胡同里的居民叹一声太乱，乱的不仅仅是商业化的形式，更是人心。文化可以是热闹的，可以有不同的表现形式。但在热闹之后，引人回味、引人深思的依旧是这个文化本身，这样的商业形式，才是成功的。

于此，我不禁扪心自问，逛完南锣后，除了扔下的小吃垃圾，我还留下了什么？除了满肚的美味，我还带走了什么？

胡同深处尚有居民，胡同深处应有居民。胡同，本兴于住人，而在商业化的哄闹之下，反而驱逐了胡同的人和魂。我想，商业化本无可非议，而是商业化的形式出了错。如果想要将胡同年轻化，商业化可以成为一种方式，但不可丢了胡同之魂。以商业之形，注入胡同之魂。特色小吃在东锣鼓巷、西锣鼓巷都是特色小吃，而南锣的创意文化商铺，只有南锣才开的了，不是吗？

“南锣鼓巷”的故事，还在上演……

92. 胡同，不过时的美

刘苑菲

【作者简介】 刘苑菲，北京协和医学院护理学院2016级护理学专业本科生。高中时曾获南京市中小学生诗歌竞赛一等奖，第29届化学竞赛江苏省二等奖。

平凡如我，却喜欢探索事物背后缄默不语的不平凡。喜欢热闹又向往宁静，因为热闹可以产生思想的碰撞，而宁静又是自我思考的前提。不追求轰轰烈烈，只希望生活平淡也有味。凡心所向，素履往之，便是最好的皈依。

第二次步入南锣鼓巷，与其说是为了社会调查，不如说是一次深刻的反思。不再关注周遭的繁华与美食，而是聆听或长或短的胡同里历史的回声与人们的心声。之所以选择南锣鼓巷去探究，不仅仅因为它是商业开发的典范，还因为其开发是利弊共生。除此之外，深藏其后的北锣鼓巷，则于无声处诉说着胡同的另一种变迁。

不可否认，在某种程度上，南锣鼓巷的商业发展是得到认可的。因为，对于一个异乡人来说，首先映入眼帘的是古色古香、树木葱茏的巷道，走在青石板上，穿行于黛瓦灰墙，至少从表面上看，原有的胡同风貌依然存在。而且，这样的开发貌似是一种安宁与喧嚣的结合。一些追求文艺与精致生活的店铺、咖啡厅生长在市井喧嚣，让游客们在品尝美食的同时感受到规划者的独具匠心，迎合了大众向往诗意栖居的矫情心理。其利处体现在顺应时代发展与牟取个人利益。但是在我看来，这些表象体现的只是一份人为伪造的现代公共文化与过分的艺术气息，即集体追求空洞的精致，而并非原汁原味的胡同文化。传统小吃越来越少，更多的是通俗美食的高颜值包装与殖民，就连老字号招牌，也很难保持朴素原始的味道，因为当下的快节奏和人流如织，并不允许按部就班地遵循一道道微小的工序。热闹过后，内心搁浅的是失根的记忆。而那些刻意张显慢与宁静的花艺茶道，也只是空洞的精致，因为真正的胡同文化就如同明代陈继儒所说的“然销魂之听，当以叫卖声为第一”，于热闹的凡俗中不乏苍茫的远雅。南锣鼓巷的开发无疑是一个商机，但从深层来看，这场过度开发已于潜移默化中让胡同文化丢失。

在当今这个时代，胡同文化的价值体现在何处，我们小组认为，它应该包括历史文化价值、旅游文化价值和文化遗产价值。在我看来，历史文化价值很大一部分体现在深厚的历史底蕴与其带给老北京居民的回忆和代代相传的印迹。我看过汪曾祺的散文《胡同文化》，失落感也仅仅停留在纸间，直到真正走进胡同，看到那些传统观念里的痕迹不复存在，只剩下利益驱使下的繁华，这才有了心灵的触动。途中我采访了一位南锣鼓巷内的环卫工人，尽管他只是普通劳动者，但我觉得，这将是一份质朴的心声，其参考价值并不亚于作家名人的诉说。从他口中我们得知，最近几年北京胡同的开发速度与规模虽然减小，但和多年以前相比，那些被拆除毁坏的胡同很难复原，那些原汁原味的四合院生活与其乐融融的人际氛围很难修补，他的言辞里无不流露着惋惜与无奈。

带着这样的心结继续前行。与热闹的主街形成鲜明对比，分支的胡同里冷清无人，这同样是一个值得辨证思考的现实问题。因为，在分支胡同里往往分布着名人故居与小型的特色博物馆，这正是胡同的旅游资源利用，但却没有得到应有的价值体现。在此行中，我们小组参观了齐白石故居，门票每人5元，不算贵，但是否于无形中，打消了没有强烈欲望与目的的普通游客只为浅尝了解的想法，不得而知。步入其内，很安静，参观者寥寥无几。至少跟团的游客没有这闲暇工夫，而那些散客也不见得有这份情怀。故居不大，标准的一间四合院，陈列了齐白石的生平介绍与画作。我本人对绘画比较感兴趣，于是静静驻足在一幅挂画前，端详纸间的笔触，不得不佩服技艺之精湛。其实，从某种程度上说，旅游资源的开发无可厚非，甚至是一种保护性质的开发，其根本目的还是文化的重塑，就算实行文化-经济模式，收取门票，也是对文化名人的尊重。由此看来，更重要的是树立正确的价值导向，让更多游客愿意前往参观，了解传统意义上的胡同文化，而不是对通俗消费的趋之若鹜。

当然，我也不是鼓励开发分支胡同，因为在其中散布着许多户居民，他们有享受宁静生活的权利。很多住家都挂有勿扰的门牌，这反映出商业化发展对其造成的影响。商业街与住宅区没有明显划分界限，这不仅不是接地气的表现，还反而成为文化重现与价值引导的顾虑。

至于文化遗产价值，我的理解是，存在即为价值。这些胡同历经岁月沧桑，在多次拆毁与变迁中幸存，便是一份宝贵的遗产。所以与之相对的，就是胡同的衰落。在探访北锣鼓巷时，我不禁感慨这一条马路之隔的天差地别。没有浓烈的商业气息，取而代之的是安居乐业的生活气息。一位老爷爷背着手在胡同口放空，没有怀揣着心事，脸上是从容的安宁，我们小组采访了他。以前四合院中的人们都像一家人一样和睦相处，彼此夜不闭户也无妨。但是，随着胡同里越来越多的年轻人，受眼界与利益的驱使而选择走出去，归来后原有的生活状态也因此发生变化，生活水平提高使得自我意识增强。与其感慨这是一种悲哀的落差，不如反思为何人的信仰出现了偏差，趋利与自私逐渐入侵人心，而这不应借口说是时代不可避免的脚步，因为当与记忆对比时，每个人都会成为这场浩劫的受害者，所以每个人都有义不容辞的责任去反思。

诚然，合理适度的开发旅游资源和致力于文化重塑，避免商业化过分蔓延，从而追求与还原本真，是一项可行的措施。但更重要的是，改善在胡同里土生土长的居民的生活状况。因为正是这些居民使得胡同拥有内涵而有血有肉不至于空乏。所以加强胡同内基础设施建设、提高生活水平，不仅能改变衰败的外表，还能从一定程度上减少原始居民的流失，保留住胡同文化的根。因为唯有落地生根，才有力量去触摸苍穹，才能使胡同文化在社会变迁中依旧蓬勃繁荣。

93. 探寻北京老九门，传承时代记忆
——社会实践活动有感

蒲福临

【作者简介】　蒲福临，北京协和医学院护理学院2016级护理学专业本科生。

性格随和却又有自己的原则和底线，也有自己坚定的小目标，因为相信不忘初心，方得始终。平时喜欢看看书，听听歌，也喜欢出门旅行，毕竟身体和灵魂总要有一个在路上呀。

原本最初对于小组探究的这个话题是有些疑惑的，觉得北京的老九门在网上已经有了

详细的介绍，关于城门的俗称、外形、地理位置及它们的含义、作用，无一不有，更何况，老九门建设年代久远，我们的询问对象所了解的也并不一定会比我们多，持着怀疑态度，还是和一个小组成员结伴来到了九座城门中的一座——阜成门。

不得不承认之前的准备工作做得不够，我们按照百度地图的指示来到所谓的阜成门，却并没有发现我们预想中的城门，询问了几个路人，无奈他们同样不知道哪儿有我们口中的“阜成门”。仔细查阅了一下网上的资料，才发现，真正的阜成门城楼及其附近城墙皆被拆除，如今的阜成门已经演化为地片名，泛指阜成门附近一大片地带。

然而特别幸运的是，我们遇到了一位非常热心的老爷爷，他在告诉我们阜成门旧址的具体地址后，竟然又特地折返回来，为我们讲述阜成门的历史。当时气温很低，风也很大，可老人就那样站在寒风中为我们讲述了将近1个小时，我们还了解到，老人已经80岁高龄，并且是他们家的第五代北京人。我想，能遇见一个这样的老人在这样的环境下为我们讲述他所知道的有关于阜成门的一切，本身就是一种收获，收获的不单单是对阜成门历史的了解，更是一份感动，一份敬意。

老人年岁已高，或许眼下发生的事他已然忘记，可对于历史的记忆却是深入骨髓的，那是一个国家的记忆，那是一个民族的记忆，那是一个时代的记忆；那是一种精神，那是一种文化，那是一种传承。老人热心于将他所知道的一切告诉我们，我想，他也希望我们能了解那段历史，并将其传承下去。我感受到了一颗火热的、剧烈跳动着的爱国心，它的温度将我包围，让我充满力量，充满勇气。

老人告诉我们，阜成门是在1969年被拆除的，而拆除的原因就是修建地铁。言语之间，我们可以清晰地感受到老人的那种遗憾与惋惜，沧桑与无奈。的确，如今站在那阜成门桥上，看到高楼林立，灯火辉煌，实在是一幅热闹繁荣之景，可到底是少了点什么，那究竟是什么呢？我想，应该是古典的、历史的韵味吧。也许，就单单只是缺了一种感觉而已。

沧海桑田，物是人非，而如今，却是人还在，物已非。此刻，再看看那座城楼已成了遥不可及的奢望，只能站在曾经的地方，凭着老一辈的记忆去想象出它从前的模样。一句话说：凡在天地之间者，莫不变。不得不承认，这句话说得很对，万事万物都处于变化之中，可是变化分为两种，一种是自然的，一种是人为的。自然的变化当然无可奈何，但显然，阜成门的消失是人为因素造成的，人们为了适应社会的发展，为了适应生活水平的提高，而对阜成门所蕴含着的历史文化韵味视而不见，将其狠心拆除。

确实，我们无法阻止社会发展的脚步，可是为了交通的便捷，就真的只有将阜成门拆除这一种方法吗？对于这个问题，我仍是有些不解的，我不明白，我们为什么要做出这样在我看来是因小失大的错误选择，我也不明白，为什么在历史与文化面对经济发展时，前者会做出让步。那是一个时代的记忆啊，那是一个需要我们传承的时代记忆啊，许多年后，当那些拥有时代记忆的人已不在，我们又该怎样回望历史？回望当初？

不禁想到梁思成曾经以德报怨、救下日本古建筑，为什么他会做出那样的举动？为什么尽管他家有两个人死在抗日前线，他仍选择保护日本古都？正所谓“山川异域，风月同天”，梁思成正是理解这句话的真正内涵，知道他所爱的是日本的文化和传统，他所爱的是人类共同的文化遗产，他的爱超越了个人情仇，超越了民族恩怨，可为什么没有更多的中国人拥有像他那样珍惜历史文化的心呢？为什么就连他的故居也同样逃不开拆迁的命运呢？实在是让人感到心寒。

国学大师季羡林曾说过这样一段话：我认为，从世界文化的发展趋势看，中国文化包括中国道德的精华，在21世纪的将来，会在人类精神文明的发展中，发挥更重要的作用。这是我所期望的。我想，这也应该是我们每一个中国人所期望的。作为一名中国人，我们不能因为走得太远就忘记因为什么而出发，我们不能只关注未来却忽略了我们的“根”，忽略了传统，忽略了传承。

不仅成为一个探寻者，去探寻北京老九门，了解它们的历史，了解有关它们的一切，同时成为一个研究者，不断思考，不断提问，明白传承时代文化的重要性，更成为一个传播者，将老一代人的记忆记录下来，让更多的人知道老九门的过去和现在，让更多的人知道历史文化，懂得时代精神，这该就是我们此次社会实践的目的与收获吧。

切莫让如今的太平盛世成为传统文化与时代记忆的守墓者，切莫让本应深入我们骨髓中的精神文明不知踪影，这是一个国家、一个民族共同的责任。

94. 门里的隐痛
——前门调查结果与反思

王心培

【作者简介】 王心培，北京协和医学院护理学院2016级护理学专业本科生。

生长在永定河畔，向往塞北山巅的飞雪。喜欢北方的红墙绿瓦，也爱南方的青砖黛瓦。闲时喜欢看看书走走路，忙时不忘听听歌放松心情。相信“大风西狂，人胜万象”，相信“面朝大海，春暖花开”。

2016年秋季，我与小组同学共同调查了老北京九门。调查的目的是希望在城门这些个老物件被不断翻修重建之前为大家展示它们本来的样子。我分到的任务是调查前门。

一开始收到这个任务，我暗自窃喜：前门欸，那可是很有历史味道的地方，还有好多小吃。为了调查顺利，我找了一个在前门附近上学的小伙伴，帮我指点一二。我带好了相机、笔记本，甚至带好了录音笔采访用。我想着能采访到一位了解前门历史的老北京“土著”，征求他的意见后，将录音作为第一手资料。万事俱备，只欠东风。准备好了一切，经历了两个多小时的颠簸，我终于站在了前门大街上。

我拉着我那位同学一起问了好多路人，他们不是前来游玩的游客，就是行色匆匆的“外来”人，对于我们向他们提出的“前门的历史”这一问题毫不知情，还有人直接拒绝了我们的要求。时间一分一秒地流逝，我只采访到了只言片语。我很沮丧。小伙伴居然安慰我说，他在这里上了3年学其实对前门也不是很了解。我气结，在心里暗暗痛斥自己没有多了解前门的历史。后来，我们在前门照了很多照片，吃了顿好吃的，各自灰溜溜回学校了。

再后来，我查阅了好多文献，勉强做成了实践报告。

小组汇报展示的时候，因为拿不出一手资料，所以在介绍的时候很忐忑，唯恐这个瑕疵被无限放大。经过老师的点评，我也反思了很多，包括采访的经验，重点是设计失败。

▼ 门　摄影：王心培

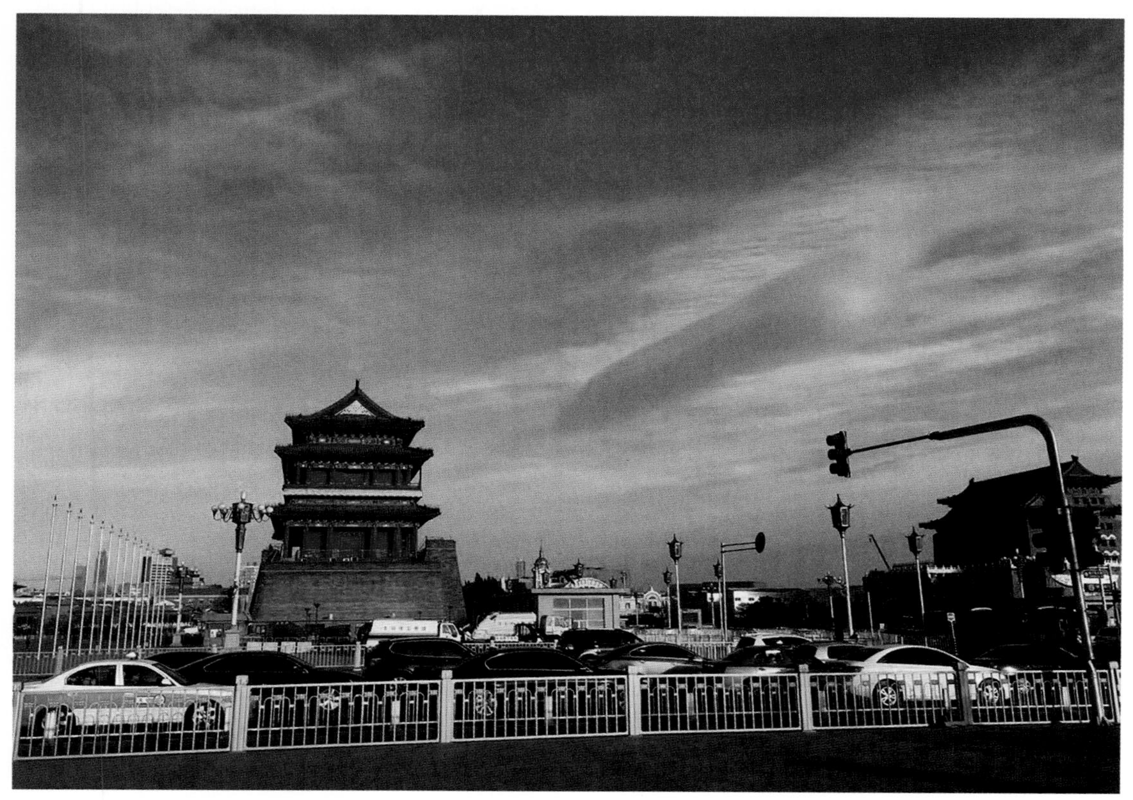

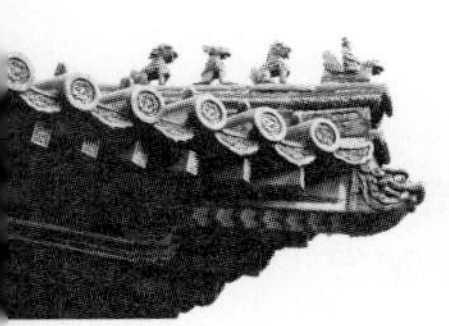

首先我选定的人群就不是一个易受采访的人群；其次，我选定的地点就在前门大街，是一个典型的商业街，肯定是游客居多；第三，我没有优先选取老年人，而是随机在街上抽取路人，这是很大的策略上的失误。

在后续查资料文献时，我看到了林徽因在拆除永定门时痛斥主张拆除的当时北京市副市长的话，"你们拆去的是有着八百年历史的真古董……将来，你们迟早会后悔，那个时候你们要盖的就是假古董！"果不其然2004年时，北京永定门城楼复建。虽然前门没有遭到如此破坏，但是面对城市建设，古城的保护还是受到了影响。比如我们再也见不到当年的巨大的瓮城了。

在《我在故宫修文物》这一纪录片中，修文物的一条重要的原则就是修旧如旧。现代化没有迫使故宫里的文物做出牺牲，相反得益于现代化发展而产生的更加精密的仪器对修复文物做出了巨大贡献。在故宫的地库中尚尘封着成百上千的文物等待修复，它们哪一件不是抢救性修复呢？

倘若当年，在拆除那些城楼时再多一些有识之士的阻拦，再多一些政策的保护，那城楼是不是至今还在矗立呢？倘若我们自己成为有识之士，那我们又能为传统文化的传承做些什么呢？我到现在还为我当时去前门，是冲着它的商业繁华而去的，感到羞愧。在城市化建设蓬勃推进之时，人心也同钢筋水泥一起封在了高楼大厦之中。人们向往的更多的是宽阔的前门大街和那些林立的店铺。有的人大老远来一次，只为了去抢那些塑封的烤鸭。有的人觉得花20块登上正阳门一点也不划算，那不就是一座城楼吗？全中国有的是呢，不如去买肉串。可是，不登上正阳门城楼，我们如何能感受当年康乾盛世的境况？我们如何能感受皇城当年的恢宏和威武？就算能感受到，想必也差了点意思吧。

2017年1月，我参与了一个冬季研学营的管理工作，这个营里有一个活动是参观故宫。营里配备了讲解员，由于不能用扩音器，讲解员非常尽职地在寒风中生生吼了2个小时。而这些孩子们，都听得非常认真，他们甚至会跟随讲解员的思路提出自己的问题。看着他们，我好像看见了中国的未来。他们对于中国传统文化的积极的态度，令我对中国的未来充满了信心。

前门，静静地伫立在那里600年，看风过，云过，雨过。那门里，有着不知多少不能言说的痛。城市化是一个国家发展的目标，社会无时无刻不在进步着，这是无可辩驳的；只是希望，在钢筋水泥之间，能多留一丝缝隙给传统文化；只是希望在这样一个时代成长起来的我们，能在内心中给传统文化留下一个缝隙。

说实话，这是我做过的最不成功的一次实践报告，不过也是最有收获的一次实践报告。不成功源于准备得不充分，有收获来源于思考，这也正是这次活动最有意义的地方。

95.一门课，几番思考，几多情
——“中特”科研训练感受与启发

梁　洁

【作者简介】　梁　洁，中国医学科学院生物医学工程研究所2016级硕士研究生。生物医学工程专业。获得河北省“万和宫杯”征文大赛优秀奖。

路漫漫其修远兮，吾将上下而求索。风华正茂，意气风发。

协和的“中特”课程匆匆而去，虽只有5周，但有些记忆仍在脑海中徘徊，一幕又一幕……

我当组长了

那日的阳光很暖，懒洋洋地坐在椅子上，迎接着第一次课。本以为只需听几次课，最后来一场考试，“中特”课程就结束了，但是迎来的是老师很新颖的安排——科研训练[①]。我与组内另一位同学相互推脱组长这个职位，最后决定我当组长，说实话，当时的心情是复杂的，因为当组长意味着更多的责任。第1周上完课后，我一直在考虑我们组的选题和任务分工，并且自己也想了好几个思路，科研训练怎么有效的开展，组内一共13个人，怎么让每个人都有所收获……甚至躺在床上的时候我都在思考相关问题，根据社会养老服务在我国仍存在的不足，以提供老年人日常生活需求为出发点和落脚点，进行选题。选题完成后，对科研训练进行设计并进行可行性分析，考虑到样本量采集、开展实施等问题，必须合理地选择研究对象和研究地点。之前我参加过相关的创业挑战杯活动，本来会认为很容易，但是挑战杯是商业模式化的，与本次科研训练不同，人数也更多，这就需要组长怎么分配协调。值得欣慰的是，后续进程中，组员积极配合，没有怨言。

① 编者注：此处的科研训练是“中特”课程里围绕医学相关社会热点难点问题进行自主学习的环节，旨在补充社会科学、人文学科的理念与方法，达到全面提升医学生人文素养的目标。要求以小组为单位进行一项完整的科研设计并开展小范围的实地调查，最后展示初步成果。同时训练团队合作意识，培养社会责任感及敏感度。

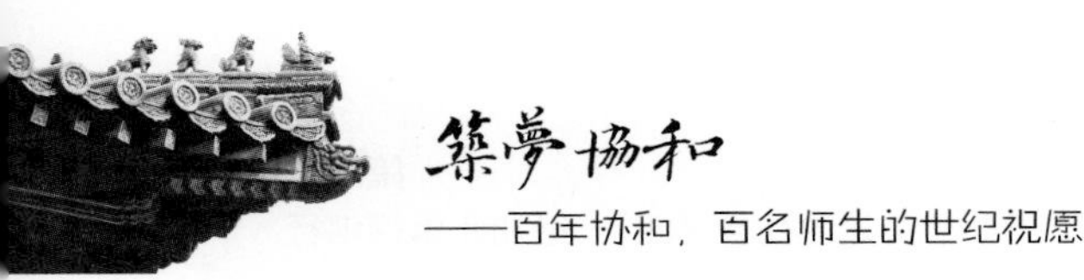

谈笑风生，各抒己见

在第2周小组会议上，我为大家详细分工，每位组员都很积极承担任务，并发表各自的看法，感觉任务完成了一半，心里的石头终于落下。在设计、调研、分析的过程中，虽然我为大家做好分工，但是少不了组员的支持，尤其在科研训练汇报展示的过程中，我不想以传统PPT的形式进行，所以想到了辩论赛和情景剧。在我看来，辩论赛可以让每个组员自己查阅资料，虽然比较麻烦，但确实能调动每个人的积极性。如果以情景剧的形式，完成一份详细的剧本，时间是很紧张的，当把我的想法告诉大家时，好多组员都比较倾向情景剧，并有人主动提出写剧本。讨论结束后，我很欣慰，感觉到这将是大家欢乐的开始，感觉到这是一个团队。为了大家的成果，我甘愿再苦点，再累点，也要使我们的科研训练变得出彩。

走访入户，亲身体验

本来反复和其他组员商讨设计好的调查问卷，在真实采访的过程中，还会发现漏洞，所以预想和实际是存在偏差。在调查访谈的过程中，我还深深记得一户走访的人家，爷爷奶奶两人相互依靠，大儿子在国外，二儿子工作忙并且住的离老人家远，爷爷瘫痪，奶奶最近身体也不好。有天突然生病，呼叫120都没有人陪同，当时我感觉爷爷奶奶把我们志愿者当成救命稻草，让我们留下电话，希望在紧急情况下可以提供帮助。采访完后我的心情是沉重的，感觉他们老了，没有什么依靠很可怜。我在想，这是什么原因所致，又如何解决。那时刚读完《最好的告别》一书，发现在美国，一些疗养院和辅助生活机构为身体健康状况较差的老人提供24小时看护，为老人营造像家的“老年之家”，不仅为老年人修复健康，还滋养心灵，帮助他们战胜老年生活的无聊与无助，使得年轻人很放心把父母交给养老机构，打拼自己的事业。但是在我国，作为子女，如果自己的工作很忙，我是不放心把父母送到养老院的。所以，先从宏观层面说起，我觉得国家需要完善养老护老相关制度，可以开设一些老年医院，切实保障老人利益。现在看病难，挂号难，有的医院在软件上才能很快挂上号，对于老年人来说，他们对科技产品的陌生会使得他们看病更难。当时我采访的这位老奶奶在她生病呼叫120时，120工作人员拒绝把她拉到医院，理由是瘫痪在床的爷爷不能陪同去医院，等到亲人来了才能提供抢救，但疾病的突发是很难预料的。我当时听了心里是难受的，这就联系到了老人摔倒了要不要扶的问题。此外，还需要从社会、家庭、个人等多个层面进行努力。子女有义务协调工作和养老的关系，我希望每一位老年人能够真正的老有所依。

每次插曲都是一种收获

时间匆匆，课程已接近尾声，在接近最后展示还有2个礼拜的过程中，突然负责剧本的组员想把这个任务交给脑子比较灵活的男生手中。经与其他组员协商后，最终决定不让组员写完整的剧本了，因为一部完整的剧本写出来，编排、拍摄的话时间很紧迫，最后只让他们写出一个几百字的剧本大纲。所有的细节补充及台词，都是组员排练时按情景现编现演。没有想到的是，许多组员的表演能力很强，这无疑提高了整组的效率。

在此过程中，我学习到，在出现紧急情况时一定要预先想好对策，还要及时和组内进行沟通。在情景剧拍摄时，为达到好的效果，纠结于现场还是视频。起初对我们所拍视频要求很高，虽然我录制的视频都可以用，但是镜头切换没有缓冲，总感觉突兀，字幕不好加，有杂音，是否需要配音，背景选取不好等一系列问题困扰我，但在组员还有其他组没有做过后期视频同学的眼中，我们的视频效果很好。我顿悟到：在团队合作过程中，应以大局为重，要求适度即可，这也可以渗透到平时的为人处事当中。

欢 乐 收 尾

最后一次课了，满怀期待的心情，我将本组科研训练成果围绕老年人对志愿活动的不同态度，以情景剧视频的形式在课堂上进行展示。伴随着PPT的解说，大家都很认真地观看视频。最终得到了老师和其他组同学的称赞，我的内心很激动，因为这是大家共同努力的成果。忘不了大家在繁忙的期末抽出一致的时间来排练，共同为这次科研训练收尾；忘不了那简陋的拍摄地点及一些简简单单又滑稽的道具——灭火器当沙发，保温杯当音响，几平米的楼道当广场；更忘不了大家的欢声笑语，拍完之后再来几把狼人杀的游戏。

整个科研训练，从开始到结束，一步一步地进行，锻炼了我们的科研训练思维，很感谢这次当组长的经历，提高了自己的组织协调能力和解决问题的能力，使自己以后的处事更加严谨。同时，对自己以后的科研生活也有很大帮助。

感恩协和为学生提供广阔的平台，时时刻刻锻炼我们的科研思维；感恩老师为我们精心准备每堂课，每次任务，让我们不断思考与学习；感恩身边优秀的同学们，取长补短，团结协作，共同进步。

虽然科研训练结束了，但是我仍需加油，用严谨的科研训练思维去从事更多的事。未来，需要不断拼搏，勇往直前！

（谨向小组成员致谢：王　宁，樊　帆，张　静，秦　玉，董亚斌，王腾飞，秦怡博，闫梦梦，王肖肖，李圩田，杜福崇，杨静宜。）

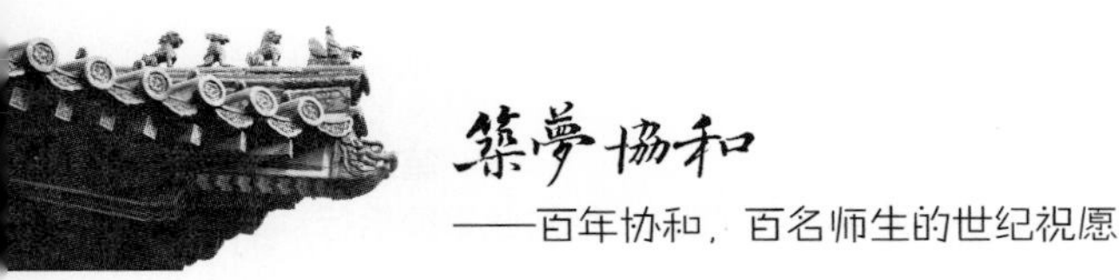

96.二十四分之一的“中特”

周芳颖

【作者简介】　周芳颖，北京协和医学院基础学院2016级病理系硕士研究生。专业方向：肿瘤的侵袭与转移。中共党员，曾获2016年山东省优秀毕业生。90后“空巢老人”，梦想是成为小霸王或学习机。

在得知读研究生还需要上“中特”的时候，我们内心是拒绝的。上政治课对于理科生来说就像是含着煮鸡蛋一样，嚼着没味儿，吐出来会被骂浪费，咽下去还反胃。然而真正开始上课后，也许是在小组同学为完成科研训练一起努力的过程中，这个煮鸡蛋变成了茶叶蛋，还有了那么点意思。从科研训练开始的选题（我们组的课题是“老年疾病的预防”）到查资料，实地采访，材料整合，直至最后的展示，组员们天马行空，变着法地让课题开出花来，最后又小心翼翼地种在地上。这样的政治课充满了人文关怀，研究起来有动力。对于最后我们提出的方案，究竟能实现什么样的社会价值先不敢说，但好歹是让我们实现了一点点社会价值。这种人文情怀春风化雨，一点一滴地影响着我们科研生活，可能这就是“协和”的魅力“科学济人道”吧。

又是一个干巴巴的下午，我和老Z坐在硬座教室，试图想出一百种虚度光阴的方法。那时的我们还不知道，就是那个拿起手机面对面分组建群的一刻，是今后所有故事的开始。

周一班，硬座软座两个教室都坐满了人，分成了二十四个组，一组十来人。我们组算是一拖二二拖三的产物，（基础）所里军训的时候都混了个脸熟，见面又没到打招呼的程度。大家的姓都不带重的也算是缘分。我有点蒙，还在对号认人的时候，就听到老T的声音“好的，那组长就是你了”。“哼，又是一个积极上进的人”，我的心中淡淡地嗤笑着，朝着声音的方向一瞥，见到今后将成为我们组长的男人——老Y。老Y在基础所里也算个名人，主要体现在发达的四肢上，那一套军体拳可谓是出神入化，耍的大刀也可以在运动会开幕式上独领风骚。想着想着，我有些不耐烦，烦到底什么时候下课。又是一阵毛毛躁躁的讨论，我心猿意马地抠着手机。“老年医学，就老年医学吧，组长说他有经验”，老M揶揄地说着。“这群人行不行啊，可别把作业搞得像垃圾一样耽误我转博”，我内心好气可还是要保持微笑。就这样，伴随着心中的怀疑，开始了我们的“中特月”。

老年疾病预防究竟是个啥，这个问题各有各的看法，而究竟该怎么研究，同学们华山论剑各展神通。“问卷，还是填问卷吧，代表性好啊，还省事”，热爱搞科技的老Z第一个出招，“现在用问卷星可方便了”。难道高贵的我们要向他们一样转发朋友圈求填表吗?！我的内心发出这样的疑惑，况且他们好多造假的，我们……“说起老年医学，那当然还是去做志愿服务啊”，讲究事必躬亲的老M亮出了他的法宝，“顺便去采访采访，这样内容也丰富啊！”老M左右瞥了两眼，对自己的提议颇为自得。“去做志愿服务，我们这样的只能去添麻烦”，心思缜密的老H担忧地补充说，“不过采访还是可以有的，就是采访的对象……”“我知道！”从来不说话的老L竟然开口了，“那边有跳广场舞的大爷大妈”，仿佛一道灵光照进我们的明台，对啊，谈到老年疾病预防，当然是问问他们的意见了，他们现在有钱有闲却也面临着衰老的威胁，通过询问他们的看法来以小见大我国的老年疾病预防状况，这岂不是再好不过！说干就干，我们十一个人立刻分工成了三个小队，有冲在前线的采访组，有保障后援的文献资料组，更有锦上添花的汇报组。你说我们组有几个人？只有一个，因为我们11个一条心！

太短，时间太短，我们还要采访更多！

大妈不够，老师来凑。我们有先天的优势啊，刘老师正是研究老年医学的啊！老T的对象也是个小医生啊！都来，统统都来，我们要为国家的老年疾病预防做出贡献！

太多，文献太多，可是都逃不过我们的火眼金睛！

只要最干练的数据，只要最鲜活的图片，浩渺文献海洋中，我也能找到切中肯綮的那几篇！

太丑，这些PPT模板太丑，还是让我们撸起袖子自己来干！

所有像素上的精确，都是为了那六分钟的完美呈现！我们的中特组，让我们自己代言！

时光荏苒，岁月匆匆，转眼间到了汇报的日子。

汇报人是老Z，我是互评打分的。组里的其他同学已经在“硬座教室”落了座，宝相庄严地坐了一整排，很是有气势。“不要紧张啊老Z，重在参与嘛！”组长搓着手对老Z说。“我们组无条件天下第一好！”老W给老Z抛了一个坚定的眼神。“哦。”老Z是什么人，泰山崩于前而色不变，麋鹿兴于左而目不瞬。我心叹，“这才是大将风度”，护送老Z到了软座教室。待老Z入了座，我溜溜地跑到了第一排。突然看到了人文学院的“科哲大总管”欣欣，所谓背靠大树好乘凉，我厚着脸皮蹭着坐在旁边，想着“若是能听听专业的评价意见也是极好的”。欣欣不疑有他，热情地跟我拉起呱来。

突然间灯光一暗，好戏开场了。

迎面走来的是“我有视频我骄傲，课题展示最灵巧”代表队，通过演情景剧或编辑采访的方式把自己的研究结果展示出来，不但引人注意还多彩生动。“看出来下了不少功夫嘛！”欣欣略略颔首，我干笑了两声。“不过六分钟的展示时间还是太少，让人感受不到深度啊！”欣欣摇了摇头，我的背也挺直了几分。

紧接着上台的是“big data，我看行！”代表队，通过广发问卷调查，收集大量的数据，

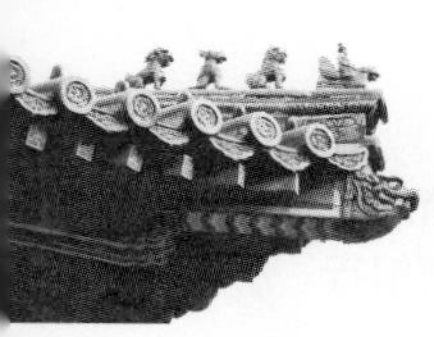

提炼出精彩的结果，得出极具应用价值的理论。扇图环图柱状图，看的观众突突突。“这组很强势嘛！”欣欣转了转笔，我的眼神也飘了飘。“不过问卷还是有风险啊，不排除有人乱填嘛！”欣欣补充说道，我深以为然地点点头。

一组又一组，看得我是眼花缭乱，心思飘啊飘啊的，终于轮到我们组上台了。定了定神，小组群里已经沸腾了，同学们嗷嗷地发着表情包，仿佛是养大的闺女终于嫁人了一样激动。虽然事先已经看了很多遍我们组的PPT，但真正听汇报的时候还是很刺激，有点小忐忑。我灼热地盯着欣欣，期待她用一百种语言来夸我们。“啊，你们做得挺好的，挺好的。”欣欣非常上道。兴奋之余，我不禁开始沉思，不能这么骄傲，我们一定还有可以改进的地方。心想着，把打分表上的100分描得更圆润了些。

课程的最后，老师评价说我们采访受众不清，对调查对象没有做明确的界定。

“这才4周，”老M说着，“再给俩星期我们养老社区的模型都能画出来了。”“好不甘心啊，6分钟完全不够我们发挥的。”老J撇了撇嘴。“算了，都结束了！”老D叹了一口气，望着人潮涌出的中特教室，被人碰撞也不自知。老W也跟着看向他目光所及的地方，仿佛碎碎念一般的低声说道：“这是我们最后一次的‘中特’了呢！”

协和每年都会招新生，16级新生全都是要上“中特”，周一班又是上“中特”人里的三分之一，我们只是这其中的二十四分之一。拿时间做比，那我们也就算是一天“中特”时光中的1个小时，而协和又为多少人点燃过生命中的1小时呢？也许每份二十四分之一热情，都是协和的魅力吧。

▼ **春** 摄影：李　飞

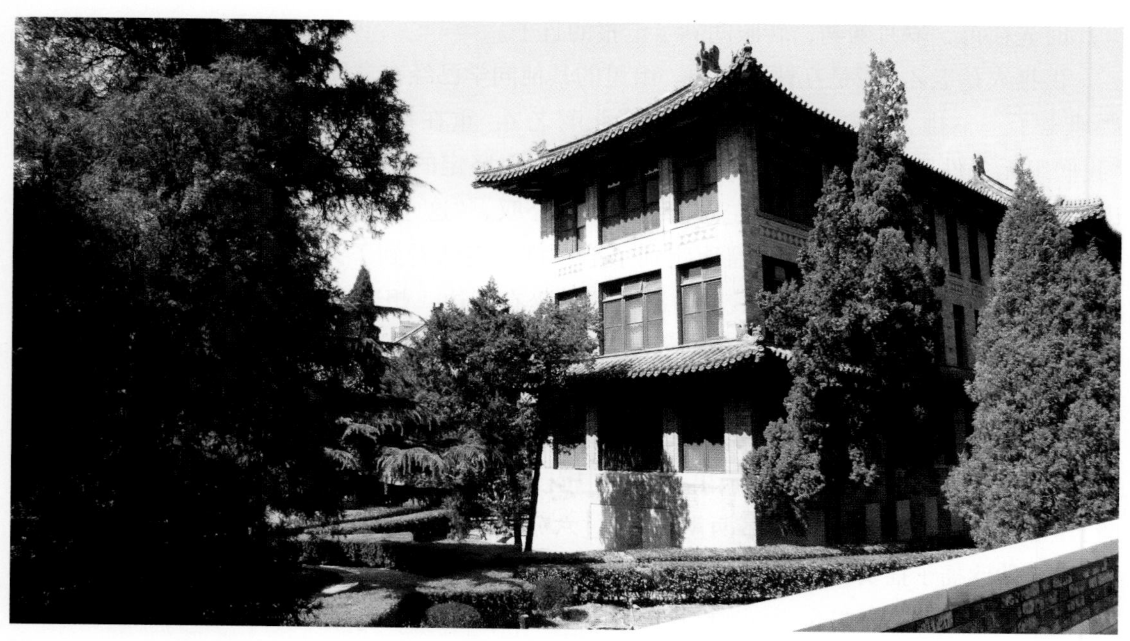

电梯依然拥挤，食堂依然吵闹，不远处的豫王府亘古宁静。

（谨向小组成员致谢：尤　祎，赵顺莉，茅　斌，邹定峰，陶　金，韩佳佳，林　群，王　晗，于　珍，张　晨。）

97. 9个人4个地方14份问卷
——一次不完美的自主科研训练小结

钟梦君　马中飞　刘晓礼

【作者简介】

钟梦君，中国医学科学院血液学研究所（天津）2016级硕士研究生。内科学专业。协和百年殿堂中，时钟一分一秒地飞逝，我怀着心中的梦想，追逐着心灵的“郎君”。

马中飞，北京协和医院基础学院2016级硕士研究生。免疫学专业。刚开始在自然科学海洋边拾贝的孩子，偶尔看看人文天空，海洋深广，天空博大，我们何等渺小，不过，我们存在，海洋之奥妙与天空之怡人或因此更有意义……

刘晓礼，中国医学科学院血液学研究所（天津）2016级硕士研究生，细胞生物学专业。因未知而迷茫，亦因未知而窃喜；一路向前，探索未知的精彩，亦不忘感悟身边，让温情做伴。

第一次学生自主的科研经历，从课题选定–搜查资料–课题规划–实践开展–整理数据–课题汇报，整个过程要利用课余时间在3周内完成。刚收到这份科研任务的时候，大家都是一片茫然，全然不知该如何着手。如何设计课题？如何收集数据？这样的训练是该注重结果还是过程？面对这一系列问题，我们没有选择逃避，而是冷静下来一起讨论，一起思考，汇集群体的智慧加之老师的耐心指导，困难慢慢被克服，课题也渐渐有了眉目。

我们做什么？

随着社会的发展与进步，当今的疾病谱已从传染性疾病转变为非传染性慢性疾病。其中，糖尿病已成为继肿瘤和心血管疾病之后第三大威胁人类生命健康的慢性疾病，作为涉及多个组织器官的全身性代谢性疾病，若血糖控制情况不理想，容易导致严重的并发症，甚至威胁患者的生命。美国糖尿病协会发布的最新《糖尿病防治指南》中指出，糖尿病患者的自我管理是预防糖尿病急性并发症和降低长期并发症风险的关键。

然而目前，我国糖尿病患者的自我管理处于中等或偏低的水平，导致患者出现各种急慢性并发症，严重影响患者的生活质量。因此，本小组想通过调查北京市东城区糖尿病患者的自我管理认识和实施情况，以了解患者血糖和并发症的控制情况，以期为糖尿病患者提供科学可行的自我管理建议，让我们的实践经历更加有意义。

同时我们小组选读了《疾痛的故事》这样一本讲述慢性病患者自身及给家庭乃至社会带来痛苦的书籍，从该书中深刻体会到慢性疾病给人类造成的危害。有如此的体会加之当今社会的医疗现状，本小组的成员进行了多次讨论，最终确定研究课题为"研究糖尿病患者的自我管理现状"。

在螺旋中上升吗?

依据调查题目及相关的文献内容，我们设计了一份电子问卷，准备通过网络途径进行糖尿病患者的问卷调查。其中一位组员征得北京市某糖尿病协会QQ群管理员的同意，在该群中开展电子问卷的调查。然而让我们意外的是，调查没有得到积极的回馈，仅回收两份问卷。因此，我们决定另辟蹊径，采取实地考察的方式进行问卷调查。同时，我们对问卷的内容和排版进行调整和修改，以更好适应患者人群，从而提高患者的配合度。

经过小组成员共同协商，小组长最后拍板，兵分两路，分别到北京市一家三甲医院的内分泌科、东城区两家社区卫生服务中心及东城区某社区卫生服务站开展问卷调查。

结果就是：我们9个人，跑了4个地方，收获了14份调查问卷。

毫无疑问，从数量来看，远远不能满足科研分析的要求。

但是这一"计划–实践–碰壁–解决–再实践"的经历，充分体现了认识指导实践，再以实践修正认识的科学辩证思维。

我们身处螺旋之中，并没有实现上升。也罢，且行且珍惜。

初尝研究的滋味

作为初次实地调查的学生，在医院进行问卷调查的过程中，我们的进展并不顺利。没时间被拒绝，误认为药商代理被拒绝，不愿透露病情而拒绝。我们四处碰壁，但是我们没有轻易放弃。调查对象并不需要天然地配合任何一个研究者，而是需要在充分知情、自愿参加的前提之下，才会产生合作。这是我们初次体会到研究者的身份品尝到实地调查的滋味。所以我们继续鼓起勇气主动询问，最终还是得到了一部分患者们的热情回应。这让我们的内心燃起了希望，着实要感谢积极配合我们开展工作的热心患者。

我们调查发现，相当一部分糖尿病患者还没有并发症，这是很值得欣慰的。其中一部分患者能够严格遵守糖尿病患者的生活方式，不贪吃、不乱吃，每天坚持一定量的体育锻炼和按时服用降糖药物，还能定时检测血糖值和咨询医生关于自身糖尿病的控制情况，这是我们所提倡的健康科学的自我管理模式。然而，有个别患者是非常“洒脱”的，他们并不因为糖尿病而“亏待”自己，不忌口、不运动，饮食和锻炼方面没有做出相应的调整，甚至不定时服药，导致血糖控制情况不佳，出现相关的慢性并发症，许多生活细节都被影响，生活质量相对较差。

我们深刻地感受到，即使生活被迫要向疾病妥协，相当一部分糖尿病患者也还是根据医生的建议和指导，调整生活方式，加强自我管理，以相当积极的态度去面对和感受生活中的点点滴滴的，做到尽量控制血糖，避免并发症的出现。此时，“有病似无病”，生活依旧是丰富精彩的。相反，那些“洒脱”的患者认为，“人生在世，时光短暂，早日享乐，何必委屈自己呢?”这也给我们广大医务工作者一个提醒，尽管患者并不严格做好自我管理，但是我们有必要尽自己能力去关注患者的内心想法，寻找患者拒绝积极自我管理方法的原因之所在，施展人文关怀。

不想画上句号

虽然科研调查随着课程结束不得不画上句号，但是这一实践留给我们的远不止是一份经历，更多是内心的一丝感触和领悟，以及互相合作支持的感动。

第一，医学人文课程提供了锻炼自我人际交流的机会。从课堂上的分组讨论，到科研训练分组时老师授权自行解决组队问题，再到科研训练过程中的集体探讨、共同实施等，我们借此共同经历着“人际交流”这一社会“必修课”，同时“当家做主、自主安排”的意识得以实践。

第二，“组织者”的必要性。一个小组里，组长未必是最优秀的，但一定是最主动积极、最有责任心的。于这一点，我们小组组长是值得夸赞的。其积极主动的召集，及时有效的沟通，以及对小组任务所具备的强烈责任心都是我们小组训练过程得以顺利开展的前提条件。

第三，要重视集体的智慧，善于合作共享。在确定课题过程中认识到集体间的沟通交流将以“集思广益”的效应，在很大程度上弥补各自的思维漏洞；在实践过程中体会到小组成员之间团结互助、共同参与，为了同一个目标而一起奋斗的快乐，以及实践的有趣性和必要性。正如一位同学所说：“在讨论过程中，大家感觉像是思维风暴一样，在交流的过程中总是有新的想法被激发出来，当你受到别人的激发想到好想法那一瞬间的感觉美妙得简直无法形容。”

这次科研训练的确不完美：9个人跑了4个地方收获了14份问卷。但是，我们一起经历了“融进来，走出去”这样一系列集体行动的愉悦的过程，并享受其中，这足以诠释本次科研训练的意义了。正如有同学所讲的，“这种课堂与实践相结合的教学方式对于一直困于应试教育的我们来说，是一种释放。既释放了我们的身体，也释放了我们的精神，让我们去完成不曾想过的问题，让我们去完成有难度的问题，让我们将我们的所学应用于实践，这对于我们的成长是十分有利的。”

（谨向小组其他成员致谢：血研所的张存玲，刘　喆，王　鼎，刘诗琦，常利珍，熊梦裳等六位同学。）

98.养老问题初体验

李闪闪

【作者简介】　李闪闪，北京协和医学院人文学院2016级硕士研究生。科学技术哲学专业。研究领域：生命伦理学。

第一次接触养老是源于课程作业需要，当时我们小组去到北京的一所养老机构进行探访。自此，它为我打开了一扇窗，去认识养老问题。

我们所探访的是北京一家中高端养老机构，拥有专门的老年人餐厅、手工室、书画室、棋牌室、电影室、康复中心等设施。机构的每一层都用色彩鲜明的绘画或手工制品所装饰，墙体上有适宜老人使用的扶手等诸多小细节，整体给人温馨如家的感觉。

这种感觉当时一下子就吸引了我对这家养老机构的兴趣，同时，我也在暗想这里实际居住体验如何呢？有幸在管理人员的指引下，我们访谈了8位老人。

来到老人的房门前，准备进屋访谈的我有些许紧张。房门打开后，我看到了一位正襟危坐的老爷爷，年龄与我爷爷相似，他正在观看电视里的新闻，这时老奶奶从洗手间出来了并热情招呼我坐下，我不禁想原来每一家都有严肃的爷爷和热情的奶奶，心中的紧张也就自然而然放下了。

访谈中，老爷爷和老奶奶表示对机构总体感到满意，但同时老爷爷建议道：“领导应该在这边组织老人开意见交流会，不深入群众，怎么能知道我们老人想什么啊！比如，每次老人过生日的生日party就很好啊，领导这时候出现一下，跟大家说两句呗。也应该跟我们讲讲养老院的发展规划什么的，我们也好心里有底。”老奶奶则建议道：“每次新人来，最好有负责人出来介绍一下新人，要不然都挺尴尬的，也不知道怎么开口说话。前两天来了一个老奶奶，挺可怜，没人介绍，我们也不知道怎么与她交流。我们刚来时也是一样。还有，这边工作人员经常换，每次更换也跟大家介绍一下啊！”无论是定期意见交流会、领导给予生日祝词还是迎新需求、认识工作人员需求，老人们给我一种他们渴望被关注，被重视，寻求存在感的感觉，共同参与访谈的其他小伙伴也有同感。

这次养老探访活动结束之后，我读到了《最好的告别》一书。这使我对养老机构之行有了新的理解，我突然明白在交谈中老人偶尔的无奈源于何处。老人居于养老机构，他们的生活可以得到照顾，但老人们表示还是失去了一定的自由，失去自由并不是入住养老院导致，而是衰老所致。而衰老是每一个人都不可避免的事情。衰老导致老人们脱离了原来居住的环境，原本生活的意义随生活环境的改变而发生改变。我们探访的其中一位李奶奶，今年89岁，在80岁之前，她一直担任自己原居住社区的法律顾问，帮助社区居民处理法律方面的问题。入住养老机构后，老人无法再为他人提供法律咨询，庆幸的是她还可以坚持每天看报纸。她说，假如有一天不看报，就感觉有一件非常重要的事情没做，就感觉不自在而且很空虚。张奶奶和宋奶奶则表示入住养老机构让她们从家务劳动中解放出来了，在养老机构她们有更多的时间来做自己感兴趣的事情，比如绘画、弹琴等。的确，生活的意义会因新环境发生变化，从老奶奶们这里，我看到了积极的变化。

寒假到了，北京的探讨及《最好的告别》都让我心中挂念着养老问题，我决意去家乡的敬老院走访。入院即看到一个公告栏，上面有入住老人的名字和照片，一共有47位老人。越过公告栏，可以看到一座二层楼，这座楼与普通民宅并无差异，老人们都在门口晒太阳，二楼阳台还晒有几床被子。见我走过去，离得最近的一位老人主动与我搭话："小姑娘，是来看家里人吗？"老人站在门口，看起来很健康。我笑了笑说："不是的，我就过来看一下。"没有工作人员过来询问，我就和这位老人聊了起来。老人告诉我，这里只提供一日三餐，需要自己照顾自己，两个人住一间房，房里不能使用任何用电器，因为房间里没有设置插座。交谈中我询问了老人是否有看电视、用洗衣机洗衣物等需求，老人表示很希望拥有这些，同时他掀起自己的左衣袖说："你看我这手，其实是不能动的，我这半边身已经瘫痪42年了，之前有洗衣机，现在没有了，很不便。"谈及生活，老人表示得过且过吧，"每天就待在这晒晒太阳，我们也没办法改变这里什么，能活几年是几年吧！"而老人才66岁而已。相比89岁的老奶奶，这中间还有23年的时光差，由于经济能力的限制，老人不能拥有如老奶奶在北京养老机构般的生活，但其实老人的要求并不高，一台公用的洗衣机、一台公用的电视即可让这里老人的生活质量提高很多。

回到家中，我与自己的亲爷爷亲奶奶讨论自己所看到的情况，奶奶感叹道："每天坐在那，没电视看，什么也做不了，所以大家才不想去那。"爷爷当时没有说话。隔天与奶奶一起包饺子时，又聊起这个话题，奶奶告诉我说，你爷爷说以后他不想去养老院。我告诉奶奶说，让爷爷放心吧，我们听他的。转过身，我的眼睛有些红。家乡的老人对养老院避如蛇蝎。若是家乡养老机构的软硬件水平达到北京那所养老机构的水平，或许老人们不会如此排斥，欣然接受也未可知。

从北京的养老机构再到家乡的敬老院，我深刻体会到人们只有在满足基本的生理、安全需求后，才会追寻精神、心理方面的需求，而精神方面的追求，追求存在的意义是人类永恒的主题。另一方面，随着社会力量参与养老服务业的发展，我相信家乡的养老机构会在改进中逐渐为人们所接受。同时居家养老、社区养老方面出现了方兴未艾的大好形势，不同地区若能抓住机遇来发展更为老年人所接受的居家养老、社区养老模式，将会是一件幸事。

（谨向小组成员致谢：北京协和医学院公共卫生学院刘智、黄智然；中国医学科学院药物研究所王　英，商昌辉，陈永辉，贺浩珂，贾晓娜，杨飞龙。）

99.协和研究生亚健康调研小结

别凤赛

【作者简介】　别凤赛，中国医学科学院医学信息研究所2016级硕士研究生。公共卫生专业。研究领域：卫生政策。

不惧困难，敢于挑战。这就是我——一个爱与自己较真的女生。

在“中特”课上有一个科研训练的自主学习环节。我们非常感谢这次锻炼的机会，并且收获良多。从定题、策划（资料收集、数据录入、资料分析）到PPT的制作，整个过程让我们体会到了课题研究的完整性和挑战性及团队合作的重要性。我们得到了很好的锻炼。

此次科研训练的研究过程如下：

一、定题

我们小组经过2天时间的讨论，发现大学生普遍存在亚健康问题。经过进一步的探讨，最后初步定题为“北京协和医学院研究生亚健康状况及其影响因素分析”。

二、设计调查问卷

调查问卷的设计是依据我们小组经讨论的与大学生亚健康有关的问题，将调查问卷设计为三个部分（第一部分：基本情况；第二部分：亚健康状况调查；第三部分：生活事件问卷）。调查问卷如下：

1．基本状况：出生年月、性别、籍贯；所院、专业；是否患有慢性病。

2．亚健康状况调查：参考首都医科大学研发的亚健康状态调查问卷（SHSQ-25）中的亚健康评分标准。

3．生活事件部分：共13个问题，主要包括生理、心理、社会等方面的问题。

三、问卷的发放

共打印100份问卷，由我们小组成员共同发放，地点为北京协和医学院东单校区基础楼八楼，时间为周二“中特”课课间10分钟（2次），调查对象为北京协和医学院研究生。

四、问卷收集

问卷回收率为100%，共收回100份问卷。无缺失值。

五、数据录入

我们小组用Epidata3.0软件对数据进行录入。后转化为SPSS格式进行数据分析。其中用的统计方法如下：

1．正态性检验：标计量资料如正态分布采用均数±标准差、非正态分布采用中位数。

2．统计学描述：对计数资料采用率进行统计学描述。

3．单因素分析：考虑因素之间是否存在统计学差异，使用卡方检验进行统计学分析。

六、分析结果

1．所院分布：动研所3人、儿研所7人、放射医学所3人、阜外医院4人、公卫学院6人、国家卫计委科研所1人、基础所12人、输血所4人、协和医院18人、信息所10人、药生所5人、药物所7人、药植所10人、中国食品药品检定研究院2人、中检院3人、肿瘤医院5人。

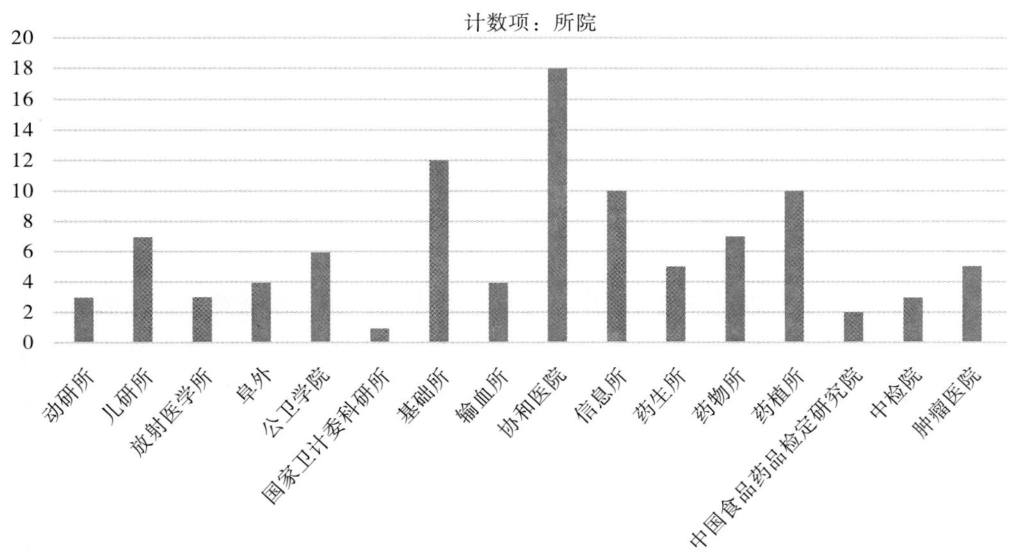

2．性别分布：男生33人，占总数的33%，女生67人，占总数的67%。基本符合医学院男女分布比例。

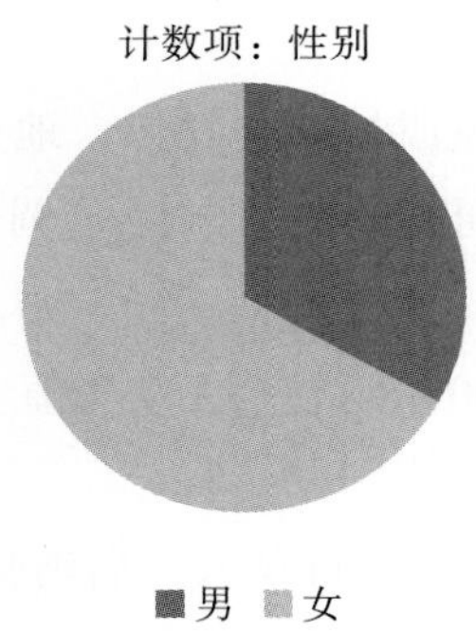

3. 调查对象：共来自18个省份分布如下：

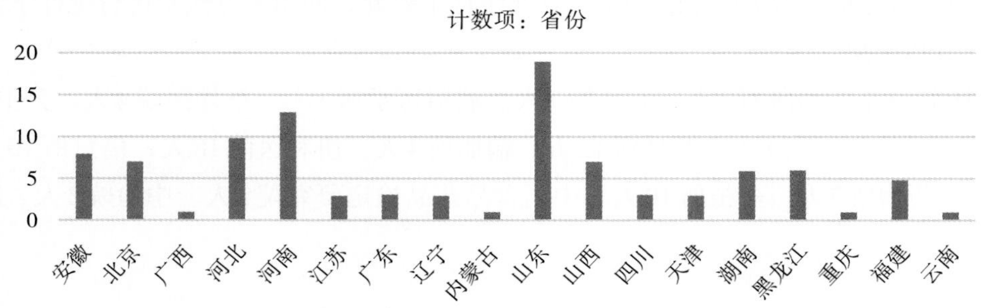

4. 北京协和医学院学生亚健康现状：亚健康状况问卷总分为0～100分，总分≥35分判定为亚健康状态，得分越高亚健康状态越严重。100名研究生亚健康状况问卷得分最低为0分，最高分为91分，其中健康人群问卷平均分为18.63 ± 9.26分，亚健康人群问卷平均分为45.49 ± 10.09分，总人群问卷平均分为26.03 ± 15.31分。其中26名学生亚健康状况问卷总分≥35分。

5. 对学生的日常生活事件进行单因素分析：经卡方检验，经济宽裕、生活规律发生重大变动等因素的学生亚健康检出率有差别（$P<0.05$）。结果表明：经济宽裕是学生亚健康的保护因素，生活规律发生重大变动是学生亚健康的危险因素。

七、“中特”课调研设计及实施过程感受

在科研过程中，严谨的思维和熟练的软件应用能力是做好课题的必要条件：

1. 对课题相关领域深入、全面的调查了解是做好科研的必备工作。在题目确定、调查问卷设计、调查方案设计过程中，均需要查阅大量文献作为基础研究工作，在进行文献研究的过程中，对全球亚健康状况、研究方法、研究趋势有了深入了解，形成了研究框架和个人观点，同时圈定了影响协和研究生健康的可能因素。

2. 统计软件的熟练应用是重要的技术支持。在研究过程中，对问卷结果进行统计描述及统计推断分析，需要用到χ^2检验、正态性检验、单因素分析等方法。通过这次研究，对所学的统计方法进行应用，使自己的统计软件使用能力得到了较快提升。

3. 群策群力、团队协作是克服困难取得成功的中坚力量。在研究进行的过程中，会不断出现新的问题，需要及时发现解决。并且经过小组讨论等方法，共同探究可行的解决方法，是确保研究的顺利进行的关键因素。

4. 在认知方面，通过不断发现问题解决问题，不断打破自身认知的约束，使得自己对问题的认识能力不断刷新，是一次很大的提高。

5. 完成了一次科研实践，自己得到了从感性认识到理性认识的升华。在课堂上学习知识的同时，通过此次科研训练，让我真正将所学知识进行实际运用，同时让我对科研过程有了进一步的认识。

6. 理论知识与实际情况对接生疏，需要根据实际情况能动地选择变通。比如在进行问卷设计时，题目应在25道以上，保证研究的客观与严谨，但因为调查对象、调查实施、时间、经费等限制，我们需要对问卷进行精炼与缩减，保证研究的进行与完成。需要对个人认知进行不断调整，符合实际情况，得出较为准确的结果。

7. 结论产生于不断认识、不断实践的过程。在进行文献梳理、统计分析数据的过程中，会出现难以整理综述框架、分析结果与预期相去甚远等情况。当这种情况出现的时候，通过不断地推敲与分析，对现有状况进行研究，最终得出结论。

总的来说，“中特”课让我们研究生从真正意义上践行着实践观，这对中国特色社会主义理论的发展有着十分重要的现实指导意义。尤其是我们当代大学生，是祖国的未来和希望，要想成为对祖国、对社会有用的人，就必须以实践的观点对待问题，用理论指导实践，实践检验理论。不断提高自己的实践能力和认识能力，开拓进取，勇于创新。只有这样，我们当代大学生才能有所作为，才能肩负起历史社会赋予我们的神圣职责和光荣使命，才能实现自己的价值。

（谨向小组成员表示致谢：郝秀齐，张　宇，侯　震，王佩伦，张爱超，陈丽萍，蒋　祥，马天琳，李树峰，郭雨晨。）

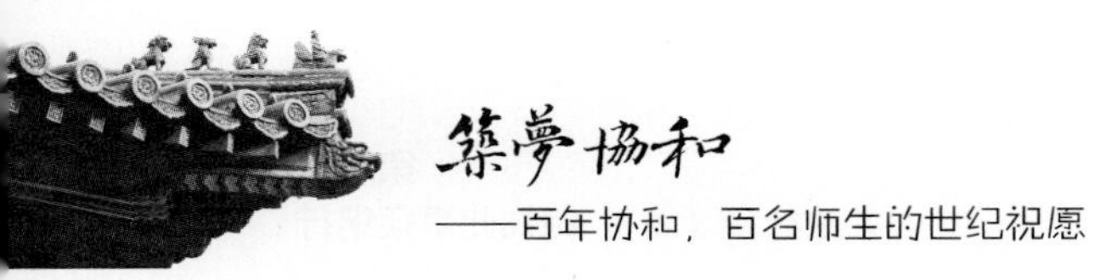

100.始于感性，陷于理性，忠于本性

马　帅

【作者简介】　马　帅，北京协和医学院公共卫生学院2016级硕士研究生。流行病与卫生统计学专业。目前参与慢性病相关研究。

方法论主义者，凡事讲求规矩，不求冠冕，只愿心安。

做事伊始，兴趣为先；一腔热血洒尽，满怀壮志整装；他人笑我痴傻癫狂，奈何？只求一份真。

我这么一个百无聊赖的人，竟也可以从“中特”这门课里窥探出一番天地，惊讶之余，赶紧写下这篇感受，生怕被些杂事埋没掉了。

老师让每个小组准备一个科研训练，简单来说，就是大家齐心协力做一个课题，数周完成，成果大小暂且不说，但要贴合专业，更要科学。

我们小组的科研题目是“北京市东城区建国门街道居家养老模式下老年人跌倒预防的KAP调查”，选择养老这个背景是因为我们小组绝大部分成员都是公卫学院的学生，大家正在参与一个养老课题，对养老这个问题有浓厚的兴趣和一定的认识。

这个课题主要分工如下：①文献查阅、梳理研究背景；②确定研究目的、对象；③问卷设计、整理、修改；④问卷发放与收集；⑤问卷电子化；⑥数据清洗、分析；⑦结果与结论；⑧文献回顾；⑨整合小组资料，制作PPT；⑩PPT汇报。

鉴于我对计算机和编程的热爱，我决定独力承包问卷电子化的任务，在大家伙面前拍胸脯保证，时间再紧，任务再重，二话不说，撸起袖子加油干。

俗话说，不打无准备之仗。在问卷还未设计好之前，我查阅整理了Epidata3.1软件的使用流程。首先将已经设计好的问卷在软件里面做一个qes文件（问卷内容），其次，利用qes文件生成rec文件（用来录入），最后针对rec文件编写chk文件（录入核查）。之后将这三个文件放入一个文件夹里面，打开rec文件即可开始录入：在每个空的横线处逐条录入已经填好的问卷，出现录入格式不正确时，chk文件会提示警告。

凡事都是想着简单做起来难。

正式投入工作那天，我不得不找来大量网站学习Epidata的实际操作，由于是现学现用，所以很多理论东西就忽略了。期间遇到了不少问题，最大的麻烦就是编写的chk文件无识别rec文件，只好一点一点地核对代码，一点一点地刷新我的耐心底线。

谈到科研训练的感受，我得先提一下合作的力量，其实一开始分工，一个人做一件事，表面上是为了公平，其实就是在掩盖大家缺少团结协作的意愿和能力。当然，只要分工得当，善于用人，还是可以避免大家各自为战的。两个关系好的人，任务又密切，更容易互相沟通。比如问卷设计环节，他们就会邀请我一起探讨；数据分析时，做结果与结论的同学也会过去帮忙。组长带头开了几次小组会议，每次主题都是学习如何解决科研问题，让我们跳开任务这个魔障，不被其缠绕，更专注于知识和方法的探索。

我最大的感受是：痛并快乐着。拿学习Epidata来说，起初，我是有兴趣的，它源自于我对计算机的热爱。但是，随着学习的深入，我的兴趣消磨殆尽，留下的只有枯燥和一个个问题。尽管我知道每克服一个困难，我都会收获了知识和成就感，但我很难再寻觅哪怕一丝当时雄赳赳气昂昂的感觉。我不得不总是暗示自己要坚持，要加油，为了目标而努力。我觉察到我很痛苦，仿佛我对学习没有了兴趣一样，我是在逼迫自己做不情愿的事情。而后，我又理智地告诉自己，我在对自己做有意义的事情，这是对的。

如同自己得了精神分裂症，我感性的一面品尝到困难的苦涩，我理性的一面寻觅着成功的喜悦。我发现一个道理，如果一个人在理性上的愉悦越多，那么他的成就越高，社会价值更高，如果一个人在感性上的愉悦越多，那么他在自己生活的那片天地里，会是最幸福的。

彷徨时，我无法明白自己活着是为了感性还是理性，稍稍倾斜一点，可能人生就此不同。有人说，人这一辈子要找一个最爱的人谈恋爱，要找一个最合适的人去结婚。纯真的爱不应受到柴米油盐的侵蚀，心中留得一丝美好，再遇淑人，相敬如宾。学习似乎也是这样，不要把心中尚存的一点兴趣也变成谋利的手段，遵从心的指引，追寻最初的梦想。就像陶渊明写的“采菊东篱下，悠然见南山”，你可还曾记得心中那份真？

做事，出于兴趣也好，出于功利也罢，切忌半途而废。不要给自己的兴趣——来自内心的原始渴望，沾染上一丝功利。回过头来看，我学习Epidata，确实很急功近利，按图索骥式的学习导致我后来无法回答别人的质疑。羞愧之余，我打算再系统地学一遍，重拾自己的兴趣。

如果有人问，出于兴趣的科研和出于功利的科研有什么区别，我觉得，兴趣产生的快乐更原始，它的推动力要强一些；若没有兴趣，仅凭着毅力前行，怕是有些痛苦。有时候，兴趣会被困难消磨掉，让我们坚持下去的动力，不仅有对成就的追逐，还有来自本性的呼唤。回忆我的这次科研训练，谓之：始于感性，陷于理性，忠于本性，也不是没有道理。最后，有句话与大家共勉：做最感性的自己，走最理性的道路，时刻不要忘记最真实的自己。

（谨向小组成员致谢：郭　婧，赵　静，王紫娟，苏夏雯，吴世超，陈　娜，刘师洋，王月波，席天舒，邓桂娟，沈忠周。）

阅读书目

[1]《阿图医生》（［美］阿图·葛文德）
[2]《白色巨塔》（［日］山崎丰子）
[3]《此生未完成》（于娟）
[4]《当呼吸化为空气》（［美］保罗·卡拉尼什）
[5]《岛》（［英］维多利亚·希斯洛普）
[6]《好好哭泣》（［丹麦］文字：Glenn Ringtved，插图：Charlotte Pardic）
[7]《好医生是怎样炼成的——一位医学院教师的调查笔记》（李飞）
[8]《昏迷》（［美］罗宾·科克）
[9]《疾病的隐喻》（［美］苏珊·桑塔格）
[10]《疾痛的故事：苦难、治愈与人的境况》（［美］阿瑟·克莱曼）
[11]《剑桥西方医学史》（［英］罗伊·波特）
[12]《苦痛和疾病的社会根源》（［美］阿瑟·克莱曼）
[13]《临床医学的诞生》（［法］米歇尔·福柯）
[14]《论语》
[15]《妞妞——一个父亲的札记》（周国平）
[16]《日瓦戈医生》（［苏联］帕斯捷尔纳克）
[17]《生活之道》（［英］威廉·奥斯勒）
[18]《使命与魂的尽头》（［日］东野圭吾）
[19]《鼠疫》（［法］加缪）
[20]《死亡如此多情》（中国医学论坛报社）
[21]《苏菲的世界》（［挪威］乔斯坦·贾德）
[22]《相约星期二》（［美］阿尔博姆）

[23]《向世界最好的医院学管理》（［美］利奥纳多·贝瑞）
[24]《孝经》
[25]《协和硕果》（李立明）
[26]《协和医事》（讴歌）
[27]《一个医生的故事》（郎景和）
[28]《医事：医的隐情与智慧》（讴歌）
[29]《医学史》（［美］玛格纳）
[30]《因为是医生》（陈　罡）
[31]《直面医事危机——住院医师的人生“大考”》（李　飞）
[32]《众病之王·癌症传》（［美］悉达多·穆克吉）
[33]《周一清晨》（Sanjay Gupta）
[34]《最好的告别》（［美］阿图·葛文德）
[35]《最年轻的科学》（［美］刘易斯·托马斯）

图片目录

致　谢

本书的发端，主要是源于院校党委副书记王云峰老师的“协和百年校庆”动员大会，以及之后他为我们人文支部开党会时的启迪与教诲。

本书的出版，最为重要的则是来自人文学院翟晓梅院长的大力支持与学院的资助。翟老师作为国际国内著名生命伦理学专家，同时承担着大量学术、管理和社会工作，仍在百忙中对这本书给予大量细致耐心的指导：记得一次翟老师远在阿联酋开会，邮件里回复“全力支持”这项工作！并肯定了本书的价值！让我更加坚定了完成此书的决心。在此，谨以此书，向尊敬的翟老师表达我最为诚挚的谢意！

付诸行动以后，人文学院的同仁们更是给予了我最大的支持和鼓励，张新庆老师、刘俊香老师既为本书奉献佳作，又帮助审核部分稿件；王勇老师推荐了优秀的医学史作品收录书中。同时，睢素利、韩永卿、刘欢、张迪、周一曼、闫海英、蒋育红、胡燕、徐静姿、林玲等老师都为本书贡献了观点和意见。

2016级硕士研究生陈新连、亢玉婷、张现齐等同学，作为“中特”班的助教，承担了征稿宣传、联络作者等工作。还要特别鸣谢护理学院2016级本科生王心培、黎珍，以及2014级李琳玉等同学，她们承担并落实了护理学院的征稿。

2016级硕士研究生谢永丽协助编辑了部分稿件；2016级硕士研究生王瑚同学承担了部分稿件的初审工作。

此外，北京协和医学院校级社团博学社、哲学社骨干成员都为本书的写作献计献策。绯比视觉团队负责人张景君，北京协和医学院和光摄影社团杜俊喆及夏艳杰、瞿建宇，为本书无偿提供了多张精彩照片。特此致谢！

难以忘怀的还有好友王剑利、苏春艳两位老师，她们积极参与到这本书中来，每次与她们的相聚都像春风一般带给我滋润和关怀。

最后，敬请书中的每一位作者接受我最诚挚的谢意！唯有你们第一时间里的积极反馈，才得以让本书如此高效完成，在协和的百年校庆来临之际，以共同的努力和付出为她献礼！

后　记

看着即将完成的书稿，心中思绪万千，从构思、约稿到完成初稿的往事仿佛就在昨天。

2017年1月，临近寒假，校领导党委王云峰副书记在一次会议上进行了“协和百年校庆活动”的动员工作。作为一名普通教师，也可以参与其中。我随即诞生了主编这本《筑梦协和——百年协和，百名师生的世纪祝愿》的想法。

现在想想，联系100位作者，以自己的资历显然是不足的。然而幸运的是，一天下来，居然出乎意料地联系了70余位作者。他们是2010年至今的各届优秀学生、身边的良师益友等，得到的全部都是积极的反馈。于我备受鼓舞，凭借着这份有点盲目的冲动和自信，将这份最初的想法坚持了下来。之后两个月里，稿件完成统筹，顺利交付出版。

一位学生鼓励我，“老师如此用心，一定不负重望！”春节假期，带着新加坡旅行的余温归来，随即投入了选稿、改稿、编排工作，在每日辛劳的同时，也点燃了与各位作者交流思想的热情，收获满满。

每年的学生作业，对我都是一场300万$^{+}$文字量的阅读行动。此番批阅作业，有了新的内容：筛选优秀作业，让它们走进校庆书籍！我从2016级1000余份作业里初选150份，再次选择约100份，并获得征稿，最后实际入选约60份。

我常常是带着泪花阅读这些优秀感人的作品。在这个过程中，一再鼓舞自己要将这份感动传递下去。

每份稿件定稿前都经过少则两轮多则五六轮的修改。作为主编，也是第一次当主编，跟每位作者沟通写作意图，真的是愉快、进步、学习的体验。有同学回复说，“为了一个题目，想了一个晚上。”我也是常常收到深夜或是凌晨发来几经修改的稿件。

较为痛苦的事，是面对数篇同类优秀作品，限于篇幅和数量，不得不忍痛割爱。比如，最让同学们感受到强烈触动的书，主题包括死亡与疾痛。它们的独特性，以及叙事产生的无穷的力量，激发了同学们的写作意愿。另外，有些自责的是，在征稿早期接收了几篇主题不符的文章，只好退还作者，借此一并深表歉意。

需要特别说明的是，为符合不侵犯隐私的伦理要求，书稿里涉及的人名、地名等均经过化名、匿名处理。

由于近年以调查方式持续关注着医学生、住院医生群体，本书的选材也沿袭了这个方向，即主要关注临床医学。不得不说，在临床上，人与人的互动，是独特的，充满不确定性的，弥漫着张力与魅力。而对于“协和”，我无法也无力做到全面描述，基础医学、药学、公共卫生、护理等领域涉猎有限，留下遗憾。

不同专业，不同领域，四面八方涌来的稿件，已经跃然纸上，共同汇聚起了百年协和的使命与情怀！

以上是我们100位师生共同为百年协和奉上的一份作业，同时也是一份生日的祝福。留下些许时代的痕迹，交由漫长岁月来审阅，作为共同成长的美好见证。